现代神经系统疾病诊治研究

殷亚敏 等 主编

吉林科学技术出版社

图书在版编目（CIP）数据

现代神经系统疾病诊治研究 / 殷亚敏等主编 .
长春：吉林科学技术出版社，2024.8. -- ISBN 978-7
-5744-1867-7

Ⅰ. R741

中国国家版本馆 CIP 数据核字第 2024UC6795 号

现代神经系统疾病诊治研究

主　　编　殷亚敏　等
出 版 人　宛　霞
责任编辑　孟　盟
封面设计　刘　雨
制　　版　刘　雨
幅面尺寸　185mm×260mm
开　　本　16
字　　数　300 千字
印　　张　13.875
印　　数　1~1500 册
版　　次　2024 年 8 月第 1 版
印　　次　2024 年 12 月第 1 次印刷

出　　版　吉林科学技术出版社
发　　行　吉林科学技术出版社
地　　址　长春市福祉大路5788 号出版大厦A 座
邮　　编　130118
发行部电话/传真　0431-81629529 81629530 81629531
　　　　　　　　　81629532 81629533 81629534
储运部电话　0431-86059116
编辑部电话　0431-81629510
印　　刷　廊坊市印艺阁数字科技有限公司

书　　号　ISBN 978-7-5744-1867-7
定　　价　78.00元

前　言

近年来随着基础医学理论与技术的蓬勃发展，临床医学内容的不断更新与深入，人民生活的环境条件不断变化，临床上常见病的疾病谱也在逐渐改变，疾病的诊断、治疗手段也在不断进步。神经内科疾病病种繁多，临床表现复杂，治疗难度较大。

本书对神经系统疾病的常见病因、诊断、治疗和预防等进行了详细阐述，内容主要包括：神经系统疾病诊治概况、脑栓塞、眩晕、脑性瘫痪、癫痫、阿尔茨海默病、帕金森病、血栓形成性脑梗死、重症肌无力、颅内感染性疾病。本书条理清晰、通俗易懂、内容全面、实用性强、方法简便。

由于编者水平有限、编写经验不足，书中定有不足甚至谬误之处，敬请读者不吝赐教。

前　言

目 录

第一章　神经系统疾病诊治概况

神经内科疾病已成为当今临床上众多疾病中最为常见的疾病之一。其病情严重程度不一，病情较轻者，通过临床诊疗和日常康复锻炼等可逐渐恢复其原本状态；病情较重者，可能会遗留后遗症（手麻、瘫痪等），常给患者的生活和工作带来诸多不便和痛苦，降低患者生活质量的同时，也给患者的家庭乃至社会带来沉重的伤害和负担；病情严重者甚至直接危及患者生命安全。防治神经内科疾病，刻不容缓。随着医学诊断、治疗技术的提升，神经内科炎性反应疾病、感染性疾病的治愈率在不断提高，但仍有众多类疾病很难达到彻底治愈，神经病变还是重在预防。

第一节　基本概念

神经内科一般在医学上的基本概念是涵盖人体神经的一个非常重要的方面，其主要的工作内容是对患者的脑部的基本症状进行初步的诊断，范围包括反应性的疾病，例如脑膜炎等；脑血管方面的一些疾病，例如周围神经在一些外界的刺激下发生了相应的病变产生了更严重的后果，会伴随有头痛、骨髓炎的病发和其他症状；还有相应的遗传性疾病也包含在内，也要引起重视。经济社会发展得越快，人口年龄结构也会有一定的变化和波动，在以后的社会里，中国也逐渐步入老龄化社会了，所以更加要多加以关注，神经类的疾病现在已经很常见了。结合现状，老年人的比例逐渐增加，老年人由于体质的原因已成为神经内科的主要患患者群。男性患者占总病例数的59.2%，高于女性患者。男性患者频繁发病的原因可能与他们的习惯有关，比如男性习惯饮酒和吸烟等不好的行为习惯。他们的生活和工作压力也是普遍高于妇女。分析了神经内科临床常见疾病的年龄、性别之外，该科的疾病类型分布及整体诊断及治疗效果均获成功。也得知了精神压力或是失眠喝酒等都能够引发神经性内科疾病。这是需要大家预防的。现在根据医学科技发达和诊断医术的提高之后，神经内科方面的疾病也有效得到控制，能够让疾病得到有效防御。

在总结了神经内科的各项可能发生的疾病和已经发生在患者身上的疾病来看，神经内科疾病在临床医学上也不是一种特别让人恐惧的疾病，现在的医疗发达技术中，能够在医学方面有效的去控制防御这类疾病是医生们的职责所在。更是要让患有这类疾病的患者不去害怕这种疾病而导致延误了最佳治疗的时间。所以，医生在诊断患者疾病时，从患者的性别年龄患有其他病症上一定要细心，从而让患者得到最好的治疗。通过对神经内科疾病的分析之后，不仅要对疾病有所控制，还要有效的防止措施。减少疾病的发生。对神经内科诊治是有着很大的重要意义和效果的。

第二节　神经内科常见疾病

神经内科轮科医生主要来自精神科、康复科、眼科、大内科、全科和神经外科等科室，其神经内科专业基础知识可能较为薄弱，在正式进入神经内科轮科工作之前，针对新入科的规培医生会进行神经内科常见疾病的教学，以补充知识缺陷，打好轮科医生的理论知识基础。

一、常见疾病

神经内科常见疾病包括脑梗死、面神经炎、良性阵发性位置性眩晕、视神经脊髓炎、多发性硬化、脊髓炎、帕金森病、痴呆、脑出血和癫痫等。安排科室教学秘书针对上述疾病进行临床表现、诊断方法和治疗方法等进行详细的教学，播放相关视频录像，增进轮科医生对神经系统疾病的感性认识，并且安排提问和答疑时间，解决轮科医生的疑惑，让其在理论知识上对神经内科有一个感性和理性的认识、了解，甚至是掌握，为下一阶段的临床工作打好基础。

二、核心制度

每个科室相对应有一些核心制度，由科室领导制定，犹如一个科室的灵魂所在。而神经内科轮科医生入科时并不太了解科室的核心制度，对于轮科医生，科室会安排时间进行核心制度的举例式学习，保证该科室的工作顺利开展的同时，给神经内科轮科医生了解、学习该科核心制度的机会。各科室有不少核心制度，例如早查房制度、检查和化验单当天清零制度、业务学习制度、及时提交病历制度、新收患者必做心电图制度、跟进患者检查和化验异常结果制度、英文文献学习制度等。在入科教育里会穿插科室核心制度的灌输，同时要求该科室的正式医生、研究生和规培生做好示范和表率，严格遵守科室的核心制度，时刻保证科室一线医生的先进性，保证医疗安全，同时保证核心制度的权威性。另外，对于违反核心制度的规培生，也有相应的惩罚机制，目的就在于不断规范神经内科轮科医生在该科的医疗行为，借此提高轮科医生的综合素质。

三、内科学习质量

神经内科病历文书内容复杂、项目繁多，对耐心和责任心有很高的要求，为了避免神经内科轮科医生应付病历文书书写，将安排神经内科专科医生一对一地进行带教，如神经内科二年级研究生带教眼科一年级研究生、神经内科第二年规培生带教康复科一年级规培生等，要求带教的医生从头至尾跟进轮科医生的病历书写工作，进行内容检查和修改，帮助轮科医生形成良好的主诉书写、现病史书写、专科情况书写、疾病诊断书写习惯，形成良好的临床思维。同时该科会安排主任医师择期对神经内科轮科医生进行病历书写的教学，以体现科室对病历书写的重视。主任将随机抽取 3～5 份病历，进行逐一的检查和纠正，让轮科医生意识到自己的病历书写存在的问题，提醒轮科医生需要注意的原则问题和细节问题，全面地提高轮科医生病历书写的能力，保证神经内科轮科学习的质量，同时在一定程度上也可以避免医患纠纷的发生，保证医疗的安全。

四、学科结合式

根据以往的教学经验，在该科轮科的非神经内科医生普遍反映能在该科学习到不少其专业领域里的知识，并且可以发挥专科特长，使科室的学习氛围良好、科室的医生关系融洽、医患之间的关系和谐等。经验是因专业而制宜，结合轮科医生的专业学科背景，进行个体化教学，发挥专业特长。例如，针对康复科轮科医生，会安排他们主管脑梗死及脑梗死后遗症的患者，发挥康复专科的优势，通过不断查找文献、请教康复专科的老师等方式专研每一个患者康复的最佳方案。

五、医患沟通能力和技巧

医患沟通能力与技巧其实和临床诊断、治疗能力一样，都是临床工作中极其重要的技能。在一定程度上，可以说好的医患沟通能力，可以让患者及其家属清晰地认识疾病、有一个合适的治疗期待，同时能够避免许多医患纠纷，缓解紧张的医患关系。该科异常重视医患沟通能力，例如，接诊新发急性脑梗死的患者，病情较为严重时，要求轮科医生进行疾病病重谈话，跟患者家属讲述疾病进一步发展的可能性，让患者家属清晰地意识到疾病的严重性，也让患者家属感受到医生对患者病情的重视，但又必须让患者家属感受到医生是在尽全力帮助患者。此外，在住院治疗期间，随着疾病的发展，轮科医生还需要反复跟患者家属进行沟通，不断地利用所学专业知识解除患者病痛，同时不断磨炼自己的情商，要求轮科医生耐心、细致、不厌其烦地进行沟通，如遇到较为特殊的情况，主任医师应与患者家属进行更加深入的沟通，以此来不断地提高沟通的质量和有效性，达到管理好患者及其家属、管理好轮科医生的双重目的。对于神经内科轮科医生的教学和培养，还有很多具体的方法和细则，例如使用各种模拟器械反复演练进行学习、视频教学和微信教学等，希望有更多行之有效的教学和培养方法，以期让轮科医生有一个难忘的轮科经历，同时促进教学相长，促进医患关系的和谐和帮助患者得到良好的恢复，此为良性循环。再如眼科轮科医生，常规要求对病区的患者进行眼底检查，并且不断提高检查的熟练程度，带教其他神经内科和非神经内科规培医生检查眼底的能力；另外，会安排眼科轮科医生主管视物模糊的患者，指引他们不断查找相应文献、跟进患者的诊治计划和预后等，形成良好的学习氛围，同样也是良性循环。

六、临床思维

医学规范化培训的目的是使得经过规范化培训的医师的临床思维、临床能力更加符合临床工作的需求，该科结合目前规培医生所欠缺的病历分析能力，建立疾病病历分析题库，供轮科医生进行学习。题库的病历资料全部来自该院的病历系统、影像系统和检验系统，针对神经系统分为两大类，一类是常见疾病，另一类是非常见疾病。轮科医生需要重点掌握常见。疾病病历的病历特点分析、归纳和总结，需要写出或者口述疾病的定位和定性诊断、诊断依据、鉴别诊断、进一步检查、治疗方案等，模拟执业医师考试临床技能考试病历分析环节，从平时开始抓起轮科医生的病历分析能力，也通过神经内科专科主任医师的点拨，使得轮科医生对神经系统疾病有更加深入的认识，激发轮科医生学会独立分析病历、概括病例特点、进行诊断的完善和治疗方案的优化，从而进一步掌握神经系统疾病，形成专业临床思维，继而增强轮科医生在临床一线工作的实力和信心。

七、常用药物及抢救药物

药物与药物之间有相互作用，该科室常用的药物有营养神经药物、改善循环药物、清除氧自由基药物、抗血小板药物、抗凝药物、护胃药物、调节免疫药物、激素等，要求该科室的研究生、主治医师和主任医师在平时的查房讲解中穿插药物的作用机制，给轮科医生做好讲解，并且结合具体的病例进行拓展，让轮科医生对神经内科的用药有一个从感性到理性的认识，避免不科学或错误用药，提高药物使用的安全性。另外，神经内科的住院患者年龄偏大，不少患者的基础情况较差，难免会遇到需要抢救的情况，该科室有专门的抢救药物用车，每一个抽屉表面都做好明确的标注，为了使得轮科医生值班更加顺利，该科室会对常用抢救药物进行详细的讲解，使轮科医生熟悉抢救用药的使用适应证、用法用量和不良反应，以此来应对紧急情况，提高轮科医生的应急和抢救能力。

第三节　规范化健康教育在神经内科护理中的应用

健康教育是整体护理工作的一个重要环节，通过有目的、有计划、有组织的教育活动，增强患者对疾病的认知及配合度，自觉应用有利于健康的行为和活动过程，实现护患有效配合，提高护理效果。神经内科疾病多样，病情复杂，患者住院时间长，康复过程慢，因此，神经内科患者及家属更希望得到医护人员的健康教育，而规范化的事物更有利于应用者的接受，效果更好。

一、方法

1.心理教育

神经内科患者因长期卧床，行动不便，甚至生活不能自理，易出现烦躁易怒、焦虑甚至抑郁等不良情绪，护理人员应根据患者的不同心理特点进行有针对性的沟通，开导和安慰患者，培养其健康乐观心态，积极面对疾病，配合治疗及护理。

2.疾病知识的宣教

向患者讲解神经内科疾病的一般病因、高危因素、诱因、临床症状、体征、病程、治疗方法、药物的不良反应、用药的注意事项、康复锻炼的步骤及方法，告知其简单的护理技巧、注意事项、自我保健知识等；使患者了解饮食、生活习惯及情绪状态对疾病的影响，调整自身的不良习惯，向积极的康复要求发展。同时列举治疗成功的临床案例，提高患者的信心。

3.健康教育

多数神经内科疾病患者在日常生活中需要家属协助，因此，要注意取得患者家属的信任，定期召开家属座谈会，鼓励家属积极参与健康教育，指导家属参与护理计划，讲解疾病护理知识，进行相关操作培训，解答家属的疑问。

随着医学模式的转变、患者知识层次的提高，在治疗疾病的同时也强调预防保健。规范化健康教育是整体护理工作能顺利进行的前提；是提高患者自我保健能力，降低并发症和致残率的有利保障。神经内科患者健康需求具有普遍性及特殊性。在神经内科患者中开展规范化健康教育，医护人员结合患者的个体差异，针对患者对健康教育的需求程度，遵循因时而异、因人而异，有序进行，坚持评估的原则，采用多种教育方式，系统地实施宣教，满足患者需求。通过与采用常规护理方法的患者比较，结果显示，实施规范化健康教育组患者对疾病知识掌握程度和对护理的满意度均高于采用常规护理方法的患者，与李志美研究结果一致。

现代的护理更强调护理工作的主动性，强调预防性的保健工作。规范化健康教育增加了患者与护理人员的沟通，促进了护患之间的关系并减少了护患纠纷；充分发挥了护理人员的专业知识在护理工作中的应用及作用，提高了护理人员的工作积极性，对护理工作的实践具有促进作用。规范化健康教育虽然增加了护士的工作量，但增长了患者及家属对疾病的基本认识，增进了患者及家属对护理工作的理解，促进患者自发调整心态及生活方式。因此，做好神经内科规范化健康教育，护理人员在临床工作中应不断加强对神经内科各种疾病理论知识、护理方法的学习，不断总结护患沟通方法及技巧，以适应规范化健康教育的需要。

第四节　神经内科患者医院感染危险因素

　　神经内科多为急危重症患者，其具有高龄、病程长、卧床时间久、基础疾病多、侵入性操作多等特点，且存在不同程度的神经系统功能障碍和意识障碍，因此，易发生医院感染，感染给患者带来了身心上的痛苦和经济上的负担，且增加了患者的致残率和致死率。

一、医院感染与感染部位及原发疾病的关系

　　感染的主要部位是呼吸道和泌尿道，呼吸道感染主要是因为气管插管破坏了会厌部的防御屏障，使呼吸道分泌物无法排出，容易堵塞下呼吸道，增加感染概率。且患者存在意识障碍，咳嗽和吞咽反射减弱，阻碍了气道分泌物的排出，使细菌滋生。泌尿道感染的主要原因为持续留置导尿管，还可能与患者存在意识障碍使大小便失禁有关。原发疾病中发生感染的主要为脑出血和脑梗死，是由多种因素共同作用的结果，主要为心脑血管疾病患者，多年龄偏大、病情较重、住院时间较长，且多伴有意识障碍，增加了感染的发生率。

　　1. 医院感染的危险因素分析

　　高龄、有吸烟饮酒史、合并基础疾病：本研究显示，年龄 ≥ 60 岁的患者感染率为 7.76% 显著高于年龄 < 60 岁的患者，有吸烟饮酒史合并基础疾病的患者感染率显著高于无吸烟饮酒史和无基础疾病的患者，这是因为这些患者机体免疫力差，各器官功能减退，对病菌的防御能力低，易发生感染。

　　2. 存在意识障碍

　　存在意识障碍的患者咳嗽和吞咽反射减弱，阻碍了气道分泌物的排出，容易滋生细菌。且存在意识障碍的患者机体水电解质及酸碱平衡等不稳定，可发生多种并发症，使患者抗感染能力下降。

　　3. 不合理应用

　　抗菌药物：抗菌药物的不合理应用使菌群失调，细菌的耐药性增加，易引起真菌感染和内源性感染。

　　侵入性操作：气管插管、气管切开、插入胃管、机械通气、留置导尿管等均为神经内科住院患者可能遇到的侵入性操作，其可损伤黏膜的屏障作用，增加医院感染的发生率。此外，未遵循无菌操作，导致医疗设备和医疗器械的污染也可造成医院感染的发生。

　　住院时间：住院时间 > 20d 的患者感染的发生率显著高于 < 20d 的患者，这是因为住院时间长表示患病严重，且交叉感染的概率增加，故感染发生率高。

4. 医院感染的相关预防措施

加强口腔、鼻腔、呼吸道等基础护理，密切关注高龄患者，加强患者身体抵抗力，尽量缩短住院时间。积极治疗原发疾病，特别是比较严重的疾病，严密观察病情，并预防并发症的发生，消除易感因素。

保持病房空气质量，定期消毒，保持病房环境卫生，定时开窗通风。医护人员严格执行无菌操作规范和消毒隔离措施，特别是手卫生，严格按照六步洗手法操作。

尽量减少侵入性操作的次数及持续时间，若必须进行侵入性操作，首先应对使用的器械进行严格的消毒，特别是重复使用的器械，要认真执行无菌操作技术。对于气管切开和气管插管的患者，吸痰应彻底，以延长吸痰的间隔时间，可使呼吸道黏膜损伤减少。留置导尿管的患者应每天对尿道口和会阴部进行清洗、消毒，采用封闭式一次性引流袋，保持引流的通畅，嘱咐患者多饮水，条件允许尽早拔除尿管，导尿管的拔除操作应轻柔，以免损伤尿道黏膜；留置胃管的患者要注意胃管的清洗，并防止误吸胃液。

合理应用抗菌药物，医护人员应正确掌握抗菌药物的应用指征，按照规定给药，并注意观察其临床疗效，有无菌群失调的征象。及时进行病原菌培养，并进行药敏试验，根据药敏试验结果合理选择抗菌药物，及时停药，防止产生耐药菌株和二重感染。

二、神经内科患者病情

在治疗护理过程中，稍有不慎，可能因为医护人员操作原因、治疗措施原因或者患者自身免疫功能低下等原因，导致医院感染。随着神经内科患者数量的不断增多，神经内科（以下简称"神内"）住院患者医院感染问题日益严峻。如何降低神内住院患者医院感染率，是提高神内住院患者治疗质量的关键环节。近年来收治的神内住院患者医院感染的相关情况，住院患者医院感染发生率为4.05%。感染患者感染部位以呼吸系统为主。可能与神内患者较易出现吞咽功能障碍导致进食易发生呛咳，而导致呼吸道感染有关。病原菌构成以革兰阴性菌为主，与大多数医院感染的病原菌构成一致。单因素及多因素分析显示，合并基础疾病、脑血栓形成、脑梗死、意识障碍、住院时间超过2周为神内住院患者医院感染的相关因素。在临床治疗和护理神内住院患者时，应采取以下措施，以期降低神内住院患者的医院感染率。

1. 加强患者营养摄入管理

神内住院患者病情严重，患者长期受到疾病困扰，存在程度不同的免疫防御功能障碍，属易感人群，在医院高浓度病原菌环境中，接受各种治疗时，极易受到致病微生物侵袭而发生医院感染。重视患者机体免疫功能的监测、维护和提升，提高患者抵御病原微生物的能力，从根本上避免微生物侵入患者呼吸系统、泌尿系统、血液系统及消化系统。

2. 神经内科重视住院环境管理

住院患者病情严重，大多数需要较长时间的住院治疗，病房是病患、医护人员集中区，医护人员在各病房间穿梭，是最大的病原菌传递源，病房空气、各种物体表面、医护人员工作服、医疗废弃物等存在各类浮游菌、沉降菌，在医护人员对患者实施治疗护理时，较易通过鼻腔、口腔等进入患者体内定植而发生感染。加强病房环境病原菌监测，指导病房环境清洁消毒工作，降低病房环境病原菌浓度，可有效降低患者医院感染率。

3. 重视医护人员无菌操作规范执行管理

医护人员的手清洁、消毒工作对降低患者医院感染很重要。手清洁消毒质量及效果的保持，是降低病原菌从环境污染患者最为重要的措施之一。加强医护人员手清洁消毒制度的执行和效果的监督，可有效降低患者医院感染率。

4. 强化意识障碍患者呼吸道管理

神内患者中有部分患者出现意识障碍，这类患者的吞咽功能低下甚至缺失，在进食过程中易发生呛咳，食物误入呼吸道，引起病原菌定植呼吸道而导致感染，对此类患者在采取措施锻炼患者的吞咽功能的同时，进行喂食时应少量多次，安置患者合适体位，避免发生呛咳，降低误吸导致的呼吸道感染。

5. 侵入性治疗指征掌握

侵入性治疗护理是神内住院患者医院感染的相关因素之一，尽可能只在必要条件下实施侵入性操作，执行侵入性操作时严格按照无菌操作规范执行。

第二章　脑栓塞

第一节　概　述

一、研究进展

随着国内经济的不断发展，人民的生活水平日益提高，中国人民的饮食结构较以往也逐渐发生了改变，餐桌上的食物逐渐变得更加精细化，高盐、高脂、高糖类食物的摄取亦较前增加，另外，有烟酒嗜好的人群比例较高，且大多数人缺乏体育锻炼，对于自我保健的意识较差，对体重及体脂的控制意识也较差，因此，脑血管疾病在中国人群中的发生率逐年升高。2016年全球疾病负担(Global Burden of Disease Study，GBD)数据显示，脑卒中已成为造成目前人口减寿年数(years of life lose，YLL)的第一位病因。

脑栓塞(cerebral embolism)是一种常见的缺血性脑血管病。它是指血液中的各种栓子，如心脏的附壁血栓、动脉硬化斑块、脂肪、肿瘤细胞、空气等随血流进入脑动脉而阻塞血管，当侧支循环不能代偿时，引起该动脉供血区脑组织缺血性坏死，出现局灶性神经功能缺损，约占脑卒中的12%～20%。

按栓子来源分为心源性脑栓塞、非心源性脑栓塞和来源不明的脑栓塞，其中以心源性脑栓塞最常见。其起病急骤，常在数秒钟或数分钟内症状达高峰，少数呈进行性恶化，如未能及时诊治，常导致严重后果。

1. 主动脉弓及其发出的大血管的动脉粥样硬化斑块和附着物脱落，引起的血栓栓塞现象也是引起短暂性脑缺血发作和脑梗死的较常见的原因。此类栓子大多数细小且多发，故常阻塞管径较细的血管。

2. 骨折、创伤及行整形术患者可引起脂肪性脑栓塞。脂肪性脑栓塞常见于长骨骨折后及术中，来自骨髓与其他组织的脂肪、脂类物质在乳化能力减小、理化性质失常的血液中聚集成较大体积(10～40μm)而栓塞于肺、脑等器官的血管中。除此之外，国内外均有整形术后出现脑脂肪栓塞的报道。Feinendegen曾报道过整形术中向面部填充脂肪后引起眼和脑栓塞的患者。国内胡俊等亦报道了1例行双侧颞部脂肪填充术后发生脑脂肪栓塞的患者。虽然目前由此类医源性损伤导致脑脂肪栓塞的报道较少，但应引起足够重视。

3. 妊娠期和产褥期女性脑血管疾病的发病率可能增加，如果存在妊娠期高血压，则这种危险性就更大。产褥期孕妇体内血液处于高凝状态，凝血系统和纤溶系统失衡以及宫内感染和长期卧床等因素均可导致静脉小栓子的形成，这些小栓子脱落后沿着下腔静脉进入心脏继而进行体循环，若到达脑部即引起脑栓塞。另外，在分娩过程中，羊膜早破或胎盘早剥又逢胎儿阻塞产道时，由于子宫强烈收缩，宫内压增高，可将羊水压入宫壁破裂的静脉窦内，少量羊水可到达左心进入体循环，亦可引起脑栓塞。

二、脑栓塞出血转化的临床特征

典型的脑栓塞多在活动中起病，急骤发病，一般缺少前驱症状，神经功能缺损症状相较于大动脉粥样硬化型脑梗死出现得也更快、更重，大多数在数分钟，甚至数秒就能达到神经功能缺损症状的高峰。由于心源性脑栓塞发病时间较短，病情进展迅速，没有时间建立有效的侧支循环，因此，栓塞性脑卒中的临床症状相较于血栓形成引起的脑卒中的临床症状会更重。

脑栓塞相较于其他类型的缺血性脑卒中而言，更容易复发和出血，这可能与其病理机制相关。其中一种说法是缺血再灌注损伤机制，心源性脑栓塞的栓子较大动脉粥样硬化性脑梗死形成的血栓更为不稳定，其易出血的机制可能和栓塞血管内的栓子破碎后随血流向前移动，恢复血流的栓塞区缺血坏死的血管壁在血流压力等作用下发生破裂出血相关；也有研究者认为，出血转化可能与栓塞后栓塞部位的血脑屏障的基质结构被破坏相关。作为心源性脑栓塞的常见并发症之一，脑栓塞后出血转化的发生率可达 3%～43.7%，并发出血转化的患者，其临床症状可能急剧恶化，有时候会直接危害患者的生命健康安全。出血转化的诊断标准学术界目前也多有争论，有些研究者认为出血转化特指首次 CT 检查时颅内仅有梗死灶，而再次复查时脑梗死区域内发现新鲜出血的病理变化；国外一些研究者将急性缺血性卒中进行溶栓治疗后出现的颅内出血定义为出血转化，而非溶栓治疗引起的出血改变则称之为自发出血转化 (spontaneous hemorrhagic transfor mation，sHT)；涂雪松等则认为应将出血转化与出血性脑梗死进行区分，出血性脑梗死是指数小时或数天（短时间）内在同一病灶区域内先后发生缺血性和出血性改变的脑血管疾病类型，而 HT 则是指溶栓治疗的一种并发症，是溶栓治疗后原缺血性梗死病灶区域内的脑出血；也有研究者将急性缺血性脑卒中后短时间内的颅内出血统一称为出血转化，而不论是否进行溶栓等治疗。

三、脑栓塞的发病因素

①心脏疾病：与脑栓塞关系最密切的是心脏疾病，其为脑栓塞发生的主要原因，约 75% 的心源性栓子栓塞于脑部。心房纤颤 (AF)、感染性心内膜炎、风湿性心瓣膜病、先天性心脏病、心脏黏液瘤、心肌梗死及心脏手术等均为心源性栓子来源的高危因素。房颤是心源性脑栓塞最常见的病因，且为缺血性卒中的独立危险因素，AF 患者发生脑卒中的风险是同龄正常人的 5～17 倍。老年人房颤、冠心病是心源性脑栓塞发生的重要基础。

②主动脉弓及其发出的大血管的动脉粥样硬化斑块和附着物脱落，引起的血栓栓塞现象也是引起短暂性脑缺血发作和脑梗死的较常见的原因。此类栓子大多数细小且多发，故常阻塞管径较细的血管。

③骨折、创伤及行整形术患者可引起脂肪性脑栓塞。脂肪性脑栓塞常见于长骨骨折后及术中，来自骨髓与其他组织的脂肪、脂类物质在乳化能力减小、理化性质失常的血液中聚集成较大体积 (10 ~ 40μm) 而栓塞于肺、脑等器官的血管中。除此之外，国内外均有整形术后出现脑脂肪栓塞的报道。Feinendegen 曾报道过整形术中向面部填充脂肪后引起眼和脑栓塞的患者。国内胡俊等亦报道了 1 例行双侧颞部脂肪填充术后发生脑脂肪栓塞的患者。虽然目前由此类医源性损伤导致脑脂肪栓塞的报道较少，但应引起足够重视。

④妊娠期和产褥期女性脑血管疾病的发病率可能增加，如果存在妊娠期高血压，则这种危险性就更。产褥期孕妇体内血液处于高凝状态，凝血系统和纤溶系统失衡以及宫内感染和长期卧床等因素均可导致静脉小栓子的形成，这些小栓子脱落后沿着下腔静脉进入心脏继而进行体循环，若到达脑部即引起脑栓塞。另外，在分娩过程中，羊膜早破或胎盘早剥又逢胎儿阻塞产道时，由于子宫强烈收缩，宫内压增高，可将羊水压入宫壁破裂的静脉窦内，少量羊水可到达左心进入体循环，亦可引起脑栓塞。

⑤胸部外伤、人工气胸和气腹等，空气或其他气体经过肺循环进入左心，继而进入脑部血管，可造成脑栓塞。国内汪爱民曾报道了中心静脉拔管后，由于伤口覆盖的敷料密封不严，且患者又迅速坐起，胸廓内负压使更多的空气通过伤口进入颈静脉，经未闭的卵圆孔进入脑血管系统，引发空气脑栓塞。

⑥介入诊断及治疗后导致碘油脑栓塞的报道逐渐增多。刘朝等报道了 2 例肝脏肿瘤介入术后引起碘油脑栓塞的患者，Lee 等将大量碘化油注入比格犬的肝动脉，2 周后在肝血窦、肺、胰腺甚至脑实质中均发现碘油沉积。说明碘油可以通过肝脏内循环游移至体循环。有学者试验表明碘油用量与进入体循环的碘油量呈明显正相关。

⑦其他因素。如肿瘤所致的癌栓以及虫卵均可造成脑栓塞，还有一些不明原因的栓子导致脑栓塞也并非少见，后者在整个脑栓塞中约占 30% 的比例，可能与当前的检测手段仍较落后有关，难以揭示栓子的来源。

四、发病机制

1. 房颤

房颤是发生心源性脑栓塞的主要原因，老年人房颤、冠心病是心源性脑栓塞发生的重要基础。当房颤频繁发作时，由于左心房的血液凝滞、高凝状态及内皮损伤等，易导致附壁血栓的形成，另外，肌缺血缺氧和室壁异常运动也易形成血栓。而血液黏滞度增高使得血流动力学发生改变，增加了血栓脱落造成脑栓塞的概率。

2. 动脉粥样硬化

易发生于大血管的分叉和拐弯处，由于动脉内膜增生、变厚以及胆固醇沉积使动脉管腔变窄，当动脉内膜损伤形成溃疡时，血小板和纤维蛋白等成分在溃疡处黏附、聚集、沉着，释放和激活凝血因子，致使血栓形成，而且血流缓慢和血液黏滞度升高等因素均可加快血栓形成。血栓的碎屑或动脉粥样斑块脱落后随血流方向运行，可造成脑栓塞。

3. 骨折及术后致脑栓塞的三项决定因素

破碎的骨髓内容物、骨髓腔内增压以及开放的静脉血管。来自骨髓的脂肪小球进入血液，使脑血管受阻从而导致脑栓塞，同时，脂肪栓子对受阻的脑血管壁产生刺激进而引起脑血管痉挛或者形成继发性血栓，进一步加重脑栓塞。脂肪填充术中，脂肪颗粒可能通过相吻合的动脉进入大脑中动脉，阻塞血管进而导致其供血区域的脑组织缺血，造成神经功能缺损。

4. 妊娠及分娩时脑栓塞的发病率显著增加

孕期多伴随妊娠期高血压，造成血液浓缩以及全身小动脉的痉挛，长期的血管痉挛和组织缺氧导致脑毛细血管的完整性受损。另外，缺血痉挛、高凝状态以及妊娠高血压综合征患者血流速度减慢，导致微血管内血栓形成，栓子脱落后阻塞血流，造成该血管分布区域脑组织缺血梗死。在分娩时，盆腔静脉丛血栓形成，栓子脱落后经静脉系统进入颅内静脉导致脑栓塞。

5. 碘油脑栓塞

发生的机制主要为碘油的漂浮和异常动静脉通道的存在。在碘油用量足够的时候，碘油可以通过肝脏内循环进入体循环。另外，由于异常分流通路的存在，如卵圆孔未闭或者肺内血管异常分流，可导致肿瘤血管冲刷的碘油直接进入体循环。

6. 其他

一些少见或者不明原因的栓子，如空气、虫卵和肿瘤等栓子进入体循环后，停留在管腔不能通过的血管内，使被阻塞的动脉所供应的区域发生脑梗死。同时，受栓子的刺激，发生阻塞的动脉和周围的小动脉出现反射性的痉挛，导致缺血和梗死范围更加扩大。

第二节　心源性脑栓塞

一、定义

心源性脑栓塞是脑栓塞病因中最常见的一种，心源性栓子中的四分之三栓塞于脑部，一般临床上所说的脑栓塞即指心源性脑栓塞，有部分观点认为，在所有急性缺血性卒中类型中，临床上实际发生的心源性脑栓塞可能比大动脉粥样硬化性脑梗死更为常见。而在心源性脑栓塞中，非瓣膜性心房颤动引起的脑栓塞是最常见的病因，其余病因也包括风湿性心脏病、急性心肌梗死、人工心脏瓣膜植入术后，以及比较少见的一些原因，比如感染性心内膜炎、病态窦房结综合征等。房颤是脑栓塞最主要的危险因素之一，既往虽然有研究者通过一系列观察性研究及随机对照试验发现，出血转化与心源性脑栓塞并没有相关性，但大部分观念仍然认为，心源性脑栓塞是 HT 的高危患者人群。如果能够在心源性脑栓塞患者中早期识别出存在发生出血转化的高危因素的患者，及早采取预防性措施，及时复查影像学检查，根据实际情况适当调整治疗方案，或许可以降低这些患者的不良反应发生率，提高其预后。已有研究者证实，房颤与缺血性卒中患者发生出血转化之间息息相关。之前对于单纯缺血性卒中患者发生出血转化的相关因素已有探讨，但对于房颤相关脑栓塞患者发生出血转化的影响因素，以及相关危险因素对预后的影响仍不十分明确。

心源性脑栓塞 (cardiogenic cerebral embolism，CCE) 是脑卒中的重要分型之一。心源性脑栓塞是指由来源于心脏的栓子致病的脑卒中类型，其栓子通常来源于心房、心室壁血栓及心脏瓣膜赘生物，少数来源于心房黏液瘤。近年来有数据表明，心源性脑栓塞相较于大动脉粥样硬化性脑梗死可能是一种更为常见的急性缺血性脑卒中类型，其发病率约占全部脑梗死类型的 20% 左右，而这些心源性栓子绝大多数是由心房纤颤所致。出血转化 (hemorrhagic transformation，HT) 是指脑卒中梗死区内的继发性出血，是脑卒中急性期的一种较为常见的并发症，也是溶栓、抗凝、抗栓等治疗的常见不良反应。脑梗死后出血性转化的自然发生率达到 3.2%～18.5%。

二、相关危险因素探究

1. HAS-BLED 评分与出血转化 (HT)

HAS-BLED 评分是建立在欧洲心脏病学调查数据库基础上的一种简单的出血风险评分量化工具，为评估实际房颤患者个体出血风险提供了实用工具，为房颤患者的抗血栓治疗提供了潜在的临床决策支持。HAS-BLED 分别代表高血压 H(hypertension)，肝肾功能异常 A(abnormal renal/liver function)，卒中 S(stroke)，出血史或出血倾向 B(bleeding history or predisposition)，不稳定的国际标准化比值 L(labile intemational normalized ra-tio)，高龄 E(elderly，> 65years)，药物 / 酗酒 D(drugs/alcohol concomitantly)。对于房颤患者来说，HAS-BLED 评分对于平衡患者出血风险与脑卒中风险是很有必要的，对于指导临床抗凝治疗也有重要意义，早期应用 HAS-BLED 评分能够有效减少房颤应用抗凝药物患者的出血风险。

2. 梗死病灶大小与 HT

对入组患者的影像学资料进行阅读整理，根据入院时 CT 或 MRI 结果将梗死病灶分为不足 3cm、3cm 及以上 (或病灶超过两个脑叶 / 两支以上颅内主干血管供血区)，作为梗死面积是否较大的分组依据，经单因素及多因素 Logistic 回归分析，梗死面积较大 (OR=4.261，95%CI=1.430～12.692，P=0.009) 是房颤致脑栓塞患者发生 HT 的独立危险因素，这与以往文献结果相符。梗死面积较大是发生 HT 最危险的因素之一，有研究者指出，梗死面积与急性脑梗死患者发生 HT 关系密切，且危险度很高，这可能是由于梗死面积较大时脑水肿的程度较重，对于局部脑组织形成的压力较高，使得临近的毛细血管网络受到压迫，引起血管内皮细胞缺氧损伤，发生内皮损坏，同时血管外压力升高，通透性进一步增加，在脑水肿消退后血液再灌注，血液从损伤的毛细血管中渗出或者漏出，导致局部出血或血肿形成。有研究者观察到，临床上出血转化发生时间多与脑水肿消退的时间窗类似。因此，临床上对于梗死面积较大的患者，无论临床症状及神经功能缺损程度是否出现加重现象，均需要及时复查头颅 CT 或者 MRI 检查，这对于提高患者的神经功能恢复程度，改善患者的生活质量及提高患者的预后水平有着极大的帮助。

3. NIHSS 评分与 HT

NIHSS 评分即美国国立卫生所脑卒中评分量表 (National Institutes of Health Stroke Scale，NIHSS)，是脑卒中的一个重要评分量表，在临床工作中广泛应用于评定脑卒中患者神经功能缺损的严重程度，对于脑卒中患者的各项高级神经功能活动水平进行全面评价，是目前临床上常用的神经功能评定量表之一，在一定程度上可以比较可靠地评价脑卒中病情的严重程度。特别是在缺乏影像学证据时，NIHSS 评分可以指导临床工作，结合神经系统查体能够对病情严重程度进行粗略估算，是目前神经科临床工作中一种重要的辅助手段。在本研究中，并未发现 NIHSS 评分可作为房颤相关心源性脑栓塞 HT 发生的独立危险因素之一，这与研究前的预期结果并不相符。但是 NIHSS 评分在反映患者病情严重程度方面，较之影像学资料在准确性和特异性方面确实存在不足，而且在评分过程中容易受到医生以及患者主观因素的影响。另外，由于本研究为回顾性研究，部分患者在入院及病情变化后的 NIHSS 评分资料不完善，该部分患者的 NIHSS 评分数据是由病历资料再评分得来的，评分过程中可能受到评估者主观因素的影响而导致对同一患者的评分结果存在差异，虽然在评程中为避免这一偏倚因素，对缺失 NIHSS 评分的资料由两名医师进行同时评分，对存在较大差异的结果请示上级医师进行再次评分，但仍不能完全避免主观因素带来的影响。而且患者 NIHSS 评分数值受梗死部位是否处在脑功能区影响较大，在统计学分析中不能排除由此因素带来的影响。因此，NIHSS 评分与 HT 的相关性仍需进一步临床研究，以明确它们之间的关系。

4. 血糖与 HT

许多研究均指出，入院时的高随机血糖是急性脑卒中发生出血转化的独立危险因素。PROACT- Ⅱ 研究的结果指出，基线血糖水平大于 11.1mmol/L 是症状性颅内出血发生的独立危险因素，其引起颅内出血的概率约为基线血糖水平 ≤ 11.1 患者的 4 倍左右。NINDS(国立神经病及中风研究所) 研究中提出，血糖水平大于 16.7mmol/L 是 HT 发生的危险因素。目前普遍认为，高血糖水平影响出血转化的发生机制是高血糖会加重梗死部位的毛细血管网的破坏，其具体病理过程可能与升高的血糖水平导致梗死区域内细胞进行葡萄糖的无氧酵解比例升高，无氧酵解产生的乳酸及其他有害物质含量在增加，毛细血管基底膜被堆积的有害成分损伤，使得毛细血管通透性增加相关，由此而导致进一步升高了出血转化的发生率。在 Couret 等进行的实验中也发现，对于急性大脑中动脉闭塞的缺血性卒中小鼠模型进行高糖预处理，会显著增加小鼠的梗死体积、中性粒细胞渗出水平以及神经功能缺损程度，同时，急性高血糖促进了血脑屏障的破坏，实验中观察到更多的脑实质中的血红蛋白累积，证实了急性高血糖使得缺血性卒中后的出血转化更容易发生。在本研究中，经过统计学分析得出结论后随机血糖急性升高是心房纤颤所致脑栓塞患者发生出血转化的独立危险因素之一 (OR=3.350，95%CI=1.437 ~ 7.829，P=0.005)。

既往国内外有研究报道，糖尿病病史也是缺血性卒中出血转化的危险因素之一，但本研究中未发现糖尿病病史与出血转化的发生之间存在统计学意义 ($P > 0.05$)。传统观念认为，糖尿病患者血管长期处于高血糖环境中，血管内皮细胞处于缺氧环境中，由于多种损伤机制的影响，易发生出血转化，但近年来，部分研究者提出，糖尿病病史是出血转化发生的保护性因素，其中有研究者认为是因为糖尿病患者的血管长期处于高血糖环境中，应激性血糖升高后的数值与血糖基线水平差别较小，这对于血管内皮细胞有保护作用。也有部分研究者提出，糖尿病患者的血管内皮细胞处于无氧酵解过程中，在急性缺血性卒中发生的早期，这种无氧酵解产生的产物，能够延缓血管内外跨膜离子浓度梯度被破坏，达到降低细胞去极化的作用，从而产生一种神经保护作用。目前学术界对于高血糖和糖尿病与心源性脑栓塞发生出血转化之间的关系也并没有统一的结论，尚需要进一步的基础实验及大量前瞻性临床研究来探索应激性高血糖和糖尿病与心源性栓塞出血转化发生之间的关系以及具体机制。

5. 高血脂与 HT

既往已有研究证明，血脂水平与出血转化的关系中，甘油三酯水平和高密度脂蛋白胆固醇水平与 HT 的发生并无明确关系，也有研究者提出甘油三酯水平是缺血性卒中发生出血转化的保护性因素之一。但是对于低密度脂蛋白胆固醇 (LDL-C) 水平与 HT 的发生争议较多。Kim 等的研究中发现，低水平的 LDL-C，与大动脉粥样硬化闭塞型所致的急性缺血性卒中后出血转化的更大风险有关，与心源性栓塞所致的脑卒中出血转化不相关。

MMP-9 是卒中后发生出血转化的重要生物学标志物之一，其血清水平可反应血脑屏障被破坏程度，进而对出血转化的发生有预测作用。同型半胱氨酸 (Hcy) 与 HT 目前已有大量临床数据证实，血清 Hcy 水平升高是各种类型心血管疾病的独立危险因素，同时有研究者指出 Hcy 是急性缺血性卒中不良预后的独立危险因素之一，伴有高同型半胱氨酸血症的急性缺血性卒中患者的病情也相较于其他患者更重，且更容易发生早期神经功能恶化。有数据表明，Hcy 水平可以预测缺血性卒中患者的死亡率，特别是大动脉粥样硬化梗死型的卒中。但是 Hcy 对心源性脑栓塞后发生 HT 的影响目前研究仍然较少。关于高 Hcy 水平加重神经功能缺损的机制，目前主要的观点是，较高的 Hcy 水平会促进血管内皮炎症的发展，增强血管组织中晚期糖基化终产物受体 (RAGE)、VCAM-1. 相关组织因子和 MMP-9 的表达，进一步导致颅内动脉的血管内皮损伤，加重血脑屏障的破坏，从而加重颅内水肿和微渗血的发生。我们可以推测，高同型半胱氨酸血症可能对 HT 的发生也有预测作用。同型半胱氨酸在血清中的正常浓度为 5 ~ 15μmol/L，在本实验中，将 Hcy 水平≥ 15μmol/L 作为诊断高同型半胱氨酸血症的标准，进行统计学分析，得出结论，高同型半胱氨酸血症与心房颤动致脑栓塞患者 HT 的发生之间有统计学意义，但不能将其认为是发病的独立危险因素 (*OR*=2.133，95%*CI*=0.212 ～ 1.037，*P*=0.061)。但本实验中样本数较少，未来针对 Hcy 水平与心源性脑栓塞发生 HT 之间的关系仍须进一步探讨。

三、意义

在世界范围内，脑卒中已成为三大致死率最高的疾病之一。在缺血性卒中患者中，心源性栓塞占了其发病原因的 20% 左右，而绝大多数的心源性栓子是由心房纤颤所致。由于心源性栓塞的栓子主要来自心房和心室腔内，栓子体积一般较大，因此，心源性脑栓塞较之其余类型的缺血性卒中的临床症状更重，预后也更差，致残率、致死率均比较高。栓塞后出血转化的发生无疑更加重了心源性脑栓塞患者的病情。通过分析得知 A 组不同发病时间点的 NIHSS 评分及 mRS 评分数值均高于 B 组 (*P* < 0.05)。以 mRS 评分作为临床神经功能改善的指标，计算 mRS 评分改善率后进行统计学分析，以往有文献报道 NLR(中性立细胞与淋巴细胞比例) 可作为心脑血管疾病病情严重程度及预后的预测指标，有研究者提出 NLR 可作为急性缺血性卒中死亡率的预测指标，急性缺血性卒中患者入院时的 NLR 数值可能是一个独立于梗死体积的短期死亡率预测指标。一般来说，NLR 值与体内的炎性反应的严重程度呈正比。近年来的许多研究指出，在急性缺血性卒中的继发性病理损害中，炎性反应是其中的一个重要机制，炎性反应对缺血性卒中后神经功能缺损及预后的影响逐渐引起研究者的重视。不过在房颤所致脑栓塞患者中对于 NLR 与病情严重程度以及预后的相关性，目前仍未见报道。通过相关性分析结果得知两组患者入院后 NLR 与入院后不同时间点的 NIHSS 评分均呈正相关，入院后的 NLR 值较高提示患者的神经功能缺损症状更重、预后更差；NLR 值与 mRS 评分改善率呈负相关，NLR 值越高提示患者的神经功能恢复较慢。发病后的 NLR 值代表了脑组织的炎性反应剧烈程度，炎性反应越剧烈，脑组织损伤越重，神经功能缺损症状越重，预后越差。NLR 值作为一项可从血常规结果中获取的临床指标，简单易获取，可以作为临床上对心房纤颤致脑栓塞患者神经功能缺损严重程度及预后改善情况的预测指标，具有一定的临床意义。

第三章 眩 晕

第一节 周围性眩晕

随着近年来研究的深入，BPPV作为最常见的周围性眩晕，已被广泛认知，其定义为一种头位变化所诱发的、以反复发作的短暂性眩晕和眼震为表现的外周性前庭疾病，通过典型的临床表现、变位试验诱发出位置性眼震、位置性眩晕，通常都能被诊断。但是在临床实际工作中发现，有一部分非典型BPPV患者经变位试验时并不会出现位置性眼震或眩晕，或者经变位试验可见短暂的位置性眼震无眩晕症状，这些非典型BPPV的诊治存在争议。

一、流行病学

眩晕是常见的临床症状，BPPV则是最常见的外周性眩晕。在美国，每年将近有560万人次在门诊诊断为眩晕，作为最常见的发病原因，BPPV可占到所有眩晕病例的17%～42%，在眩晕专科门诊中BPPV的发病率更高，可占到35%～60%。德国文献报道其在总人群中一生的累计发病率约为10%，以中老年多见，女性多于男性，比例接近2∶1。国内相关文献报告BPPV约占所有门诊眩晕患者的1/3。各国之间报道的发病率不尽相同，其准确的发病率难以精确估计。而非典型BPPV由于报道较少，尚无详细可靠的流行病学资料。

二、病因

目前，BPPV的发病原因尚未被完全解释清楚，50%～70%的BPPV的患者不能找到明确的病因，称其为原发性(特发性)BPPV，部分存在明确原因或者可能致病原因的称为继发性BPPV，多数研究学者认为其发病机制与以下因素有关：年龄、外伤、手术(中耳内耳手术、颌面部手术、骨科手术等)、血管狭窄、内耳病变、骨质疏松和骨量减少、雌激素水平、氨基糖苷类等耳毒性药物和巨细胞动脉炎有关；有研究证实高血压病、偏头痛和高脂血症也可能是BPPV的独立危险因素；服用避孕药可能导致女性反复发作BPPV；也有报道BPPV可能与家庭遗传因素相关。

三、发病机制

1.耳石脱落学说

现在普遍认可两大学说：①管结石症学说；②嵴帽结石学说。前者其机制主要是由于耳石由椭圆囊脱落到半规管所致，耳石受到重力的影响，带动淋巴液的流动，引起受累半规管电位的改变，导致眩晕和眼震的出现；后者是由于耳石脱落后黏附于半规管壶腹嵴帽，当体位改变时引起重力变化，引起眩晕及眼震，其眼震较前者变化复杂。

2. 耳石器抑制机能不足

Gacek 提出 BPPV 患者可能与耳石器抑制机制不足相关，并发现支配椭圆囊及半规管神经元细胞缺损。

3. 存在争议

目前，在 BPPV 患者术中发现半规管内颗粒状物质，经电镜扫描发现其与退化的耳石一致，可证实管结石症学说。病理生理学机制的提出可以更好地理解半规管机械性刺激导致疾病的临床特征。管结石症学说可以充分解释典型的 BPPV，嵴帽结石学说可以解释眼震方向相反的非典型 BPPV，但尚存在以下几个问题尚未解决。

目前，尚未能通过检查发现、证实位于嵴帽椭圆囊侧存在耳石；在无 BPPV 病史的患者半规管中也发现这些颗粒状物质的存在，半规管内或嵴帽无症状耳石是可能存在的，有研究表明 BPPV 的发生可能与半规管内耳石的数量有关，可能因为耳石数量没有达到激发症状所需的阈值；可能同时存在管石和嵴帽结石，但是目前缺少相应临床证据；偶尔可见在 BPPV 中出现自发性眼震，其病理生理学机制尚不清楚，可能与耳石直接堵塞嵴帽或者间接影响半规管内淋巴液流动有关。对于无位置性眼震的非典型 BPPV 无法解决，Cambi 提出了一种假设：耳石从原位置脱落但是并未进入垂直半规管或者水平半规管，而是受重力影响进入椭圆囊、后半规壶腹后部，这可能解释了主观性位置性眩晕、下跳性眼震。

四、临床表现

典型的 BPPV 患者通常主诉症状为位置性眩晕或不稳感就诊，在发作时可伴有视觉症状或出汗、恶心、心慌感等自主神经症状。通过 Dix-Hallpik(良性位置性阵发性眩晕) 试验可诱发出位置性眩晕及眼震。具有自愈性和复发的特征，在发病后数天至数周内能够自然缓解，约 50% 的患者可能复发。而非典型 BPPV 的患者临床症状及位置性眼震可能不典型。

五、诊断分类

1. 传统分类

既往通过解剖部位通常把 BPPV 分为 4 型：后半规管良性阵发性位置性眩晕 (VBPPV of the posterior canal，PC-BPPV)，水平半规管良性阵发性位置性眩晕 (BPPV of the horizontal canal，HC-BPPV)，前半规管良性阵发性位置性眩晕 (BPPV of the anterior canal，AC-BPPV)，多半规管良性阵发性位置性眩晕 (BPPV of the multiple canals，MC-BPPV)。

2. 新的诊断分类

为了深入认识和促进分类的完善，Barany 学会前庭疾病分类委员会发布了新的良性阵发性位置性眩晕的诊断标准，目前，将 BPPV 分为明确的 BPPV 及新出现、有争议的 BPPV 两大类。明确的 BPPV 分类具体如下。

(1) 后半规管耳石症：A. 常由躺下或卧位翻身时诱发出反复发作的眩晕或头晕。B. 发作时间＜ 1min。C. 经 Dix-Hallpik 试验或 Semont(侧卧试验) 诊断试验诱发出潜伏期持续 1 至数秒的位置性眼震，眼震方向为眼球上极朝向下位耳的扭转性眼震和朝上垂直性眼震 (朝向额部) 的组合，通常眼震持续时间＜ 1min。D. 除外其他疾病。后半规管耳石症是最常见的分类，约占 80%～ 90%，多为单侧，偶可见双侧后半规管耳石症，多见于外伤后。

(2) 水平半规管耳石症：A. 常由翻身或者躺下时诱发的反复发作的位置性头晕或者眩晕。B. 发作时间小于 1min。C. 翻滚试验：诱发出无潜伏期或者短暂潜伏期的位置性眼震，头部转向一侧时出现水平朝向下位耳的眼震，持续时间＜ 1min。D. 除外其他疾病。

(3) 水平半规管嵴帽结石症：A. 躺下或者仰卧位时诱发出的反复发作的位置性头晕或者眩晕。B. 翻滚试验、Dix-Hallpik 试验头部转向一侧时出现水平朝向上位耳的眼震，持续时间＞ 1min。C. 除外其他疾病。

(4) 自发缓解的、可能的 BPPV：A. 患者通常主诉症状为翻身或者躺下时诱发反复发作的位置性头晕或者眩晕。B. 发作时间通常＜ 1min。C. 变位试验：未观察到眩晕及眼震出现。D 除外其他疾病。

3. 新出现的及有争议的综合征

①前半规管管石症：A. 患者通常主诉症状为翻身或者躺下时诱发反复发作的位置性头晕或者眩晕。B. 发作时间通常＜ 1min。C. 经 Dix-Hallpik 试验或者仰卧悬头位检查诱发出潜伏期持续 1 至数秒的位置性眼震，眼震方向为垂直向下，持续时间＜ 1min。D. 除外其他疾病。

②后半规管嵴帽结石症：A. 患者通常主诉症状为翻身或者躺下时诱发反复发作的位置性头晕或者眩晕。B. 经 Dix-Hallpik 试验：通常可以诱发出无潜伏期或者短暂潜伏期的位置性眼震，眼震扭转成分为眼球上极下位耳，垂直成分向上。C. 除外其他疾病。

③多半规管耳石症：A. 患者通常主诉症状为翻身或者躺下时诱发反复发作的位置性头晕或者眩晕。B. 发作时间通常＜ 1min。C. 经 Dix-Hallpik 试验和翻滚试验可以出现一个以上管结石症的共存的位置性眼震。D. 除外其他疾病。

④可能的 BPPV：A. 位置性眩晕发作缺乏上述各诊断标准中的一项。B. 除外其他疾病。

4. 非典型 BPPV 分类

除了上述分类，一些眼震的不典型变化也被经常报道：不伴有眼震的 BPPV，通常具有典型的 BPPV 症状，当进行弯腰、起身躺下、翻身、转头等动作时出现明显的眩晕感，行 Dix-Hallpike 变位试验或者 Roll-test 翻滚变位试验时无位置性眼震，Büki 等称此类眩晕为主观性 BPPV 或者 2 型 BPPV；伴有外周性下跳性眼震的 BPPV，传统上将其与前半规管联系在一起，Cambi 等也提出了一种新的假设，这种眼震可能来源于后半规管耳石症，Vannucchi 等假设耳石起初位于后半规管最高的部位，进行 Dix-Hallpike 变位试验时移动到长臂，但是这种理论无法解释下跳性眼震的反转消失。Büki 将其归纳为两大类非典型 BPPV，即源于垂直半规管的不典型眼震和源于水平半规管的不典型眼震。前者包括：后半规管嵴帽结石，耳石位于后半规管嵴帽；后半规管短臂结石，由于在进行 Dix-Hallpike 变位时耳石从半规管内移出，所以不能诱发眼震，当位于右前-左后或左前-右后半规管的对角垂直面上坐起时会出现眩晕或者晃动感，反复进行这种位置变化会出现强烈的自主神经反应（恶心、出汗等）。后者包括：水平半规管嵴帽耳石，耳石位于嵴帽，侧卧位时出现反方向强烈眼震的 BPPV；水平半规管短臂结石，患侧侧卧位时耳石直接从短臂进入嵴帽，引起背地性水平眼震，当向健侧侧卧位时，耳石从短臂进入壶腹，无法诱发眼震。

六、诊断

当前，典型的 BPPV 诊断为经 Dix-Hallpike 变位试验诱发出垂直扭转的眼震（涉及垂直管）或经 Roll-test 翻滚试验诱发出水平眼震（涉及水平管）。完整的 BPPV 诊断应包括确定发病责任半规管及明确病理生理学（管结石症或者嵴帽结石症），常需要进行变位试验确定诊断。同时我们应考虑首发导致眩晕的位置，比如坐卧位时诱发常考虑 Dix-Hallpike 试验，仰卧位置出现常考虑 Roll-test 翻滚试验，需要判断诱发出位置性眩晕、位置性眼震的潜伏期、方向、强度、持续时间。然后根据相应眼震最大强度的位置进行相应复位治疗。鉴于目前受限于影像学不足以显示微小耳石颗粒，一般无须行影像学检查。若与中枢神经系统鉴别困难、反复复位治疗失败的患者需进一步行 MRI 等影像学检查。当患者患有或合并内耳疾病时可行进一步前庭测试和纯音测听。变位试验可激发眩晕和眼震，通常使用 Dix-Hallpik 试验或 Semont 诊断试验来测试后半规管及前半规管，水平半规管多采用 Roll-test 翻滚试验。由于患者可能因眩晕症状较重而不能准确描述导致眩晕的位置，以及可能有多个半规管受累，需要同时做所有半规管的变位试验。具有明显眼震症状的患者可以通过肉眼观察到，但有时眼震强度较弱或眼震较复杂，借助眼震电图可记录眼震，尤其是不典型或不明显的眼震。经复位治疗后患者眼震症状消失则有力支持 BPPV 诊断。除在床上可诱发外，其他头位的改变也可以出现上述症状。患者通常高估症状发作时间及残余症状，可达数分钟或数小时，询问病史时应辨别是眩晕发作还是残余症状，多次复位治疗可减轻残余症状，但是对复发无影响，多次诱发试验可出现疲劳现象，经复位治疗后眼震立即消失，则更加支持诊断。非典型的 BPPV 通常不容易诊断，经常出现误诊或漏诊，难以及时得到准确复位治疗。实际临床工作中经常发现部分患者表现有典型的 BPPV 症状及病史，变位试验未诱发出眩晕及眼震，即所谓主观性 BPPV，其中部分患者经试验性复位治疗可见好转，不能除外其为 BPPV。

但美国耳鼻咽喉头颈外科学会 (American Academy of Otolaryngology-Head and Neck Surgery，AAOHNS) 诊疗指南认为，仅依靠患者的典型症状和病史无法确诊 BPPV。嵴帽结石症型 (PC-BPPV、AC-BPPV、MC-BPPV) 在 Barany 新版诊断指南中被认为是比较罕见的类型，其诊断有争议。

七、鉴别诊断

1. 继发于耳科疾病

BPPV 可继发于创伤、梅尼埃病 (Meniere's disease，MD) 和前庭神经元炎 (vestibular neuronitis，VN) 等。梅尼埃病可有眩晕发作，但与体位改变无关，持续时间几十分钟到几小时不等，常伴有波动性的听力减退、耳鸣。前庭神经元炎常由前驱感染，眩晕持续时间较长，可达数天或数周，伴有持续性眼震、半规管功能减弱，常不伴有听力改变。

2. 继发于中枢神经系统

中枢神经系统眩晕的眼震一般具有以下特点：Dix-Hallpike 试验出现下跳性眼震、眼震变化不受头位改变影响。中枢性眩晕病因可能常见于颅内占位、偏头痛性眩晕、后循环短暂性脑缺血发作 (transient ischemic attack，TIA) 等。后循环 TIA 与 BPPV 主要鉴别点为：可有凝视诱发性眼震、姿势不稳、通常伴有吞咽困难、构音障碍及肢体无力等神经体征。此外，BPPV 导致的眼震有疲劳性，可有固视抑制，这些均能够帮助鉴别。而颅内占位和其他脑干病变一般不会有与 BPPV 相同的症状和表现。如果在 Dix-Hallpike 检查过程中出现下跳性眼震等不典型变化的眼震，通常提示更为严重的病因，需要进一步行头磁共振成像扫描 (magnetic resonance imaging，MRI)、磁共振血管成像 (magnetic resonance angiography，MRA) 等检查。

3. 精神性眩晕

惊恐发作、焦虑、广场恐惧症等精神心理性因素也可能出现头晕，其疾病发生机制常与过度通气有关。

4. 颈性眩晕 (cervical vertigo，CV)

颈椎的老年退行性变可以导致颈源性眩晕，颈部本体感受器的异常也可以出现与 BPPV 相似的症状。目前尚无诊断标准，其他疾病不能解释时需注意此病的可能性。

5. 药物相关性眩晕

常见于可导致内耳损伤的药物，表现为眩晕、步态不稳、平衡失调等。包括抗生素类药物、肿瘤化疗药物。一些药物如抗癫痫药物、抗高血压药和心血管用药也可能会导致头晕症状。

6. 直立性低血压

常见于老年人，可以出现发作性眩晕，与体位有关，常由卧位到站立位时出现。多见于自主神经功能紊乱导致血管收缩障碍所致。

八、治疗

1. 复位治疗

1992 年，Epley 首次提出管石复位法，其治疗原理均是通过改变头位从而将误入半规管的耳石颗粒移出并转移到前庭椭圆囊，消除症状，从而达到治疗效果。现在 BPPV 的主要治疗方法为耳石复位法 (particle repositioning maneuver，PRM)，因其有效、操作简便、经济负担较小而在临床得到了普遍的应用。根据 BPPV 所累及的半规管及其类型而合适的耳石复位方法。PC-BPPV 主要包括以下两种基本方法用于耳石复位治疗。

Epley 复位法：为 PC-BPPV 的一线治疗方案，复位治疗成功率可达 80% 以上，其良好的治疗效果也得到了一系列临床随机对照试验和系统评价的证实。部分患者因残存症状较重或者嵴帽耳石，可能需要多次复位治疗，但第一次复位治疗次数、重复治疗次数及治疗频率在不同研究之间存在比较大的差异，其最优耳石复位治疗方案需要进一步研究探讨。尽管该方法尚未发现有远期并发症，但在治疗过程中，应对患有高血压、心脏病、颈椎疾病的高龄患者保持谨慎。

Semont 复位法 (耳石解脱法) 及改良 Semont 复位法：Semont 复位法治疗也可用于 PC-BPPV 的治疗，尤其对嵴帽结石症型较好。Herdman 比较了解复位法及解脱法后认为，复位法更能溶解消散半规管中的浮游微粒，解脱法对移除沉积于嵴顶的微粒更有效，但两者之间的疗效并无显著性差异。但目前亦有研究表明，该方法复位效果可能不如 Epley 复位法。HC-BPPV：最常采用 "barbecue" (翻滚法) 复位法，其治疗的原理主要是通过转头时的惯性和重力作用，因此，能否快速转头以及翻身过程保持头位固定是确保复位成功与否的关键。近些年来，Gufoni 复位法则经常被用于一些适合采用 barbecue 复位法治疗的老年人、身体活动受限者或肥胖患者。Gufoni 法治疗主要依靠耳石在重力作用下移动位置，以及加速侧倒 - 急停运动、旋头动作产生的惯性而达到复位效果。据文献报道表明，两种方法对 HC-BPPV 均有不错的治疗效果，成功率在 75% 左右。AC-BPPV：目前，对 AC-BPPV 复位治疗方案的选择尚未达成一致，可采用改良性 Epley 复位法、逆向 Semont 复位法及 Yacovino 复位法等，复位治疗有效率可达 90% 以上。MC-BPPV：多半规管 BPPV 较难诊断，但如能作出准确的诊断，则可获得与单半规管 BPPV 相近的复位治疗成功率。

2. 仪器辅助耳石复位

临床上一些可能不适宜接受 PRM 治疗的患者 (例如过度肥胖、身体活动受限及老年患者) 或其治疗效果不佳，为了弥补 PRM 的不足之处，现在已经研发出用于 BPPV 的治疗的耳石复位治疗仪器，在临床实践中有非常好的效果，使一些不能使用 PRM 的患者也能进行复位治疗，如国内常见的 SRM-IVBPPV(良性阵发性位置性) 眩晕诊断治疗系统。部分学者曾建议给耳石复位后的患者给予姿势限制，但近来有文章指出，姿势或活动限制对耳石复位效果并无明显的影响。因此，AAOHNS 指南不建议对耳石复位的患者进行姿势限制。

3. 药物治疗

由于 BPPV 属一种自限性疾病，预后较好，应向患者解释病情，消除其恐惧心理，多数患者在数周到数月内可自行好转，尤其是 AC-BPPV 可较快地自行缓解。药物本身并不会使耳石复位，并且前庭抑制剂类药物治疗可减弱或延迟前庭代偿，不建议常规给予前庭抑制药物治疗。若患者存在严重的眩晕发作及恶心呕吐等症状、合并其他疾病、复位后残留症状明显时可予以药物对症治疗。

4. 前庭康复锻炼

前庭康复也可以作为 BPPV 的初选治疗方法。主要包括 Brandt-Daroff 和 Cawthorne-Cooksey 锻炼法。Brandt-Daroff 锻炼法较为常用，其优点是此治疗既可由临床医师进行也可由患者自我进行，适合方便进行复位治疗的人，但缺陷是需要较长的治疗时间，据相关研究报道，其短期效果不如耳石复位。

5. 手术治疗

对于经反复的耳石复位及前庭康复锻炼后的顽固性或难治性 BPPV 可考虑手术治疗。手术方法主要有以下两种。

单神经 (后壶腹神经) 切断术被用来阻止后半规管壶腹神经的刺激。对后半规管 BPPV 疗效显著，但有引起听力损失的风险，现已少用。

半规管栓塞术：通过栓塞半规管来改变半规管的淋巴液的流动和耳石对壶腹嵴感受器的刺激。手术可以有效缓解 BPPV，但内耳的正常生理功能可能会受到损害。因此，应该慎重选择 BPPV 手术治疗。在 AAOHNS 新版 BPPV 诊疗指南中也未对 BPPV 手术治疗给出相应的建议。

九、疗效评估

可根据复位后时间长短分为即时评估 (治疗后 1d)，短期评估 (治疗后 1 周)，长期评估 (治疗后 1 个月)。疗效分为：

①无效：症状和眼震未减轻或加重；

②好转：位置性眩晕或者眼震减轻，但未完全消失；

③治愈：位置性眩晕消失。

第二节　良性阵发性眩晕

一、定义

良性阵发性位置性眩晕 (benign paroxysmal positional vertigo，BPPV) 是最常见的周

围性眩晕，主要表现是头部由某一位置运动到另一特定的位置时所诱发出的短时间的眩晕发作及眼震，其眩晕具有变位性、疲劳性、短暂性、潜伏期以及同时伴随有相应的特征性的眼震，具有自限性，其男女之比约为 1 : 2，发病高峰期在 40 ～ 50 岁。1897 年，Adler 最先提出良性阵发性眩晕，1921 年，Barany 首先描述了这一疾病，1952 年，Dix 和 Hallpike 对 BPPV 的眼震特点做了全面的描述。

BPPV 由 Barany 在 1921 年首次报道，Dix 及 Hallpike 在 1952 年正式命名 BPPV。该病的发病机制主要是耳石症学说，其病因目前尚未明确，1960 年，Schuknecht 提出壶腹嵴顶耳石症学说，1979 年，Hall 提出了半规管结石症学说，1993 年，Epley 做了进一步的阐述，从而使半规管耳石症学说更加合适地诠释了 BPPV 的临床相关特点。在临床上，BPPV 的诊治当中存在很多问题，具体如下。

临床医生对 BPPV 认识不足，对"梅尼埃病""颈椎病""后循环缺血性眩晕"概念不清，问诊缺乏针对性。使患者在短期内很难得到正确的诊治，据英国一项调查研究表明，BPPV 的患者从发病至得到正确的诊治平均时间为 92 周。

BPPV 患者多数为中老年患者，对合并糖尿病、高血压、颈椎病、脑血管病的患者，易被其原发病掩盖，从而漏诊。

一些 BPPV 患者症状表现不典型，症状表现为持续性的眩晕，易被误诊为其他疾病，尤其是中青年女性，易被误诊为躯体化障碍。在 BPPV 的治疗过程中，需要注意：对于有卒中、病态肥胖、颈椎运动受限、脊髓损伤等的患者，复位手法要柔和，以防发生其他并发症。

对于临床症状类似 BPPV 临床症状的，如有可能均应行 Dix-Hallpike 试验，不能只依据患者描述的眩晕临床症状来诊断是否为 BPPV。

在治疗过程中，对于呕吐严重而不能耐受者可给予止吐剂预防。

诊断过程中，依据变位性眼震试验所诱发的眼震的特点来诊断 BPPV，变位性眼震试验有时可出现双侧眼震，若一侧眼震比另外一侧眼震严重，有可能为眼震较重的一侧为患病侧，同时也需要注意是否两侧半规管都有病变，或者是否是混合半规管 BPPV。

二、分型

BPPV 按解剖部位可分为 4 型：后半规管 BPPV(posteriorsemi circular benign paroxysmal positional vertigo，PC-BPPV)，水平半规管 BPPV(horizontalsemi circular benignparoxysmal positional vertigo，HC-BPPV)，前半规管 BPPV(superiorsemi circular benign paroxysmal positional vertigo，SC-BPPV)，混合型 BPPV，以 PC-BPPV 最常见，SC-BPPV 最少见。均可单侧或者双侧发病。有学者依据发作时有无眼震，将其分为客观性 BPPV、主观性 BPPV。绝大部分 BPPV 患者发作时，其症状表现为短时间的眩晕发作，并且同时伴发有眼震，将其称作客观性 BPPV(objective BPPV，O-BPPV)；但是有小部分 BPPV 的患者临床仅表现为眩晕的发作，但不伴有眼震，将其称作主观性 BPPV(subjective BPPV，

S-BPPV)。S-BPPV 出现的原因，有学者认为可能与半规管内部耳石颗粒的量较少有关，这种较少的耳石颗粒在半规管内移动时诱发的毛细胞的兴奋程度只能诱发眩晕的发作，但是不能诱发眼震。

三、发病机制

1. 耳石脱落学说

诸多学者研究认为，BPPV 的发生原因与耳石脱落有关，感觉上皮和耳石膜组成椭圆囊斑，耳石膜上所含的碳酸钙结晶较多，耳石中含有大量钙离子，保持着迷路内部离子环境的平衡，椭圆囊斑上的耳石在某些病变时发生脱落，脱落下来的耳石则进入半规管内或者是嵴顶上，从而导致平衡功能出现障碍，一些相关尸体解剖已经证实了上述的现象。因此，有学者提出耳石脱落学说，具体如下。

①壶腹嵴顶结石学说：椭圆囊中的耳石脱落后，黏附在相应半规管的壶腹嵴顶，从而引发异常的感知，进而诱发眩晕。

②半规管结石学说：感染、外伤等因素所引起的耳石的脱落或者使其变性后，而使耳石颗粒汇集在半规管的近壶腹处，而不是附着在半规管的壶腹嵴上，此时当头部运动到所能诱发的体位时，半规管内的耳石由于重力的作用，而向离壶腹的方向移动，从而形成离壶腹的内淋巴流，使嵴顶发生移位从而诱发眩晕以及眼震。

2. 耳石器的抑制功能缺乏

Gacek 对 BPPV 患者和正常人进行的相关研究，发现在 BPPV 患者的半规管中未发现脱落的耳石，然而在正常人半规管中存在脱落的耳石，此外，他的研究还发现 BPPV 患者中存在相关前庭神经的神经元细胞的缺失，Citron 等的相关研究提出了耳石器官的兴奋对半规管的调节，其性质为抑制性，因此，Gacek 提出了 BPPV 发病机制中可能包含有半规管中的耳石器的抑制作用缺乏。

3. 双侧前庭功能不对称学说

有学者认为由于某些病变，引起内耳血液循环发生障碍，而导致血液循环障碍侧前庭功能发生减退，因而向中枢神经发出的神经冲动是不对称的，进而引起位置性眩晕。上述学说中耳石脱落学说占据主导地位。

四、病因

BPPV 的发病原因目前尚不完全明确，50%～70% 的 BPPV 的患者没有明确的病因，称其为原发性 (特发性)BPPV，而继发性 (症状性)BPPV 多数研究学者认为与以下因素有关。

①老年性的改变或者一些退行性的改变，椭圆囊的变性；

②一些内耳气压伤、镫骨手术、头部外伤可引起耳石的脱落，从而进入半规管；

③另外椎－基底动脉供血不足，内耳血液循环发生障碍，而导致椭圆囊斑发生老化变薄，使黏附的耳石发生脱落，继而进入半规管内以及壶腹嵴；

④另有一些耳部的疾病如迷路炎、乳突炎、中耳炎、耳硬化症等；

⑤还可能与骨质疏松和骨量减少、雌激素水平、氨基糖苷类等耳毒性药物、巨细胞动脉炎有关；

⑥有研究证实高血压、偏头痛和高脂血症也可能是 BPPV 的独立好发因素；

⑦服用避孕药与女性反复发作 BPPV 有关；

⑧有报道患 BPPV 的患者家族中其他成员患该病的可能性是没有家族病史的 5 倍。

五、临床表现

表现为将头部快速由一个位置移动到另一个位置时，导致阵发性眩晕并且伴随眼震，大多数的患者在以下体位时可以诱发：躺下、坐起、前倾或者后仰、左右翻身时出现。BPPV 所导致的眩晕持续时间较短，一般是数秒钟至 1min。反复多次处于诱发体位时，眩晕可以重复被诱发。所受累的半规管不同其表现的症状可有不同。后半规管 BPPV 临床表现：突然躺下或坐起可诱发眩晕，Dix-Hallpike 试验阳性，潜伏期 5～15s，持续时间较短，小于 30s。前半规管 BPPV 临床表现：突然躺下或坐起可诱发眩晕，Dix-Hallpike 试验阳性，潜伏期 3～15s，持续时间较短，小于 30s。水平半规管 BPPV 临床表现：平卧位时左右翻身、转头可以导致眩晕的发作，滚转试验阳性，潜伏期 1～5s，持续时间较长，约 10～60s。

六、诊断

2007 年发布的中华医学会耳鼻咽喉科学分会 BPPV 的诊断标准：将头部由一个位置移动到某一个一定的位置时可诱发出现短时间眩晕的病史；其变位性眼震试验阳性 (PC-BPPV 或者 SC-BPPV 其 Dix-Hallpike 试验阳性；HC-BPPV 其滚转试验阳性)，并且其眼震有短时间潜伏 (时间＜ 30s) 及其具有疲劳性。并且排除可以导致相似临床症状的其他疾病，如 VC、MV、迷路炎、后颅窝肿瘤以及梅尼埃病。

1. 各半规管 BPPV 的眼震特点

后半规管 BPPV：表现为突然躺下、弯腰或者坐起时可引发，Dix-Hallpike 试验表现为朝向患耳侧 (快速的向地性) 的垂直上视性、旋转性的眼震 (右耳病变眼震表现为逆时针转，左耳病变眼震顺时针转)。后半规管结石症的患者眼震所持续的时间不超过 1min；后嵴帽结石症患者其眼震所持续时间≥ 1min。前半规管 BPPV：Dix-Hallpike 试验时表现为垂直下视性、旋转性的眼震 (其快相为离地性，左耳病变眼震表现为逆时针转，右耳病变眼震表现为顺时针转)。前半规管结石症患者眼震所持续的时间不超过 1min，前嵴帽结石症患者眼震所持续时间≥ 1min。水平半规管 BPPV：平卧位时转头或者翻身时最容易诱发眩晕。滚转试验时可诱发水平位置性的眼震，其表现为水平向上方向或者水平向下方向：①水平向下性眼震，此眼球震颤的表现与半规管型耳石症相关，当头部位置倾向于左侧时可诱发左侧水平性眼震，当头倾向于右侧时可诱发的眼震为水平向右的；②水平向上性眼震此眼球震颤与壶腹嵴顶耳石症相关，当头部向左侧倾向时可诱发水平向右的眼震，当头部倾向于右侧体位时可诱发水平向左的眼震。水平半规管结石症患者眼震所持续的时间不超过 1min，水平嵴帽结石症患者的眼震持续时间 ≥ 1min。

2. 相关试验

Dix-Hallpike 试验：此试验用于 PC-BPPV 患者以及 SC-BPPV 患者的检查，让受检者坐在检查床上，然后操作者站在受检者的后背面，操作者将受检者的头部向右侧转动 45°，然后快速地将受检者扶至平卧位，使受检者的头部悬于床外并且与床面呈 30°，使此头部位置保持不动，此体位观察约 40s，同时查问受检者眩晕的症状，且注意受检者是否有眼震以及眼震的方向，至其眼震消失时停止，然后将受检者快速扶起，继续查看受检者眼震的相关变化；同法再检查左侧。滚转试验：此试验用于 HC-BPPV 患者的检查，让受检者处于仰卧位并且头部抬高 30°，快速使头部转向一侧，并且维持该头部位置 1min，同时询问受检者是否有眩晕的症状，且注意受检者是否有眼震及其方向，然后将此时的头部位置转回至中位，保持此头部位置不变 1min，然后再迅速向另一侧转动头部，维持此时头部位置 1min，注意受检者有无眼震及其眼震的方向。

七、鉴别诊断

1. 梅尼埃病 (Ménière'sdisease，MD)

本病为耳科的常见疾病，其病理基础为膜迷路积水，其临床特点表现为间歇性发生的眩晕，有听力下降且呈现波动性，同时还伴有耳鸣、耳胀。此病变眩晕的发作与体位无关，变化体位不能诱发眩晕，且眩晕所持续的时间可长达 30min 至数小时不定。

2. 前庭神经元炎 (vestibular neuronitis，VN)

此病变为良性疾病，是一种末梢神经炎，可在发作之前几周内有上呼吸道感染的病史，被认为病变损伤第 8 颅神经前庭支的神经元炎。其眼震以及眩晕可突然发生，通常是持续性的。其眩晕症状活动时可加重，且此病变的眩晕以及眼震可在数天或者数周后得以减轻，同时伴有前庭功能的减退但是没有听力的异常以及耳鸣。

3. 前庭阵发症 (vestibular paroxysmia，VP)

前庭阵发症 (vestibular paroxysmia，VP) 是导致眩晕的疾病之一，临床症状主要为短时间的眩晕发作，通常伴随有耳鸣、听力下降及姿势步态不稳，其发病的机制目前尚不明确，有外周假说及中枢假说两种假说，外周假说观点为血管压迫前庭蜗神经从而导致的神经脱髓鞘改变，进而引起前庭神经、蜗神经功能失调继而出现了耳鸣、眩晕、听力减退等相关临床症状；中枢假说的观点是其病变部位在颅神经核以及颅神经核以上的部位，从而引起兴奋性增加，或者是丘脑－皮质投射水平或皮质水平的功能发生障碍进而使传出的抑制作用减弱，继而导致相关临床症状。

4. 突发性耳聋

此病患者可以出现眩晕，但是很少反复出现眩晕，听力学检查表现感音神经性耳聋，听力的损伤快速并且严重。

5. 椎 - 基底动脉系统 TIA

此类疾病大多发生于老年患者，以及有糖尿病、高脂血症、高血压等相关危险因素的患者中，眩晕为发作性的视物旋转感、不稳感，眩晕持续时间较长，可同时出现相关颅神经的损坏以及运动感觉的障碍等相关表现，脑血管的相关检查可发现单侧或双侧椎动脉血流障碍。

6. 后颅窝肿瘤

一些后颅窝的肿瘤也可以导致类似于良性阵发性位置性眩晕的症状，一些眩晕患者耳石复位治疗前应该先行头颅影像学检查以便于排除中枢性的相关病变。

7. 颈源性眩晕 (cervical vertigo，CV)

目前尚无统一标准，一般采取排除法，此类眩晕的眩晕持续时间可以持续数分钟至数小时不等，其眩晕症状加重常由头部的活动增多或者颈部疼痛的加重引起，此类眩晕颈部疼痛有所缓解时则其眩晕相应地减轻，可能是颈部交感神经受压牵拉所致，颈部的疼痛通常可以辐射至颞顶叶区域，其疼痛可能只是在颈深部触诊时发现，对患有颈源性眩晕的患者查体时，可能会发现患者的 $C_1 \sim C_2$ 横突、$C_2 \sim C_3$ 棘突间、枕下区、斜方肌上部肌肉以及肩胛提肌触诊疼痛。其发病机制不明，国外学者多认为是颈部疼痛及其活动受限制所引起的颈椎本体觉改变，从而引起颈感觉的传入与前庭传入的不匹配，进而引起眩晕；此外，国内学者多认为颈椎的后纵韧带上有大量的交感神经节后纤维，并且这些神经纤维具有一定的分布特点及规律，当颈椎的后纵韧带交感神经接收到某种刺激后，经过某些反射使颈交感系统发生兴奋，从而引发颈部供应脑部血管的血流发生动力学改变，引起内听动脉及小脑前下动脉的血流发生障碍，最终致使半规管血流障碍，从而导致平衡障碍，继而出现眩晕、恶心等相关临床症状。

8. 偏头痛性眩晕 (migrainous vertigo，MV)

本病的病理机制尚不明确，目前相关的研究指出它与前庭中枢及外周神经系统都有一定关系，其中，皮质的扩散抑制学说是偏头痛先兆的假设机制，其学说可能适用于症状短暂性发作的患者，皮质的扩散抑制作用可以经过位于颞顶交界部位、后部岛叶的相关区域，对前庭的信号进行加工及处理从而产生前庭症状。表现为眩晕伴恶心、呕吐，偶尔有恐声、恐光或者视觉先兆，发作时常常伴有前庭症状，头部或体位改变可诱发或加重眩晕症状，该病变眩晕与偏头痛之间的关系不固定，眩晕可发生在偏头痛之前、之中或之后；此外，眩晕发作的频率以及所持续的时间在同一患者的不同发作期或者是不同的患者之间是不同的；其临床表现多样，诊断主要依据眩晕以及偏头痛的反复发作、存在偏头痛的一定诱发因素以及其相关的伴随症状，偏头痛药物治疗可能有效。

9. 耳毒性药物

耳毒性药物是指可造成内耳结构损伤的药物，表现为持续性眩晕、恶心、呕吐、平衡失调、步态不稳等。常见的耳毒性药物有：抗生素类药物（包括氨基糖苷类、万古霉素、磺胺类、庆大霉素和链霉素等）；抗肿瘤药（包括顺铂、氮芥和长春新碱等）；某些化学

药物 (包括奎宁，大剂量水杨酸盐等)，部分中耳内应用的局部麻醉药 (如利多卡因等)。

八、治疗

1. 耳石复位治疗

目前，国际上对 BPPV 的治疗主要是用耳石复位法治疗，这种治疗的方法是以半规管结石假说为基础而提出的，其中主要包括 Barbecue 翻滚法、Epley 管石复位法、Semont 管石脱落法、李氏法，其复位疗效确切，相关文献已有验证。对于不同类型的耳石症，所使用的复位手法亦不同，PC-BPPV 采用 Epley 管石复位法进行治疗，对于一些患者经过 3 次 Epley 管石复位法治疗后，仍然无效的改用 Semont 管石脱落法进行治疗，HC-BPPV 采用 Barbecue 翻滚法进行治疗。复位后仍有眩晕的患者可对其进行前庭功能训练的治疗 (Brandt-Daroff 练习)。BPPV 患者进行手法复位治疗后，一般可在 24h 内达到最高治疗效果。

Epley 管石复位法：嘱患者坐于治疗床上，头部向患病侧转动 45°，扶住患者的头部，快速使患者的体位由坐位至仰卧位，且使头部向下垂与床面成 30°；将患者头部向健侧转 90°；然后将患者的头部以及身体继续转向健侧，转 90°，这时身体变为侧卧位，且头部与地面呈 45°；缓慢坐起，头略前倾。若为双侧 BPPV 的患者，可先治疗其中一侧，另一侧 3d 后治疗。

2. Semont 管石解脱法

①嘱患者坐于治疗床旁，使双脚下垂位，头部向健侧转动 45°，且在以后的操作步骤中保持此头位不变。

②使患者由坐位向患病侧快速侧卧，这时使后枕部靠于床上，鼻尖方向朝上。

③然后患者由患病侧侧卧的位置快速经过坐位后变成向未患病侧侧卧的位置，这时鼻尖朝向床面，而后枕部朝向上方。

④缓慢坐起，头略前倾，治疗过程中须快速地变换每次体位。Barbecue 翻滚法：嘱患者坐于床上，使患者迅速仰卧，然后头部向未患病侧转动 90°，然后身体再向未患病侧扭转 180°，使头部转动 90°，此时鼻尖朝向下方，继续向未患病侧扭转，此时侧卧方向为患病一侧，坐起。

Brandt-Daroff 练习：让患者坐于治疗床沿，使其头部向未患病侧扭转 45°，然后向患病侧卧下使枕部碰触床面，使此体位至少维持 20s，或待眩晕症状消失以后再坐起，30s 以后头部向患侧扭转 45°，然后再卧向健侧，使此体位维持至少 20s，最后坐起；上述步骤轮流进行，每日早晚各练习 10 ～ 20 次，直到持续 2d 没有眩晕发作，可停止。对患有严重颈椎病、严重心脏疾病的患者采用手法复位时，行此种治疗一定要慎重。

3. 一般治疗

①心理治疗：眩晕的反复发作使许多患者产生焦虑以及恐慌，治疗时需要向患者进行耐心的解释，消除患者心理负担。

②避免诱发眩晕的体位。

③药物治疗：药物治疗为非首选的治疗方法，可根据患者的病情酌情选择抗眩晕的药物以降低前庭神经的兴奋性，以尽快减轻眩晕等相关症状。

4. 手术治疗

一些患者保守治疗的效果不理想，症状发作较频，影响到正常工作、生活者可以考虑进行手术治疗。手术方式有半规管阻断术、前庭神经切断术、迷路切除术等，根据患者的具体情况可以选择相关术式。

九、疗效评定

①疗效评估时间：短期 1 周；长期 3 个月。

②痊愈：眩晕的症状以及位置性眼球震颤完全消失不见；有效：眩晕症状以及位置性眼球震颤有所减轻，但没有完全消失不见；无效：眩晕没有得到缓解以及位置性眼震没有消失，或者较之前有加重、转为其他类型的 BPPV。

近年来，学者分析 HC-BPPV 的耳石复位法疗效欠佳的原因是由于 HC-BPPV 中嵴帽结石症占相当大比例。

对于 BPPV 的治疗仍有一些争论：复位后仍有一些不适症状的是否需要继续口服药物目前仍有不同意见；有学者认为复位治疗后不需要控制体位，也有学者认为复位后应该控制体位 2 ～ 3d；有学者认为患者的部分临床症状可以自行减轻，是耳石自行吸收，或是生活中的体位变化使耳石自发复位，或者是患者产生了中枢适应。

第三节　现代医学对 BPPV 手法复位后残余症状的研究现状

一、BPPV 手法复位后残余症状的定义

良性阵发性位置性眩晕 (BPPV)，常由头位改变诱发，临床表现为反复发作相对于重力方向的短暂性头晕或眩晕，位置试验可诱发特征性眼震，持续时间一般小于 1min。耳石手法复位是目前治疗 BPPV 的首选方法，操作简便。现临床常用的手法复位治疗方法有 Epley 法、Semont 法、Barbecue 法及 Yacovino 法 (深悬头位法) 等，经复位治疗后多数患者位置性眩晕可完全消失。但近年来国内外多项研究发现，约 43% ～ 55.94% 的患者经成功的耳石复位后，位置性眼震消失，仍存在持续性或与体位改变相关的非特异性头晕、头部晕沉感、漂浮感，或伴有害怕眩晕再次发作的焦虑、抑郁情绪等残存症状。部分国内外文献将上述症状定义为"残余头晕 (residual dizziness)"，但该定义未能囊括患者 BPPV 复位后的所有残余症状，故本研究仍采用"BPPV 手法复位后残余症状"来总结患者复位后的临床症状。

1. BPPV 手法复位后残余症状的病因及发病机制

BPPV 手法复位后残余症状的病因不明，当代学者们只能通过临床病例分析 BPPV 手法复位后残余症状发生及影响预后的可能相关危险因素。王继彪通过单因素分析发现：年龄、BPPV 时间、治愈次数与 BPPV 治愈后非旋转性头晕等残余症状的发生存在相关性，早期诊断、早期治疗有利于减少残余头晕的出现。王兆霞等通过前瞻性研究对 BPPV 复位后残余头晕的危险因素进行分析，发现 BPPV 复位后残余症状的临床发生率较高，更多见于老年人及女性，治疗前眩晕的持续时间是 BPPV 复位后残余症状的独立危险因素。周凤洁认为老年人及合并高血压、糖尿病等基础疾病是影响 BPPV 复位后残余症状预后的危险因素，这些患者往往难以自愈，临床医师须对其相关症状进行相应的干预。国外相关研究表明，BPPV 患者常合并高血压、冠心病、抑郁、血脂异常等慢性疾病，BPPV 复位后残余症状的发生与患者的并发症或存在一定的相关性，致其在 BPPV 复位成功后仍存在残余症状，甚至延长残余症状的自愈时间。

BPPV 复位后残余症状的发病机制至今尚有较多争议，主要集中在以下几个方面。

①耳石从椭圆囊的耳石膜上脱落，经耳石复位后耳石从半规管返回到椭圆囊并被吸收，但椭圆囊上耳石膜的结构发生了变化，相应的功能受到损害，引起头晕等表现。

②衡系统被损坏后，中枢代偿的形成需要一定的时间，故头晕症状可能无法在短时间内缓解甚至消失。

③可能与交感神经功能障碍有关。

④可能与患者的焦虑明显相关。

2. BPPV 手法复位后残余症状的现代药物治疗现状

现代医学治疗 BPPV 手法复位后残余症状的患者较为常用的方法是抗晕止眩、抗焦虑抑郁等对症治疗，指南指出：复位后有头晕、平衡障碍等症状时，可给予改善内耳微循环的药物，如倍他司汀、银杏叶提取物等。相关研究指出，倍他司汀可有效改善内耳微循环，增加心脑内循环血流量，减轻患者的头晕等相关临床症状，缩短病程。有学者通过临床观察发现，BPPV 复位后残余症状或与患者的焦虑显著相关，特别是在前庭功能及相关影像学检查未见异常的情况下，应用抗焦虑药物可明显缓解患者头晕等症状。也有研究发现，小剂量山莨菪碱用于治疗 BPPV 复位后残余症状合并自主神经症状时效果较好，并由此推测其或可用治其他类型 BPPV，有待进一步观察。俞越等通过小剂量阿普唑仑联合手法复位及心理支持治疗 BPPV 复位后残余症状，有效改善患者头晕、睡眠障碍、焦虑抑郁情绪等症状，降低眩晕复发风险，最后得出结论，该治法可作为 BPPV 患者尤其是顽固性或复发性 BPPV 患者的推荐方案。

3. BPPV 手法复位后残余症状的非药物治疗现状

目前，对于 BPPV 手法复位后残余症状的治疗是以对症治疗为主，非药物治疗常与药物治疗联合应用，目前临床上常用的非药物疗法有前庭康复训练及心理干预疗法等。

(1) 前庭康复训练

近年来，前庭康复训练应用于 BPPV 手法复位后残余症状的治疗逐渐增加，相关报道屡见不鲜。我国最新指南指出，若患者拒绝或不耐受复位治疗，前庭康复训练亦可作为替代治疗；或作为 BPPV 患者耳石复位的辅助治疗，用于复位无效以及复位后仍有头晕或平衡障碍的病例，或在复位治疗前使用以增加患者对复位的耐受性。太极拳、八段锦和二十四气导引坐功等中医康复训练法临床亦有提及，暂未见相关文献报道。张爱兰通过临床治疗对比得出结论：BPPV 患者通过加用个性化的前庭康复训练，可缩短病程，明显改善 BPPV 复位后残余症状，减少 BPPV 的复发率。刘亚军认为个性化前庭康复训练联合手法复位有助于 BPPV 复位后残余症状患者前庭中枢代偿的建立，帮助患者尽早恢复平衡功能。杨琪等对 BPPV 复位后残余症状患者应用相应的前庭康复训练，对照组必要时予倍他司汀治疗外不予干预措施，经对比，前庭康复训练可有效改善患者残余症状。张敏等应用前庭康复训练联合盐酸倍他司汀片及银杏叶软胶囊治疗 BPPV 患者复位后的残余症状，结果显示，联合治疗比单纯应用药物或前庭康复训练疗效更优。

(2) 心理干预疗法

方芳等指出：心理干预联合手法复位治疗能显著缩短残余头晕时间，提高患者生存质量，减轻患者焦虑、抑郁情绪。目前心理干预疗法多作为辅助手段配合药物治疗，特别是对有焦虑、抑郁情绪的患者，配合心理干预疗法不失为一种可行的治疗方案。

二、后循环短暂性脑缺血发作的现代医学研究概况

1. 短暂性脑缺血发作概念的演变及临床意义

1951 年 Fisher 等首先将"暂时出现的短暂的神经定位体征"命名为"短暂性脑缺血发作 (TIA)"。1975 年美国国立卫生研究院 (NIH) 脑血管病分类修订版将 TIA 定义为"大脑局灶性或区域性缺血产生的神经功能的缺损症状，并在 24h 内完全消失"。

随着医学的发展，尤其是神经影像学的快速发展，人们逐渐认识到这个单纯以时间基点 (time-based) 定义的传统概念存在许多不足与局限，如时间窗设置不合理、错估 TIA 的危害、将一些脑梗死误诊为 TIA 等。2002 年，由美国斯坦福大学医学院 Albers 等组成的 TIA 工作组提出了一种 TIA 的新定义，指出 TIA 是由局灶性脑或视网膜缺血所致的短暂性神经功能障碍，临床症状持续时间一般不超过 1h，且无急性脑梗死证据。与基于时间基点的传统 TIA 概念相比，2002 年的定义保留了时间基点，并对其进行了修改，同时又引入了组织学基点 (tissue-based)，希望依据时间和组织学两方面来区分 TIA 与脑梗死。随着研究的深入，人们发现，"1h"与"脑梗死"仍然存在"无法调和"的矛盾，虽然多数的 TIA 确实在 1h 内得以缓解，但 1h 这个时间点并不能因此成为判断脑组织是否损伤的绝对标准。由此，症状持续时间的概念开始淡化，而依据神经影像学来区分有无脑梗死则被大家逐渐重视并开始深入研究。2009 年 6 月美国心脏学会 (AHA)、美国卒中学会 (ASA) 发表了最新的指南，提出了新的 TIA 定义：脑、脊髓或视网膜局灶性缺血所致的、未伴发急性脑梗死的短暂性神经功能障碍。2011 年短暂性脑缺血发作的中国专家共

识组推荐采用 2009 年 ASA 颁布的组织学新概念，但鉴于脊髓缺血的诊断临床操作性差，暂推荐采用以下定义："脑或视网膜局灶性缺血所致的、未伴急性梗死的短暂性神经功能障碍"。而现在我们所使用的"十二五"规划教材《神经病学》第 7 版中 TIA 的概念为：短暂性脑缺血发作 (TIA) 是由于局部脑或视网膜缺血引起的短暂性神经功能缺损，临床症状一般不超过 1h，最长不超过 24h，且无责任病灶的证据。

最新指南的概念彻底抛弃了传统的时间基点，全面采用组织学基点来定义 TIA。新定义对 TIA 的临床诊疗具有重要的指导意义：其一，强调了 TIA 的危险性，越来越多的研究表明，TIA 会增加近期内发生脑梗死的风险，对于 TIA 患者，应进行 ABCD2 评分、磁共振和血管影像学检查对其危险程度进行评价和分层，从而能早期发现病因并采取相应的措施，减少脑梗死的发生。对于发病 72h 内或 ABCD2 评分为 3 分的 TIA 患者，因为 TIA 复发或继发卒中风险较高，推荐住院检查治疗。其二，强调无梗死性，这是 TIA 新概念的核心内容。目前发现脑梗死的主要手段是神经影像学，因此，应该对 TIA 患者进行全面的影像检查，尤其是磁共振弥散成像 (DWI)，从而检出那些临床症状不明显者无症状性脑梗死。

2. 后循环短暂性脑缺血发作的高危因素及发病机制研究进展

(1) 后循环 TIA 的高危因素

后循环 TIA 的高危因素分为可干预性危险因素和不可干预的危险因素。

1) 可干预性危险因素

①高血压：长期高血压状态可造成动脉壁内皮细胞损害脑血管内皮细胞多种功能紊乱如渗透性增高、白细胞黏附增多、血管活性物释放等，是引起动脉粥样硬化的主要原因，目前认为高血压状态及血压控制不良是导致 TIA 的独立危险因素。

②糖尿病：糖尿病患者血浆中糖基化蛋白水平明显升高，引起大量自由基形成并损害血管内皮细胞损伤导致微血管病变、血小板聚集，继而诱发 TIA 的发生，而且随着糖尿病病程的延长，TIA 可反复多次发作，严重时甚至发生梗死灶。

③心脏疾病：在诸多心脏疾病中房颤是 TIA 最强的独立危险因素，并对患者预后产生严重影响，其机制是房颤引起血栓栓子脱落而阻塞微血管，导致脑组织血供不足、灌注压下降而诱发 TIA，此外，心脏疾病患者由于存在血液高凝状态、心脏泵血功能异常、血流动力学异常、血栓容易脱落等风险而导致 TIA 的发生率增高。

④血脂异常。血脂异常是 TIA 最常见的危险因素之一，可引起血管内皮功能紊乱、促进血栓形成及颈动脉内膜厚度增加，其中又以极低密度脂蛋白 (VLDL) 和低密度脂蛋白 (LDL) 与 TIA 发作关系最密切。

⑤动脉狭窄：动脉粥样硬化斑块形成、血小板聚集及血栓形成均会导致管腔狭窄甚至闭塞，造成颅内组织供血供氧不足而导致 TIA 发生。

⑥其他。如吸烟、酗酒、肥胖、饮食不当等均是 TIA 发生的危险因素。

2) 不可干预的危险因素

①年龄：以往 TIA 曾被视为老年疾病，随着年龄的增长动脉内壁负荷增加、血脂增高、血液黏度增大，动脉粥样硬化斑块形成风险也加大，导致 TIA 发生率增高，目前认为 60 岁以上高龄是 TIA 复发及脑梗死发生的重要预测因素。

②性别：研究发现男性 TIA 患者血管狭窄发病率约为女性的 1.5 倍，脑卒中发病率和病死率均明显高于女性，而一些不良生活习惯如抽烟、酗酒、高盐高脂饮食等在男性中体现得更为明显，导致血管狭窄和动脉粥样硬化发生率增高。

③其他：其他如病史、种族、遗传等。

(2) 后循环 TIA 的发病机制研究进展

后循环 TIA 的发病与动脉粥样硬化、动脉狭窄、心脏病、血液成分改变及血流动力学变化等多种病因相关，其发病机制至今仍没有完全明确，目前有微栓子学说、血管痉挛学说、血流动力学改变、血液学异常等主流学说。其中，微栓子学说和血流动力学改变两种类型占主导地位。

1) 主要学说

①微栓子学说：微栓子可阻塞小动脉导致其供血区域的神经组织细胞缺血缺氧，后栓子或自行破碎移向远端或自发溶解，神经组织细胞血供得以恢复，症状也随之自行缓解。微栓子的来源主要为不稳定的动脉粥样硬化性斑块或附壁血栓的破碎脱落，以及瓣膜性或非瓣膜性心源性栓子和胆固醇结晶。

②血流动力学改变：通常是在动脉狭窄的基础上，因血压的骤然大幅度的波动导致原来靠侧支循环供血的脑组织发生的一过性缺血缺氧。颈内动脉系统或椎－基底动脉系统的动脉狭窄可由多种原因引起，其中，动脉硬化和动脉炎最为常见。

③其他：

如脑血管痉挛和血液学异常如：血黏稠度增高、血液高凝状态、病理性血小板凝聚等因素也能导致 TIA。有研究认为子型 TIA 以颈内动脉系统多见，血流动力型 TIA 以椎－基底动脉系统多见。微栓子型 TIA 的临床表现比较多变，发病频率一般较低，症状持续时间通常较长，如果症状持续时间超过半小时，提示微栓子体积较大，来源可能为心源性栓子。血流动力型 TIA 的临床表现比较单一。

后循环 TIA 的发病特点：发病突然，后循环支配区域的神经功能缺损症状持续时间短暂，一般不超过 1h，最长不超过 24h，且程度、范围较小，通常不遗留后遗症。

后循环 TIA 的常见临床表现：眩晕、平衡障碍、眼球运动异常和复视，伴或不伴单侧或双侧面部、口周麻木，单独出现或伴有病灶对侧的肢体瘫痪、感觉障碍。

此外，后循环 TIA 还可出现以下三种特殊表现的临床综合征。

2) 三种特殊表现的临床综合征

①跌倒发作。常于患者转头或仰头时发作，表现为下肢肌张力突然消失而跌倒，不伴有意识障碍，一般肌张力很快就能恢复，便可自行站起，是由脑干下部的网状结构供血不足所致。

②短暂性全面遗忘症。表现为短暂的记忆丧失，主要是对时间和地点的遗忘，不会影响谈话、书写和计算能力，通常症状为数小时后可恢复正常，不遗留任何记忆上的缺损，可能是由大脑后动脉颞支供血不足累及边缘系统的海马、海马旁回和穹隆缺血缺氧引起。

③双眼视力障碍发作。表现为短暂的皮质盲，很快视力便能恢复正常，且不遗留任何视力障碍，系双侧大脑后动脉距状支供血不足累及枕叶视皮质缺血缺氧引起。因此，当中老年患者突然出现后循环系统及其分支供血区域缺血的局灶性神经功能缺损症状，且症状持续短暂，不超过24h(一般不超过1h)，可首先考虑后循环短暂性脑缺血发作的可能性。应当引起重视的是，后循环 TIA 一般不会出现孤立的眩晕、头痛、耳鸣、恶心等症状，通常会伴随其他后循环供血区域供血不足的神经功能受损症状和体征。

三、后循环 TIA 的鉴别诊断

1. 癫痫发作

尤其要与癫痫的单纯部分性发作相鉴别，二者皆症状持续短暂，癫痫的单纯部分性发作表现为从躯体一处开始的肢体抽搐或麻木针刺感，可扩展至周围，二者通过辅助检查可鉴别，可检查脑电图是否可见异常的癫痫波，CT 或 MRI 检查可以发现脑内是否有局灶性病变。

2. 梅尼埃病

梅尼埃病反复发作的旋转性眩晕伴恶心、呕吐与后循环 TIA 眩晕发作的临床表现十分相似，但其为内耳疾病，通常伴随波动性感音神经性听力损失、耳鸣和(或)耳胀满感等症状，查体时除眼球震颤外，并无其他神经系统的定位体征，可通过前庭功能检查、听力学检查及脱水剂试验等与后循环相鉴别。

3. 心脏疾病

如阿-斯综合征，即心源性脑缺血综合征，是由心率急剧变化而引起急性脑缺血发作，可因阵发性的全脑供血不足而表现为头昏眩晕、晕厥等症状，但其往往不伴随神经系统局灶性的症状和体征，可通过心脏听诊、心电图、超声心动图等检查是否存在心源性疾病，而与后循环 TIA 相鉴别。

4. 其他

如颅内肿瘤、慢性硬膜下血肿、脑内寄生虫、基底动脉型偏头痛等。

四、后循环 TIA 的辅助检查

经颅多普勒超声 (TCD) 检测可探查颅内脑底主要动脉的血流动力学变化，主要以血流速度的快慢对颅内动脉血流状况进行评估和监测；头颅 CT 多用于排除脑出血及不能行头颅 MRI 检查的患者；临床上怀疑可能为后循环 TIA 的患者都应行 MRI(DWI) 检查，用于作为排除脑梗死的证据，在临床实际操作中，只 DWI 见异常信号(梗死病灶证据)，即可诊断为脑梗死；头颅 CTA 和 MRA 可以清楚地模拟和显示颅内血管畸形、狭窄、动脉粥样硬化样改变、钙化等脑血管形态变化，还可提供血流动力学及侧支循环方面的信息，为明确脑血管病的病因及血管再通治疗提供客观依据，在缺血性脑血管疾病的诊断上具有一定的灵敏度和特异性；DSA 检查是诊断后循环缺血血管病变的金标准，但由于它的有创性，且价格昂贵，且有一定的风险，其严重并发症的发生率约为 0.5%～1.0%，故临床使用受限。综上，目前门诊常用的检查手段还是以经颅多普勒超声 (TCD) 检查为主，因为其检查快捷方便，价格相对低廉，无创而且没有造影剂的相关不良反应，普通老百姓接受度高，因此，本研究也选择了 TCD 检查作为实验室观察指标。另外，血糖、血脂、血流变等血液学检查有助于血栓形成原因的判断，有助于 TIA 的诊断及病情评估，神经电生理学检查可能发现轻微的脑功能损害。

TIA 发病后 2～7d 内为卒中的高风险期，对患者进行紧急评估与干预可以减少卒中的发生。优化医疗资源配置，建立以 ABCD2 评分分层为基础的急诊医疗模式，尽早启动 TIA 的评估与二级预防，可将 TIA 患者的卒中风险降低 80%。对于新近发生的符合临床诊断 TIA，虽无明确的脑急性梗死的证据，但在临床症状再次发作时，若持续时间 > 30min，仍然按照急性缺血性卒中的溶栓指南积极进行溶栓治疗。因此，建议新发 TIA 按急症处理，如果患者在症状发作 72h 内并存在以下情况之一者，建议入院治疗：

ABCD2 评分 3 分；

ABCD2 评分 0～2 分，但不能保证系统检查 2d 之内能在门诊完成的患者；

ABCD2 评分 0～2 分，并有其他证据提示症状由局部缺血造成。

后循环 TIA 的高危因素分为可干预性危险因素和不可干预的危险因素，其中，高血压、糖尿病、血脂异常及不良生活方式等是可以进行有效干预的。高血压是最应该引起重视的、可治疗干预的后循环 TIA 高危因素之一，积极防控高血压可以降低 TIA 的发生率，并减少患者的不良事件发生。在最近的卒中和短暂性脑缺血发作患者的卒中预防指南中提出：既往有高血压病病史并且已口服降压药降压者，在发生 TIA 后的数天内应当恢复降压治疗，降压目标值为 140/90mmHg 以下是合理的。糖尿病可通过提高动脉粥样硬化和微血管病变的危险来影响缺血性卒中发生发展及不良预后，因此，需强化血糖控制来减少 TIA 患者卒中及心血管事件的发生，有研究认为，对于 TIA 患者无论何种形式的高血糖，均须给予胰岛素治疗来达到早期、良好的血糖控制目标，同时注意防止低血糖的发生。AHA/ASH 指南中认为非心源性 TIA 患者均应使用他汀类强化治疗，建议对于无禁忌证的患有动脉粥样硬化性心血管疾病的患者应接受高强度他汀类如瑞舒伐他汀、阿托伐他汀治疗，使得患者 LDL-C 水平降低至少 50%，如治疗中发生与剂量相关的不良反应时可改为中等强度他汀类药物治疗，对于血脂异常或动脉粥样硬化的 TIA 患者进行强化降脂治疗有助于稳定斑块。

五、以抗栓治疗为主的药物治疗

1. 抗血小板治疗

非心源性栓塞性 TIA 建议对其进行长期的抗血小板治疗。卒中风险较高者，如 TIA

发病 1 个月内，可采用小剂量阿司匹林 50 ～ 150mg/d 与氯吡格雷 75mg/d 联合抗血小板治疗。一般初始治疗选择单药治疗：阿司匹林 (50 ～ 325mg/d)；氯比格雷 (75mg/d)；小剂量阿司匹林和缓释的双嘧达莫 (分别为 25mg 和 200mg。2 次 / d)。

2. 抗凝治疗

目前认为对于怀疑为心源性栓子引起的 TIA、既往大血管狭窄、再发的 TIA 患者均可进行抗凝治疗，主要包括肝素、低分子肝素和华法林，以及新型口服抗凝剂如达比加群、利伐沙班、阿哌沙班以及依度沙班，具有使用方便、疗效稳定和不良反应相对少等优势，选择上应依据个体情况考虑。

3. 其他药物治疗

血流动力型 TIA 可行扩容治疗以纠正低灌注情况；对有高纤维蛋白血症的 TIA 患者，可选用降纤酶治疗等。

4. 对症治疗

针对后循环短暂性脑缺血发作引起的眩晕及伴随症状进行治疗。止晕药物临床最常用的有盐酸氟桂利嗪 (西比灵) 和甲磺酸倍他司汀 (敏使朗)，氟桂利嗪为选择性钙离子拮抗剂，可阻滞钙离子跨膜进入细胞内，防止细胞内钙负荷过量，也可防止缺血缺氧时大量钙离子进入神经元，改善脑微循环及神经元代谢，抑制脑血管痉挛、血小板凝聚及血液黏滞度增高等，从而起到抗眩晕作用；倍他司汀具有改善内耳微循环障碍，增加耳蜗血流量以及改善脑内血流量的作用，故能改善眩晕症状。其他前庭抑制剂，主要有抗组胺剂，如异丙嗪、苯海拉明等；抗胆碱能剂：如东莨菪碱等；苯二氮䓬类药物：如地西泮。但是使用前庭抑制剂的时间过长，会抑制中枢代偿机制的建立，患者急性期症状控制后宜停用其他扩张脑血管和改善脑供血药物：如尼莫地平、银杏叶制剂；止吐剂：如胃复安、氯丙嗪等药物；根据病情有时还需要使用抗焦虑与抗抑郁等药物，以减轻患者的焦虑、抑郁症状，从而阻止眩晕症状与焦虑、抑郁症状互为因果而形成恶性循环。

六、介入及手术治疗尚需进一步研究

后循环 TIA 的血管内介入治疗主要包括动脉血管成形术、大动脉狭窄支架植入术、机械性血检清除术等，手术治疗主要有动脉内膜切除术，但介入及手术治疗主要在梗死的运用比较多，在后循环 TIA 中的应用尚需进一步研究。后循环短暂性脑缺血发作性眩晕的中医治疗研究进展如下。

1. 中药治疗

随着中医中药学的不断发展，临床运用中药、中成药单方和复方制剂治疗后循环 TIA 性眩晕的研究不断增加与深入。

单方制剂如丹参、川芎、红花、葛根等目前在临床上均有较为广泛的应用。葛根素治疗 TIA 性眩晕疗效观察显示，葛根素具有舒张平滑肌而降低血管阻力；通过降低全血黏度及血浆黏度，降低红细胞聚集，提高红细胞变形能力，改善微循环；减少儿茶酚胺生成，改善血流速度，纠正脑缺血。复方制剂因各家对后循环 TIA 病因病机的侧重不同，辨证不同，因此治疗也不同，用药处方各有所长，缺乏统一的标准。黄俭临床观察三仁温胆汤治疗痰浊上蒙型后循环系统 TIA 眩晕的疗效，治疗组和对照组各 45 例，对照组予曲克芦丁口服，结果显示此方对后循环的平均血流速度、血管弹性指数的改善方面明显优于曲克芦丁组，证明三仁温胆汤治疗痰浊上蒙型后循环系统 TIA 眩晕效果明显。陈茂刚研究滋肾活血熄风汤治疗椎－基底动脉系统短暂性脑缺血发作（肾虚血瘀型）的疗效，治疗组优于对照组，两组全血比黏度、血浆比黏度等指标均有改善，组间有差异，该方较单用活血化瘀药疗效好。宗寿健和王兴臣等观察化浊行血汤治疗短暂性脑缺血的临床研究中，对照组给予阿司匹林口服结论。

2. 针刺治疗

现代关于运用针刺治疗后循环 TIA 眩晕方面的研究颇广，涉及体针、头针、电针疗法等多种针刺疗法，以下主要列举头针疗法和电项针的应用。头针疗法：张磊共收集 64 例后循环 TIA 性眩晕的患者，治疗组和对照组各 32 例，对照组予舒血宁静滴和前列地尔静注治疗，治疗组予对照组基础上加开窍升阳针刺法（以四神聪、双侧风池穴、双侧玉枕穴等为主穴）治疗，通过比较分析两组对治疗前后卒中先兆症状评分、眩晕症状评分、椎－基底动脉系统神经功能障碍评分及 ABCD 2 评分进行疗效评价，观察开窍升阳针刺法的疗效，结果显示治疗组治疗后各方面评分的下降均比对照组更明显，说明开窍升阳针刺法能够显著提高后循环 TIA 眩晕的疗效，并且对后循环 TIA 的眩晕症状具有显著改善作用。电项针的应用：滕秀英等共观察 38 例后循环 TIA 性眩晕患者，观察组予电项针治疗（以百会穴、供血穴、双侧风池穴、四神聪等为主穴），对照组予常规选穴针刺治疗（以双侧太冲穴、百会穴、双侧风池穴、双侧内关穴为主穴），且两组均根据中医辨证的不同而加减治疗，结果显示：两组患者治疗后在眩晕频率、程度、持续时间、伴随症状方面较治疗前均有改善，且电项针组明显优于对照组，说明针刺治疗能显著提高后循环 TIA 性眩晕的疗效，且电项针对后循环 TIA 性眩晕的改善明显优于普通针刺。

针灸是祖国医学的瑰宝，能够普遍为患者所接受，其通过经络学说的辩证归经，及腧穴的配伍应用为中医临床治疗后循环 TIA 眩晕提供了可借鉴的方法，值得临床进一步推广运用。

3. 针药结合治疗

相比单纯中药治疗 TIA 及单纯针灸治疗 TIA 的研究，目前对于针药结合治疗 TIA 的观察研究中，共收集 TIA 患者 55 例，其中，观察组 29 例，对照组 26 例，观察组予头针（选取顶中线、顶颞后斜线等）加体针（以双侧太冲穴、双侧合谷穴等为主穴）配合药（辨证选方）治疗，对照组予常规西医治疗，观察两组综合疗效，观察结果显示：针药并举治疗短暂性脑缺血发作确有疗效，且疗效优于纯西药治疗的对照组。

4. 其他非药物疗法

中医临床四大特色技能 —— 针灸、推拿、拔罐、刮痧，除了研究最多的针刺外，其他疗法在治疗后循环 TIA 眩晕上也都取得了一定的研究进展，如穴位刮痧疗法、温和灸治疗、刮痧和拔罐等，但尚缺少大样本、规范的临床试验证据。

第四章 脑性瘫痪

第一节 脑性瘫痪的概述

脑性瘫痪又称脑瘫，是自受孕开始至婴儿期非进行性脑损伤和发育缺陷所致的综合征，主要表现为运动障碍及姿势异常。常合并智力障碍、癫痫、感知觉障碍、交流障碍、行为异常及其他异常。病程一般呈非进展性且有逐渐改善的倾向。

一、病因

病变常损伤锥体束和锥体外系。该病与脑缺氧、感染、外伤和出血有直接关系，如妊娠早期患风疹、带状疱疹或弓形虫病，妊娠中、晚期的严重感染、严重的妊娠高血压综合征、病理性难产等可导致新生儿脑性瘫痪。发病原因以围生期各种原因引起的脑缺氧最为常见，其次为妊娠中毒、感染、有害放射影响；出生时的难产、脑部挫伤、窒息等。但更多患者致病原因不明确。

（一）产前因素

(1) 胚胎期脑发育异常如头小畸形、先天性脑积水、巨脑症或无脑畸形。

(2) 母亲妊娠期受外伤、妊娠毒血症、糖尿病及放射线照射皆可影响胎儿脑发育而致永久性脑损害。

(3) 母亲妊娠早期患风疹、弓形虫病影响胎儿中枢神经系统的发育而致病。

(4) 早产儿、小样儿，胎龄愈小，发病者多。与早产儿神经系统发育不全，易出血和缺氧有关。

(5) 过期产儿胎盘变性坏死，引起低氧血症，致胎儿缺氧。

（二）产时因素

(1) 分娩时间过长，产前使用麻醉剂、镇静剂可抑制胎儿呼吸，致胎儿缺氧，此外脐带绕颈、胎盘早期剥离、前置皆可致胎儿脑缺氧。

(2) 产伤、急产、难产及出血性疾病均可引起颅内出血。

（三）产后因素

新生儿高胆红素所致核黄疸、脑膜炎、脑炎或全身重症感染所致中毒性脑病等。

二、发病机制

人体正常肌张力调节及姿势反射的维持有赖于皮质下行纤维抑制作用与周围Ⅰa类

传入纤维易化作用的动态平衡，如皮质下行纤维束受损，下行抑制作用必然减弱，周围传入纤维的兴奋作用相对增强，可出现痉挛性运动障碍和姿势异常。感知能力如视、听能力受损可使患儿智力低下，基底节受损可导致手足徐动症，小脑受损可发生共济失调等。

三、病理

（一）出血性损害

可见室管膜下出血或脑室内出血，多见于妊娠不足 32 周的未成熟儿，可能因为此期脑血流量相对较大，血管较脆弱，血管神经发育不完善，调节脑血流量的能力较差。

（二）缺血性损害

如脑白质软化、皮质萎缩或萎缩性脑叶硬化等，多见于缺氧窒息的婴儿。

四、临床分型

由于脑瘫病因多样，临床表现各异，并随年龄增长而不同，因此，至今仍无统一的分类。本文参考《诸福棠实用儿科学》标准进行分型：

（一）痉挛型

是最典型和常见的类型。在脑瘫各种类型中发病率最高，占全部患者的 60%～70%，有时和其他类型同时存在。病变波及锥体束系统，病变的部位不同，临床表现也不一样，一侧半球的锥体束受损表现为偏瘫；皮质某部位局限性病灶出现单瘫或截瘫；两侧半球病变则表现为四肢瘫。痉挛性脑瘫表现为肌张力增高，常表现为"折刀"式肌张力增高。肢体活动受限。上肢常表现为屈肌张力增高，肩关节内收，肘关节屈曲，腕关节屈曲。手指屈曲呈紧握拳状，拇指内收，紧握于掌心中。下肢大腿内收，肌张力增高，大腿外展困难，髋关节内旋，踝关节跖屈。俯卧位时膝关节、髋关节呈屈曲姿势，抬头困难，仰卧位时头后仰或低头。扶呈坐位时头向后仰，用力扶成坐位后膝关节弯曲，不能伸直，跪时两足跟不能放在臀后方而是在两侧，下肢呈"W"形。站立时髋、膝略屈，足尖着地。由跟腱收缩，行走时足跟不能着地而呈踮足。由于大腿内收肌紧张行走时呈剪刀步态。腱反射亢进或活跃，骨膜反射增强，踝阵挛阳性，2 岁以后巴宾斯基征仍阳性。

（二）肌张力低下型

多见于幼儿，主要表现为肌张力明显降低。不能站立行走，头颈不能抬起，运动障碍明显，关节活动幅度过大，但腱反射活跃，可出现病理反射。常伴有失语及智能低下。

（三）手足徐动型

约占脑瘫 20%，多由核黄疸、新生儿窒息引起的基底核损害而发病。患儿表现为面、舌、唇及躯干肢体的舞蹈样或徐动样动作。伴有运动障碍和肌张力增高。表现为难以用意志控制的不自主运动。当进行有意识、有目的的运动时，不自主、不协调及无效的运动增多。紧张兴奋时不自主运动增多，安静时减少，入睡后消失。由于颜面肌肉、舌肌及发音器官肌肉运动受累,说话时口齿不清,咀嚼吞咽动作受影响,常表现有流涎。

手足徐动型脑瘫在婴儿时期往往表现肌张力低下,平时常常安静地躺在床上、几乎没有自主运动,仰卧位时下肢屈曲,髋外展,踝背屈(此种姿势与痉挛型恰恰相反),随着年龄增长,肌张力逐渐增高。手足徐动型脑瘫智力障碍不严重,能听懂周围人的语言,但表达(说话、动作)困难。单纯手足徐动型脑瘫腱反射不亢进,不表现巴宾斯基征阳性,肌张力呈齿轮状增高。

(四)共济失调型

较为少见,是由于小脑发育不良所致,主要临床表现为肌张力低下、共济运动障碍、意向性震颤、构音障碍及运动发育迟缓。

(五)强直型

此型很少见到,由于全身肌张力显著增高,肢体僵硬,活动减少。由于锥体外系受损所致。被动运动其四肢时,主动肌和拮抗肌都有持续的阻力,肌张力呈铅管状或齿轮状增高,腱反射不亢进,常伴有严重智力低下。

(六)震颤型

此型极少见到,表现为四肢震颤,多为锥体外系相关的静止性震颤。

(七)混合型

同一患儿可出现上述 2 ~ 3 个型的症状,手足徐动与痉挛症状并存,部分部位或某些症状下,肌张力又明显降低。

在脑瘫的分类中,还可以按受累部位分成以下 7 种情况,大多应用于痉挛型:

1. 四肢瘫

四肢及躯干均受累,上下肢严重程度类似。

2. 双瘫

也是四肢受累,但两下肢受累较重,上肢及躯体比较轻。

3. 截瘫

双下肢受累明显,躯干及上肢正常。

4. 偏瘫

一侧肢体及躯干受累,有时上肢损害较明显。

5. 双重性偏瘫

四肢均受累,但双上肢重,下肢轻。或左右两侧严重程度不一致。

6. 三肢瘫

三个肢体受累,此型较少见。

7. 单瘫

单个肢体受累,此型极少见。

五、临床表现

(一)痉挛型

以四肢僵硬为主要表现。

(二)手足徐动型

四肢和头部出现不自主的无意识动作,做有目的的动作时,全身不自主动作增多,说话及吞咽困难,常伴有流口水等。

(三)共济失调型

以四肢肌肉无力、不能保持身体平衡、步态不稳、不能完成用手指指鼻等精细动作为特征。单纯性共济失调较少见。共济失调也可与手足徐动联系在一起。患儿常常无法保持一个固定姿势,当站立时,为了维持站立姿势不得不进行频繁调整。学走路时间晚于正常儿童。当行走时为了获得较稳定的平衡,双脚左右距离较宽,步态蹒跚,方向性差。

七、辅助检查

根据临床表现诊断为脑瘫的患儿,还须经以下辅助检查:

(1) 智力测试。

(2) 脑电图检查。

(3) 脑干听觉诱发电位测定。

(4) 影像学等检查确诊。

八、诊断

(1) 询问有无上运动神经元发育不良或受损病史,如早产、难产、高热、脑缺血、脑缺氧、颅脑损伤、脑感染等。

(2) 检查有无痉挛性瘫痪、肌肉运动失调、肌张力增强、反射亢进、肌肉萎缩、关节畸形、共济失调及智力障碍。

六、鉴别诊断

(一)运动发育迟缓

有些小儿的运动发育比正常同龄儿稍落后,特别是早产儿。但其不伴异常的肌张力和姿势反射,无异常的运动模式,无其他神经系统异常反射。运动发育落后的症状随小儿年龄增长和着重运动训练后,症状可在短期内消失。

(二)智力低下

本病常有运动发育落后,动作不协调,原始反射、Vojta姿势反射、调正反应和平衡反应异常,在婴儿早期易被误诊为脑瘫,但其智力落后的症状较为突出,肌张力基本正常,无姿势异常。

（三）进行性脊髓肌萎缩症

本病于婴儿期起病，多于 3 ～ 6 个月后出现症状，少数患者生后即有异常，表现为上下肢呈对称性无力，肌无力呈进行性加重，肌萎缩明显，腱反射减退或消失，常因呼吸肌功能不全而反复患呼吸道感染，患儿哭声低微，咳嗽无力，肌肉活组织检查可助确诊，本病不合并智力低下，面部表情机敏，眼球运动灵活。

（四）先天性肌弛缓

患儿生后即有明显的肌张力低下，肌无力，深腱反射低下或消失。平时常易并发呼吸道感染。本病有时被误诊为张力低下型脑瘫，但后者腱反射一般能引出。

（五）进行性肌营养不良

该病是一组原发于肌肉的遗传性疾病，大多有家族史。临床以缓慢进行性加重的对称性肌无力、肌肉萎缩为特征。个别类型可有心肌受累。不同类型往往表现为不同的发病年龄、临床特征和病肌分布。但总的来说多见于儿童和青少年。可见"翼状肩胛""游离肩""小腿肌肉假性肥大""Gowers"征等特征性表现。以其进行性症状加重、发病年龄、临床特征及家族史可与本病鉴别。

第二节　脑性瘫痪的治疗与康复

一、治疗

无特效治疗方法，多为对症治疗。

(1) 早发现、早治疗：越早越好，不仅能促进神经系统的正常发育，改善异常姿势和运动，抑制异常反射，还可防止肌腱挛缩和骨关节畸形等继发症，减轻致残率。

(2) 家长参与康复疗法：脑瘫康复是个长期的过程，仅靠治疗师每天 1 ～ 2h 的训练不可能解决全部问题，为保证患者得到切实有效的治疗，必须让家长学会并参与部分常用的康复方法。

(3) 采用综合性治疗，如针灸、理疗等。

(4) 药物疗法：口服或注射有关药物：脑神经营养药、肌肉松弛药、活血药等。如卵磷脂（包含磷脂酰胆碱、脑磷脂、鞘磷脂等）、脑活素、脑多肽、乙酰谷酰胺、胞二磷胆碱等。对于痉挛型脑性瘫痪患者，可给予 A 型肉毒素肌内注射治疗减轻肌张力，改善关节活动度，提高运动功能，最长选用的痉挛肌肉有小腿后部肌群、大腿内收肌群等。

(5) 矫形手术：目的是减少痉挛、改善肌力平衡、矫正畸形、稳定关节。手术方法可分 4 类：

1) 后根神经切断术。

2) 神经切断术：支配痉挛肌肉的神经分支切断术。

3) 肌腱手术。

4) 骨关节手术。

二、现代康复

脑瘫是发育障碍疾病，是缓慢发展的疾病。从出生至症状出现，粗大运动、精细运动和认知功能等各项功能不断地、缓慢地向前发展，各项功能不断进步。但是，各项功能的发育肯定达不到正常发育水平，而且到了一定年龄进入平台期，或者在一定年龄因某种原因移动运动功能出现退行。当然，轻症的患儿可能在某一领域达到正常发育水平。治疗时应该充分考虑到疾病的自然经过，遵循其过程制订科学的治疗方案。

通过正确的诊断与评定掌握不同类型患儿功能障碍的特征，并根据患儿的运动发育预测运动的自然经过，最后设定治疗目标与策略。

（一）康复治疗原则

1. 早期发现异常表现，早期干预

0～1岁是大脑发育最迅速和代偿能力较强的时期，目前公认对脑损伤的治疗和干预越早越好。早期发现异常表现，早期干预是取得最佳康复效果的关键。早期康复训练确能使大部分脑损伤康复，也可减轻脑瘫儿童伤残程度。早期干预对降低早产儿脑瘫的发生可能有作用，对智力及运动发育有明显的提升作用。对高危新生儿进行早期干预和治疗是保证患儿潜在能力最大程度发挥的途径。

2. 综合性康复

综合性康复是以患儿为中心，组织各科专家、治疗师、护士、教师等共同制订全面系统的康复训练计划，进行相互配合的综合性康复，以促进患儿的身心康复。小儿脑瘫康复治疗复杂、见效慢、时间长，需要综合、协调地应用各种治疗方法和技术，才能使患儿运动、语言和智力等功能达到最佳功能状态。早期综合康复治疗能全面促进神经精神发育，减轻残疾。综合康复治疗不仅能改善脑瘫患儿的姿势异常和粗大运动功能，而且对精细运动、适应性、语言、个人－社会智能能区及总发育商均有提高作用。

3. 与日常生活相结合

脑瘫患儿的病程长，多伴有不同程度的ADL障碍，其异常运动和姿势模式体现在ADL中，因此康复必须与日常生活活动紧密结合，对家长进行健康教育有利于提高脑瘫儿童的ADL。

4. 康复训练与游戏相结合

脑瘫儿童同样具有儿童的天性，需要趣味、游戏、轻松愉快的氛围，需要引导、诱发，不断感知、感受、反复学习和实践，从而建立正常模式，促进身心发育。患儿按照自己的节奏和喜好自由地动手动脑、玩耍表达，在游戏中释放压力，促进情绪和脑的发展。

游戏是患儿学习的最好途径，在康复训练中贯穿游戏，使治疗活动更有趣味，增加脑瘫儿童康复训练的兴趣和主动性。

5.集中式康复与社区康复相结合

社区康复可以为脑瘫患儿在自己熟悉的环境中提供有效的、快捷的康复治疗。由专业者指导，家长积极参与，共同努力提高康复疗效。

(二)痉挛型四肢瘫的康复

1.治疗目标

(1)抑制全身屈曲模式：促进躯干的抗重力伸展和可动性及体轴内的回旋，增大患儿本身自发运动的量。

(2)抑制肩胛带外展的异常模式：促进两上肢内收、外旋运动。促进肩胛带周围和胸廓的运动功能，改善呼吸能力，调节生活节律。

(3)抑制髋关节内收、内旋和踝关节跖屈模式：促进髋关节的正常屈曲、伸展与外旋运动、两下肢伸展位上负荷体重、两足底负荷体重等能力的发育。

(4)改善运动的内容与质量，从而提高患儿对姿势与运动变化的适应性。

(5)提高日常生活动作能力。

(6)预防挛缩和变形。

(7)注意提高视知觉和听知觉功能障碍。

2.常用的运动治疗技术

(1)Bobath技术：Bobath治疗技术通过对关键点的控制达到抑制异常姿势和运动模式促通正确的运动感觉和运动模式的目的。Bobath治疗技术还通过对运动模式协调性的促进，抑制原始反射持续存在对脑瘫患儿正常运动发育的影响，从而实现正常运动模式的整合，防止异常模式的形成和固定。

(2)PNF治疗技术：PNF治疗技术又称本体感觉神经促进疗法，是以人体发育学和神经生理学原理为基础，根据人类正常状态下日常生活活动中常见的动作模式而创立，PNF治疗技术可以应用于能够理解和配合指令的脑瘫患儿。治疗的原则是按照正常的运动发育顺序，运用适当的感觉信息刺激本体感受器，使某些特定的运动模式中的肌群发生收缩，促进功能性运动。

(3)Vojta治疗技术：脑瘫患儿由于缺少对反射性姿势和运动模式的抑制而导致异常，而Vojta治疗技术的基本原理就是让患儿取一定的出发姿势，通过对身体特定部位(诱发带)的压迫刺激，诱导患儿产生全身性、协调化的反射性翻身和腹爬移动运动，促进与改善患儿的运动功能。

(4)Rood治疗技术：Rood治疗技术主要侧重于促进正确感觉输入和改善运动控制。Rood疗法强调有控制的感觉刺激，按照个体的发育顺序，通过应用某些动作的作用引出有目的的反应。

　　除以上技术外，在康复训练过程注意关节活动度的维持与改善。改进患儿的肌痉挛，维持关节活动度，防止关节挛缩。关节松动术用于治疗关节周围肌群痉挛导致的关节活动受限，可改善和缓解痉挛所致肌肉疼痛。平衡功能训练可以改善大脑的平衡调节能力，降低大脑皮质脂质过氧化水平。进行平衡功能训练对改善患者平衡功能和步行能力及ADL能力有积极意义。

　　由于痉挛型四肢瘫患儿的姿势运动发育明显延迟，其早期症状是从仰卧位向坐位拉起时可见缺乏头部的控制，很少见到在仰卧体位下，双下肢的交互性踢蹬运动。扶持坐位，脊柱弯曲呈圆背，躯干呈非对称姿势。肩胛带内收，两手不能至口，结果导致躯干对称性发育正常节段的缺如。由于屈肌痉挛，阻碍保护性伸展反应，也阻碍了上肢向前方及上方的伸展能力。常应用全身性屈曲模式翻身，缺少脊柱的回旋和髋关节的伸展。俯卧位时由于过度努力，使躯干与四肢屈曲模式加重，肌肉痉挛也逐渐加重，结果会导致髋关节、膝关节屈曲挛缩与变形。重度痉挛型四肢瘫早期会出现角弓反张，下肢内收肌痉挛过伸，后期甚至出现髋关节半脱位、挛缩与变形等。

　　3. 针对性运动训练方法

　　(1) 抑制全身的屈曲模式，促进躯干的抗重力伸展活动：治疗的重点是控制头，使头保持在正常的伸展位置。另外，刺激脊柱两侧的伸肌，使躯干充分伸展。然后，令患儿俯卧位，诱发正常的抗重力伸展。如①患儿仰卧位，治疗师位于患儿头的上方，双手握住患儿上肢并使其伸展，然后旋转患儿的躯干，促通全身的伸展及体轴回旋。②患儿俯卧于三角垫上，诱发患儿颈部伸展、抬头。③患儿坐位，诱发竖头。

　　(2) 抑制伸展模式，缓解全身的伸肌紧张：此类患儿活动量相对较少，治疗的重点应为抑制，尽量少使用诱发手法。如①患儿仰卧位，操作者面对患儿控制其肩胛带和骨盆处，将患儿呈全身屈曲模式，呈现抱球姿势。利用躯干及下肢屈曲，使颈部屈曲。②患儿坐于滚筒上，诱发患儿骨盆前倾、后倾运动及重心转移。③诱导患儿的翻身运动，引起体轴的回旋，促躯干的立直反应的出现。

　　(3) 提高躯干的控制能力及改善手的活动：当患儿未获得充分的控制能力及有异常的姿势紧张时，则会影响躯干控制能力的发育。如患儿俯球上，一侧上肢向对侧前上方取玩具，促通全身抗重力伸展、体干回旋及上肢负荷体重。

　　(4) 坐位重心转移：如在球上缓慢前后左右摇晃，诱发坐位倾斜反应、各个方向的保护性伸展反应等。

　　(5) 站立及步行训练：在站立训练时注意单侧支撑、重心转移、下肢肌群肌力的练习，为步行做准备。在步行训练时，操作者在患儿后方，对其出现髋关节、膝关节屈曲时给予抑制。

　　(6) 增强肌力训练：对于重症痉挛型四肢瘫，重点在于尽可能独自完成床上体位转移，能够在轮椅上坐稳，并自主控制轮椅等。

(7) 视患儿情况适配下肢矫形器: 足矫形器 (FO)、踝足矫形器 (AFO)、膝踝足矫形器 (KAFO)、髋内收外展控制矫形器、下肢旋转矫形器和膝矫形器 (KO)。

4. 作业治疗

(1) 姿势控制: 良好的姿势保持, 是从事日常生活活动等所必需的一项基本内容。姿势控制障碍是影响脑瘫儿童运动功能的关键问题, 所有脑瘫儿童均表现出姿势调控的动作策略障碍。而维持坐位对于脑瘫儿童执行手部前伸动作而言是不可或缺的辅助因素。身体躯干的姿势控制会影响脑瘫患儿手的精细灵巧度能力。

(2) 手功能训练: 手功能训练对改善脑瘫儿童精细运动功能障碍有明显效果。由于痉挛型四肢瘫患儿具有更严重的上肢功能障碍, 因此抓握与释放是这些患儿的主要训练项目。

首先为患儿提供适当的坐椅, 使患儿在训练时能充分解放双手。

其次, 选择物件的大小、质地、重量与形状等促进感知觉发育; 促进手臂与肩胛带的分离: 患儿俯卧位下, 做双臂伸直、外展、后伸的动作, 手指爬阶梯、高处套圈等; 增加肩胛带的自主控制及提高上肢稳定性: 俯卧在滚筒上双手交替支撑, 做向前、向后的爬行动作; 用食物诱发患儿伸手够物后放到嘴的动作; 坐在磨砂板前, 诱发肩胛带前伸、伸肘够物; 双手居中操控简单玩具。

最后是手的精细动作的训练, 用沙子、毛巾、或触觉刷等刷拭手臂、手和手指来增强手和手指良好控制的感觉; 挤压、拉抻橡皮泥、黏土提高感觉性活动。

促进手抓放物件及手眼协调: ①如果患儿手紧握, 张开困难, 可在其小指背侧向腕关节方向推挤用力, 诱发手掌打开。②将其拇指桡侧外展, 然后将腕关节背屈并施加一定的压力, 保持数秒钟也可以诱发手掌张开。③如果患儿将手掌打开, 但抓取物件困难, 可以将一根稍长的圆柱形物件放其手掌内, 帮助弯曲手指, 使其能抓住物件, 并保持拇指处于对掌位。④当患儿能握持住手中的物件时, 就应鼓励其伸手抓握物件。⑤手眼协调的训练可以让患儿抓取滚动的小球、搭积木、串珠、切水果、涂色等。

(3) 促进 ADL 发育、促进认知功能发育、参与社会活动、感觉统合训练、辅助器械及环境改造。

对于大龄痉挛型四肢瘫有改善, 根据坐姿头控和躯干控制能力, 应开始轮椅的操作和穿脱衣服的动作、饮食动作、桌子上的作业等动作的练习, 使患儿掌握实用的功能, 修正在日常生活中与异常发育相结合的代偿动作。同时要设计与治疗目的及患儿身材相应的桌、椅等器材, 使患儿达到全面的康复。

5. 物理因子治疗

功能性电刺激、脑电生物反馈 (脑循环)、石蜡疗法、热袋温敷法、蒸汽疗法、水疗、重复经颅磁刺激、光疗等。

6. 其他

合并吞咽、言语障碍的脑瘫患者, 增加相应的吞咽、言语功能训练。

（三）痉挛型双瘫的康复

1. 治疗目标

(1) 缓解髋关节周围和下肢的肌肉痉挛，抑制髋关节的过度屈曲，促进两下肢的抗重力伸展和体重在两下肢的移动。

(2) 促进腰腹部肌肉的发育，增加其紧张度，防止以后步行时躯干向侧方倾斜和摇晃以及支撑期的平衡能力低下。

(3) 中度的痉挛型双瘫在进行某种活动时会产生病理性紧张性反射即联合反应，如在努力地进行抓物站起时、肘爬时，会增强两下肢痉挛和异常模式，治疗时应避免发生联合反应。

(4) 预防变形和挛缩，尤其是髋关节和下肢。

2. 运动疗法

常用 Bobath、PNF、Bru-nnstrom、Rood 等治疗技术。痉挛型双瘫患儿的上半身障碍比下半身轻，故颈、坐、翻身等运动可以得到发育。躯干、下半身的障碍较重，表现出髋关节内收、内旋和踝关节跖屈等伸肌痉挛占优势的临床表现。同时，也存在着屈肌的痉挛，并因此妨碍站立和步行时双下肢的抗重力伸展活动。由于这种病态的伸肌与屈肌竞争的痉挛状态，会妨碍患儿获得双下肢的分离运动以及步行中摆动相中各个关节的分离运动。

痉挛型双瘫的治疗可参考四肢瘫的治疗，但是因双瘫患儿多数可获得步行的能力，所以应掌握步行训练和为其做准备的训练方法。

(1) 仰卧位下进行：①抑制髋关节周围肌群的痉挛，诱发髋关节的伸展、外旋、外展运动，获得骨盆的运动性和对称性。②促进髋关节伸展和腰、腹部肌肉同时收缩，如桥式运动。③立位时必需的双下肢伸展、外展、外旋的准备动作。④为步行时下肢支持性做准备，如仰卧位下诱发患儿进行双下肢的交替屈、伸运动，在屈膝时使足底着床，减少足底着床时的敏感性。

(2) 坐位下进行：①跨滚筒上交替抬脚诱发患儿正确进行步行时支撑期躯干的体重转移；②体轴回旋。

(3) 站立和步行的训练。

(4) 适配下肢矫形器。

3. 作业治疗

痉挛型双瘫患儿头部、手臂和双手受累较轻，双手可在正中位合在一起，手可以到口或坐位时会出现困难，因为需要用双手和手臂支撑以保持身体平衡。儿童多采用一只手支撑身体，另一只手玩耍。同时抬头和向上伸手较为困难，更不能上举双侧上肢和伸手够玩具，否则身体失去平衡而向后方或侧方倾倒。对学龄前期和学龄期儿童来说，作业治疗的重点是培养与年龄相符的自助技巧。对于痉挛型双瘫患儿的某种失用症和非协调性运动问题以及知觉，听视触觉刺激问题，通过多次重复完成困难任务或培养儿童的补偿技能，一般可使其得到纠正。针对脑瘫患儿在自理、游戏、上学等方面进行训练，解决生活、学习及社交中遇到的困难。

(1) 矫正肩部异常姿势。

(2) 增加手眼协调性训练：痉挛型双瘫患儿上肢功能障碍比较轻，因此可以适当加大难度。培养训练脑瘫儿童的手眼协调能力，可有效发展精细运动功能和认知能力。电脑游戏的介入能更大程度地改善患儿的手眼协调能力。

(3) 日常生活活动能力训练：了解痉挛型双瘫儿童的能力，开始训练前对痉挛型双瘫患儿进行全面的评定。根据评定结果制订个体化训练计划，并及时调整日常治疗方案，制定个体化的日常生活能力训练目标，避免训练目标过高或过低，影响痉挛型双瘫儿童对日常生活能力治疗的兴趣。训练应由易到难，逐渐增加难度。

此型患儿基本可达到独立完成基本日常生活活动，可以把动作分解成几个小部分，针对不好的环节在游戏中训练。例如：儿童不能抓住一侧袖口脱衣，可让儿童取坐位，将一粗皮套带到儿童手腕上，嘱儿童用另一手拇指、示指捏皮套，顺其将皮套摘下，模仿抓袖口动作。也可以给儿童橡皮泥和塑料刀，用刀切橡皮泥模拟做饭。

(4) 书写能力训练：书写的训练应注意训练患儿的定向力、注意力、判断力、解决问题的能力和社会生活适应能力。应针对不同类型脑瘫的书写障碍，进行针对性的书写的训练。

(5) 更衣、沐浴、如厕等训练。

4. 物理因子治疗

功能性电刺激、脑电生物反馈、石蜡疗法、热袋温敷法、蒸汽疗法、水疗、重复经颅磁刺激、光疗等。

（四）痉挛型偏瘫的康复

1. 治疗目标

(1) 促进两侧协调性活动，防止联合反应和患侧忽视。

(2) 促进患侧躯干部和患侧上、下肢的支持功能、步行能力及患侧手的抓握能力等。

(3) 需要抑制与促进的模式

①抑制患侧肩胛带和骨盆带向后方的回旋，促进其向前方突出。

②抑制患侧躯干部的短缩，促进患侧躯干的可动性和支持能力。

③抑制患侧上肢的屈曲和内收、肘关节的屈曲、拇指内收和所有手指的屈曲。促进患侧上肢向前方、侧方、后方的伸展，促进两手的正中位指向活动的发育及手掌对触觉刺激的敏感性。

④抑制髋关节的屈曲、膝关节的过度伸展、尖足、足趾的屈曲。促进下肢的可动性和抗重力伸展活动及足底对触觉刺激的敏感性。

⑤抑制健侧的过剩活动和代偿活动，促进患侧的活动性。

2. 运动治疗

常用 Bobath、PNF、Brunnstrom、Rood 等治疗技术。Brunnstrom 治疗技术适合于脑瘫患儿的康复治疗。应用 Brunnstrom 治疗技术，早期通过健侧抗阻随意运动而使兴奋扩散，以引出患侧联合反应，使较弱肌肉发生收缩，以产生半随意运动。将这种技术应用于功能性活动中，以便反复练习，使控制能力得到增强，动作渐趋完善。为引出运动反应，对于肢体的控制多采用紧张性反射和协同运动，对于躯干的控制多采用矫正反射和平衡反应。为增强治疗作用，还要利用各种感觉刺激。痉挛型偏瘫患儿主要问题在于：①姿势与运动的不对称；②患侧感觉异常和运动发育迟缓；③健侧过度活动或代偿导致患侧的联合反应。根据以上主要问题，PT 治疗常用：

(1) 促通对称性，提高患侧躯干部的支持性。

①可让患儿坐在操作者的膝上，操作者控制患儿双手，使患儿保持头正中位、姿势对称等。

②仰卧位保持肩胛带向前突，诱导患儿进行双下肢对称踢蹬等。

③俯卧位，诱导双肘关节的分离运动。

④坐位下促通躯干对称及诱发双侧性的正中位指向。

(2) 促进患侧躯干充分伸展：如跨坐滚筒上诱发坐位立直反应，注意患侧负重时间相对延长。

(3) 刺激本体感受器，增强患儿的运动感觉，通过学习正常的肌肉收缩，提高患儿的姿势转换能力。

(4) 维持患侧上下肢的体重负荷能力：如四点跪位，健侧下肢抬起，患侧下肢保持屈髋屈膝 90°，在此肢位上进行患侧下肢负重、重心前后移动，同时促进骨盆的分离。

(5) 步行准备训练：立位双下肢负重、患侧负重健侧活动、双下肢交替踢球。

(6) 步行训练：在诱导患儿步行时，应避免因步行时在上肢产生的联合反应而引起的屈曲模式，以及由于骨盆后退而引起的髋关节过伸展、尖足等异常姿势，促进对称的步行能力。在训练步行时，可以在台阶上进行上、下台阶练习，增加患侧下肢肌力，改善下肢平衡与协调性。

(7) 缓解患侧肌张力：对于痉挛型偏瘫患儿存在患侧肌张力高以及肌力差的患儿，应进行缓解上下肢的肌肉痉挛，扩大关节活动范围和增强肌力训练。

3. 作业治疗

痉挛型偏瘫儿童拥有较强的粗大运动能力，所以他们的手部精细运动能力可能会被更多地关注，尤其是双手的协调能力。训练重点为患侧上肢，特别是手功能、双侧协调以及功能独立。痉挛型偏瘫儿童很多动作可用单手完成，通常会用健手代偿，导致健手更加灵活，患手萎缩明显，所以治疗师设计动作时尽量要以用双手完成为主。常用以下方法：

(1) 强制性诱导疗法：提高偏瘫型脑瘫患儿上肢作业治疗的康复疗效，提高患儿的日常生活活动能力，强制性诱导疗法可提高偏瘫型脑瘫患儿的上肢功能。

(2) 镜像视觉反馈疗法：镜像视觉反馈疗法能提高患者的上肢运动功能和减少上肢疼痛，能提高偏瘫型脑瘫患儿的上肢运动功能，增大其握力、前臂旋后角度及肌肉厚度，但对患儿肢体痉挛程度改善无明显影响。

(3) 任务导向性训练：任务导向性训练可有效改善痉挛型脑瘫患儿肌力、肌肉耐力、步行的步态，有效提高粗大运动功能以及改善患儿的平衡功能，并且该训练方法可以提高偏瘫型脑瘫患儿的手功能。

4. 其他

因为痉挛型偏瘫患儿双侧感觉存在差异，应提高偏瘫侧肢体的本体感觉以及双侧统合能力训练。合并吞咽及言语问题的可进行缓解口腔周围肌群肌张力，改善呼吸和发音功能训练。

（五）不随意运动型脑瘫的康复

1. 治疗目标

(1) 从抑制伸肌或屈肌痉挛入手，缩小肌张力动摇的幅度。

(2) 促进获得头部、躯干、肩胛带的对称性和维持稳定地抗重力姿势能力。

(3) 促进身体中枢部位的肌肉的同时收缩和对称性的发育。

(4) 促进头部的控制能力和两手进行操作的能力发育。

(5) 促进构音功能的发育。

(6) 增强了躯干部和四肢近端的同时收缩活动，学习控制上肢的能力，以保证入学时的移动和交流手段。应用运动治疗援助患儿在学校和社区的日常生活动作。

(7) 对不断变化的临床症状进行阶段性的评定，并确定相应的治疗目标和具体治疗手段。

2. 运动治疗

不随意运动型脑瘫的主要问题在于肌张力的动摇性、原始反射残存、全身稳定性差、协调欠佳及伴有视觉、口腔能力障碍。所以获得稳定性、居中、对称性非常重要。对于婴幼儿期、幼儿期不随意运动型患儿治疗上，首先要按照正常的运动发育促进，使其获得正常的姿势和运动。应保持正常姿势对称，减少刺激，固定中枢部，获得稳定性，同时对自律反应进行促通。姿势的控制至关重要，应保持稳定的支撑，在治疗过程中、日常生活中、各种体位时，都要避免异常姿势的产生。只有控制了异常姿势，才能产生正常的自主运动。

(1) 头部的控制：①应注意使头部在正中位置上进行头的屈曲和伸展训练，获得肩胛带和躯干的稳定性，抑制肩胛内收、内旋及非对称性。②坐位上头控训练。

(2) 躯干控制：在头控制能力发育较成熟后，进行躯干的控制训练。①俯卧位躯干控制，促进躯干、肩胛带和上臂分离动作的发育，促进主动抬头和双上肢保护性反应。②坐位躯干控制：在小儿生长发育过程中，从俯卧位转换为坐位的过程需要较好的上肢及肩胛带负重的控制，为获得良好坐位作准备。如可让患儿坐于大球上，操作者位于患儿前方或后方。控制患儿的双肩（骨盆、膝、足），左右、前后移动，促通坐位的矫正反应及坐位躯干的控制的发育；亦可让患儿伸腿坐于球上，操作者跪在患儿的前方，双手扶持患儿下肢，向患儿前方拉球，诱导患儿出现重心前移，躯干后倾，患儿继而出现躯干的伸展，可促通躯干的充分伸展，抑制躯干的过度前倾。

(3) 上肢和手的保护性伸展反应：上肢的保护性伸展反应终身存在。并不只是以支持和支撑体重为目的，而是作为重要的保护反应之一，在头部、四肢失去平衡的时候，调整自律反应。具体训练方式为：①俯卧于球上促通上肢前方保护性伸展反应，提高抗重力伸展活动的控制能力，增加肩胛带的稳定性、上肢的运动性及充分的支持性。②坐软垫上促通上肢伸展及上肢侧方保护性伸展反应。③患儿侧坐位，促通后方保护性伸展反应等。

(4) 下肢的支持性：不随意运动型脑瘫患儿在兴奋时会因为产生不随意运动而导致身体扭转，难以维持姿势。促进站立位姿势发育并诱发平衡反应并为负重做准备。如让患儿双手扶物，操作者控制患儿双膝关节，令患儿慢慢做蹲起立动作，增加膝关节的控制。

(5) 身体正中位指向运动。

(6) 促进肩胛带、躯干、骨盆带间屈肌、伸肌的协同收缩，抑制肌张力的不均衡。对于年长的不随意运动型四肢瘫患儿，可采取体重负荷和叩击等方法促进患儿获得头部、躯干、肩胛带的对称性和维持稳定的抗重力姿势的能力。

(7) 立位及步行训练：可在平行杆内练习站立时保持平衡和重心转移，借助助行器训练步行等。

(8) 抑制原始反射残存：如抱球姿势。

(9) 由于不随意运动型脑瘫患儿姿势不稳定，踝关节不稳定，常适配矫形器后再进行站立或步行训练。

3. 作业治疗

此类患儿以提高近端、远端稳定性，中线活动及双手功能训练为主体。提高远端的稳定性，如鼓励儿童双手握磨砂板、前后推动磨砂板，关节加压等。在保持身体稳定的基础上可进行双手功能训练。

(1) 上肢伸向前方训练。

(2) 提高头部和肩胛带的稳定性及手眼协调，如套圈训练。

此类患儿认知功能较好，在训练过程注意促进认知功能发育、参与社会活动。感觉统合训练，改善感觉输入调节，尤其是触觉输入调节。

4. 其他

由于不随意运动型患儿大部分存在构音障碍，需加入语言训练，着重训练控制口腔运动的能力促进构音器官的发育。

（六）共济失调型脑瘫的康复

1. 治疗目标

(1) 提高姿势肌紧张。

(2) 促进平衡反应的发育。

(3) 增加核心肌群肌力及下肢控制能力。

(4) 提高认知能力和智力功能。

(5) 改善言语功能。

2. 运动治疗

此类患儿主要问题在于肌张力低、肌力弱，姿势保持稳定性差，平衡及协调能力欠佳；核心肌群肌力及下肢控制能力差。针对以上问题及目标，运动侧重于利用本体感觉及触觉刺激诱发出所需要的动作，提高感受器的感受能力。

(1) 提高姿势肌紧张：①应用叩击、压迫、负荷体重等操作方法。②让患儿持续地保持一定姿势，使之获得肌肉的持续性收缩，尤其要在高重心体位边提高姿势肌紧张边培养患儿注意力。

(2) 促进平衡反应的发育：①在坐位、四点支持位、膝立位、立位及步行等抗重力活动中促进平衡反应，注意促进伴有体轴回旋动作的平衡反应。②在步行的过程中，要注意促进在狭窄支持面上的平衡反应。

3. 作业治疗

共济失调型脑瘫患儿的作业治疗，以建立肩、躯干和头的稳定性及双手的稳定性为重点。可以进行以下训练：坐位下指鼻训练，两示指对指训练，用手指耳朵，让患儿指运动中球上的动物图案等。

4. 物理因子治疗

(1) 电疗：加强核心肌群及下肢肌力。

(2) 水疗：通过水的温度刺激、机械刺激和化学刺激，改善循环，调节呼吸频率，增强肌力，改善协调性，提高平衡能力，纠正步态等。

(3) 生物反馈疗法：该疗法可增强肌力、增加肌肉的协调性，加强感觉反馈，促进脑功能重组，辅助肢体功能恢复，生物反馈疗法适用于各种类型的脑瘫患儿。

5. 其他

加强感觉统合训练、认知训练、语言训练等。

（七）混合型脑瘫的康复

1. 治疗目标

(1) 促进功能发育：通过康复治疗最大限度地发挥患者的潜在能力，将功能低下降到最低限度。

(2) 改善运动功能：要清楚这是需要时间的，过程缓慢。

(3) 强化较好方面的功能，提高患者的实用技能。

(4) 预防继发障碍的发生：因肌肉痉挛，随着年龄增长会出现关节挛缩、髋关节脱白等继发障碍。所以，在早期康复治疗中应注意进行干预。

(5) 维持已经获得的功能，将康复成果应用于日常生活、学习和工作中。

(6) 预防可能出现的功能退行。

(7) 治疗合并障碍：脑瘫等神经系统疾病不是只有四肢、躯干的运动障碍症状，多合并智能障碍、癫痫、学习障碍等。应将改善合并障碍的症状作为治疗的优先目标，并通过此而得到治疗效果。

康复治疗的目的是使患者生活充实，通过各种康复手段，尽可能地提高生活质量(QOL)，使患者主观上获得满足感和幸福感。

2. 康复治疗对策

(1) 改善功能障碍中不佳的方面：根据评定结果了解患儿在哪一领域功能最差。

(2) 随着患儿不断生长发育，要求其完成的课题也不同。治疗要根据不同课题制定治疗策略。

(3) 采用个体化治疗程序：针对具体患儿的评定，制定个性化的治疗方针。

(4) 强化、扩大功能较好的方面。

三、中医康复

脑性瘫痪属于中医"五迟""五硬""五软"等范畴。临床以立迟、行迟、语迟、发迟、齿迟，手硬、足硬、肌肉硬、头颈硬、关节硬，或颈软、手软、脚软、口软、肌肉软为主要特征。多由于先天胎禀不足，精亏气虚，髓海失养，或久病肝肾亏损，阳气不足，气血亏虚，精乏髓枯，心窍蒙蔽，筋脉失养。

(一) 中药辨证论治

1. 肝肾亏损证

证候：发育迟缓，翻身、坐起、爬行、站立，行走、生齿均落后于正常同龄小儿，伴反应迟钝，肢体僵硬筋脉拘挛，屈伸不利，或伴筋骨痿弱，头项痿软，头颅方大、囟门迟闭，目无神采，或伴易惊，夜卧不安，盗汗，舌质淡，舌苔少，脉沉细无力，指纹淡红。

治法：补肾填髓，养肝强筋。

方药：六味地黄丸合虎潜丸加减。熟地黄、山茱萸、山药、茯苓、泽泻、黄柏、龟甲、知母、陈皮、白芍、干姜。

中成药：六味地黄丸、龙牡壮骨冲剂等。

2. 心脾两虚证

证候：发育迟缓，四肢痿软，肌肉松弛，咀嚼无力，语言迟滞，智力低下，发稀萎黄，或伴精神呆滞，吐舌，口角流涎，或伴神疲体倦，面色不华，食少纳差，大便秘结，舌淡胖，苔少，脉细缓或细弱，指纹淡红。

治法：健脾养心，补益气血。

方药：归脾汤加减。白术、当归、人参、茯苓、黄芪、远志、龙眼肉、酸枣仁、木香、炙甘草。

中成药：归脾丸等。

3. 痰瘀阻滞证

证候：发育迟缓，肢体不遂，筋脉拘挛，屈伸不利，言语不利，耳窍不聪，反应迟钝，或伴吞咽困难，喉间痰鸣，口角流涎，或伴癫痫发作，舌胖有瘀斑、瘀点，苔厚腻，脉沉涩或沉滑，指纹暗滞。

治法：化痰开窍，活血通络。

方药：通窍活血汤合二陈汤加减。赤芍、川芎、桃仁、红花、半夏、陈皮、茯苓、炙甘草、大枣。

4. 脾虚肝亢证

证候：发育迟缓，伴手足震颤，肢体扭转，表情怪异，或四肢抽动，时作时止，或伴吞咽困难，言语不利，口角流涎，或伴面色萎黄，神疲乏力，不思饮食，大便稀溏，舌淡，苔白，脉沉弱或弦细，指纹淡红。

治法：健脾益气，柔肝息风。

方药：六君子汤合舒筋汤加减。人参、白术、茯苓、陈皮、半夏、香附、乌药、羌活、当归、炙甘草。

中成药：加味逍遥口服液等。

5. 脾肾虚弱证

证候：发育迟缓，运动落后，出牙延迟，囟门迟闭，肢体痿软，肌肉松弛，头项低垂，头颅方大，甚者鸡胸龟背，肋骨串珠，多卧少动，言语低微，神疲倦怠，面色不华，纳呆食少，便溏，小便清长，舌淡红，苔薄白，脉沉细无力，指纹色淡。

治法：健脾益气，补肾填精。

方药：补中益气汤合补肾地黄丸加减。黄芪、人参、白术、山药、熟地黄、当归、陈皮、生姜、甘草、大枣。

中成药：补中益气丸、龙牡壮骨冲剂等。

（二）针灸治疗

1. 头针

根据患儿瘫痪肢体受累部位，采用焦氏头针分区定位，选取脑瘫患儿头针穴区。

主穴：上肢的运动姿势异常取运动区的中 2/5；下肢的运动异常取运动区的上 1/5；平衡性差采用平衡区、足运感区。

配穴：智力低下加智三针、四神聪、百会；语言障碍加言语区、说话点；听力障碍加晕听区；舞蹈样动作、震颤明显者加舞蹈震颤控制区；表情淡漠、注意力不集中者加额五针；伴精神行为障碍者，加情感区、心肝区等；伴癫痫者，加制痫区、舞蹈震颤控制区、天柱透玉枕等。

操作：头针选用 1 ～ 1.5 寸毫针，针体与头皮成 15° ～ 30° 角快速进针，刺入帽状腱膜下，留针 15 ～ 30min，每日 1 次。进针后亦可用电针仪在主要穴区通电以代替手法捻转，波型可选择连续波，刺激强度以患儿可耐受度而定。

注意事项：

(1) 癫痫发作期暂停针刺治疗。

(2) 注意患儿囟门是否闭合，针刺时注意避开。

(3) 儿童针刺时易哭闹，头部血管多，进针时注意避开血管，以减少血肿发生的情况。

2. 体针

主穴：印堂、大椎、身柱、筋缩、命门、腰阳关、内关、合谷、三阴交、太溪、太冲。

随症配穴：

(1) 伴上肢瘫痪者，可加肩三针、曲池、尺泽、手三里、外关、合谷、后溪、八邪、阳池等；伴下肢瘫痪者，加环跳、秩边、承扶、居髎、殷门、委中、承山、伏兔、解剪、血海、阳陵泉、足三里、三阴交等。

(2) 伴下肢内收肌痉挛者，加痉挛三针 (后血海、血海上、解剪)、血海、风市、阳陵泉、绝骨等。

(3) 伴足内翻者，加纠内翻、丘墟透照海、太白透束骨、交信透跗阳、申脉透照海、昆仑透太溪、三阴交透悬钟、阳陵泉透阴陵泉、申脉、仆参、跗阳等；伴足外翻者，加照海、太溪、纠外翻等。

(4) 伴吞咽无力、口角流涎者，加颊车、地仓透颊车、下关、舌三针等。

(5) 伴言语障碍者，加哑门、风池、翳风、完骨、舌三针、通里、照海等。

(6) 伴握拳不展、手指屈曲者，加八邪、后溪、阳溪等；伴拇指内收者，加阳溪、合谷透后溪、五虎穴、鱼际等。

(7) 伴足趾拘挛者，加太冲、八风等。

(8) 伴腕下垂者，加阳池、阳溪、阳谷、外关、后溪等。

(9) 合并癫痫者，加风池、百会、鸠尾、内关、足三里、丰隆等。

(10) 注意力不集中、多动者，加印堂、定神针等。

操作：小儿针刺不可过深，难以合作的患儿不留针，能合作者可留针 15 ～ 30min。体针选用 1 ～ 2 寸毫针，每日 1 次，每周治疗 6 次。

3. 穴位埋线法

取穴：风池、哑门、大椎、心俞、筋缩、肾俞、腰阳关、膻中、鸠尾、曲池、髀关、阳陵泉、悬钟。10 天 1 次。具体配穴可参照体针配穴。

操作方法：用记号笔进行穴位定位后，涂上适量的利多卡因软膏进行表皮麻醉以减轻患儿疼痛，用胶布贴敷约 1h 后再进行埋线操作。埋线时，先进行局部皮肤消毒，然后右手持埋线针，左手固定穴位，根据穴位特性常规进针，持续进针直至羊肠线头完全埋入皮下，再进针 0.5cm，随后把针退出，羊肠线留于穴位内，用干棉球压迫针孔片刻，再用透气胶布贴敷以保护创口。

4. 舌针

伴有吞咽障碍、言语障碍、流涎者，可配合针刺舌根部穴。

穴位选取：舌系带两旁 0.2 ～ 0.3cm 处，舌下阜上。

操作：患者仰卧，呈张口状（不配合可采用开口器），用压舌板将舌前部往上拨，暴露舌系带。取 0.3mm×75mm 毫针，对准穴位，快速直刺进针 1 ～ 2cm，再施以顺时针捻转 3 下，出现舌根部麻木感为主，然后迅速出针，用干棉球按压片刻，隔日 1 次。

5. 皮肤针叩刺疗法

针对痉挛型脑瘫患儿可采用皮肤针叩刺疗法以降低肌张力。叩刺部位按解剖学肌肉分布与走行选取，上肢痉挛者取肱三头肌，下肢痉挛者取腓肠肌和胫骨前肌进行叩刺。

操作：对叩刺部位进行常规消毒，然后用一次性梅花针针头对准皮肤，运用腕部的弹力，使针尖叩刺皮肤后立即弹起，如此反复叩击。叩击时针尖与皮肤必须垂直，弹刺强度要均匀。采用轻刺激手法，以局部皮肤红润为度，每个部位每次 5min，每天 1 次。

6. 小针刀

针刀定位：主要是循经取穴、分部取穴、病变累及部位取穴相结合，每次取穴 5 ～ 7 个。上臂肌肉痉挛取穴：肩髃、肩髎、肩贞、手三里、曲池；手掌手指屈伸不利取穴：大鱼际、小鱼际、后溪、太渊、合谷；下肢痉挛取穴：环跳、承扶、委中、足三里、阳陵泉；足跖屈取穴：跗阳、解溪等。

操作方法：患儿取俯卧位，一名助手控制其异常姿势，标记操作点，进行外科无菌消毒，戴一次性无菌手套，取汉章牌针刀，规格为 0.6mm×50mm。

术者以右手拇指和示指持针柄，左手在治疗部位皮肤加压使血管神经分离在治疗部位两侧，针刀与皮肤成 90° 垂直进入，刀口线与身体纵轴线平行，然后沿肌纤维，或肌腱分布方向做铲剥，切 3 ～ 5 刀，使粘连的组织纤维松解，各种剥离动作不可幅度过大，避免切伤重要组织。切割完成后退出针刀，无菌干棉球按压止血，碘伏棉球处理刀口，以无菌创可贴封闭。

7. 艾灸

艾灸适用于肌力低下及颈、腰背肌无力的脑瘫患儿，通过艾灸的温热刺激作用，以达到温经通络、强筋壮骨的作用，增强脑瘫患儿全身肌肉的力量。

艾灸常规操作在针刺之后，多采用回旋灸。腰背肌无力取肾俞（双）、命门、腰骶华佗夹脊穴；上肢无力取肩髃、曲池、手三里穴；下肢无力取足三里、悬钟穴。每穴 2 ～ 3min，穴位潮红为度。

8. 神阙穴隔药盐灸法

根据患儿证型辨证选方，治疗过程中注意防止烫伤。

(1) 肝肾亏损证：取 17 号解痉方合补肾方。

(2) 心脾两虚证：取 2 号镇静安神方合 4 号脾胃方。

(3) 痰瘀阻滞证：取 4 号脾胃方合 13 号活血通络方。

(4) 脾虚肝亢证：取 4 号脾胃方合 3 号补虚方、17 号解痉方。

(5) 脾肾虚弱证：取 4 号脾胃方合补肾方。

(三) 推拿治疗

1. 小儿脑瘫常规推拿法

将循经推按与辨证施穴相结合，以掌不离皮肉、指不离经穴、轻重有度、先后有序为推拿手法原则，以柔克刚、以刚制柔为手法准则。

在推拿过程中遵循经络循行部位 (肌群)，首先运用掌根按揉、捏拿等复合手法，然后穿插拇指点按、按揉等复合手法循经点穴。根据患儿障碍情况，放松性手法和刺激性手法配合应用，突出主次。

(1) 痉挛为主者，以推、按、揉、捏拿等放松性手法为主，配合关节摇法、拔伸法、扳法等刺激性重手法。

(2) 肌张力低下为主者，以点、按、攘等刺激性手法为主，配合应用推、捏、擦、搓法等。

(3) 通过对经络和腧穴的点按揉等刺激以达到激发人体正气，调节脏腑功能，疏通经络，改善气血运行，其目的在于提高肌力，降低肌张力，纠正异常姿势，促进运动发育。每日 1 次，每次 25 ~ 30min。

2. 捏脊及脊背六法

在传统的小儿捏脊疗法基础上，将其手法进一步系统化、规范化，并加入了具有针对性的点、按、扣、拍等刺激性与放松性手法。操作中以患儿背部督脉、膀胱经第一、第二侧线及华佗夹脊穴 (颈、腰、骶) 为中心，在脊背部采用推脊法、捏脊法、点脊法、叩脊法、拍脊法和收脊法，六种手法顺次施术，由龟尾穴沿脊柱至大椎，亦可直至后发际。该疗法针对脑瘫患儿的颈、腰、背肌无力、躯干支撑无力、拱背坐、角弓反张、营养状态差、免疫力低下等表现。该疗法具有刺激经络腧穴、激发经气、调整机体脏腑功能的作用。每日 1 次，每次 3 ~ 5min。

3. "疏通矫正手法" 推拿

采用疏通矫正手法进行按摩，包括循经推按、穴位点压、异常部位肌肉按摩、姿势矫正。

(1) 循经推按：在经络循行部位或肌肉走行方向，使用推法和按法的复合手法，以推为主，根据部位不同可选指推法、掌推法。可以疏通全身的经络，加速全身的血液循环，从而改善皮肤、肌肉的营养，能防止肌肉萎缩，促进运动，强筋壮骨，缓解肌肉痉挛，促进肢体活动。

(2) 穴位点压：对全身各处重要穴位，使用点揉、按压复合手法，对腧穴有较强的刺激，具有开通闭塞、活血止痛、调整脏腑功能的作用。

(3) 异常部位肌肉按摩：对患儿异常部位肌肉采用揉、按、攘等手法，对肌张力高的部位，用柔缓手法，可缓解痉挛，降低肌张力；对肌力低下部位，用重着手法，以提高肌力。

(4) 姿势矫正：采用扳法、摇法、拔伸法等手法，促进脑瘫患儿肢体、关节活动，对异常的姿势进行矫正，具有滑利关节、增强关节活动、舒筋通络等作用。每日 1 ～ 2 次，每次 15 ～ 45min。时间长短根据年龄、体质情况而定。

4. 伴随症推拿

(1) 伴语迟、语言謇涩者，推拿点揉通里、哑门、廉泉、语言区。

(2) 伴流涎者，推拿点揉地仓、颊车。

(3) 伴视力障碍者，推拿加揉睛明、鱼腰、太阳、四白。

(4) 伴听力障碍者，推拿加点揉耳门、听宫、听会、翳风。

(5) 伴体弱、厌食及营养不良者，推拿加补脾经、补肺经、揉肾顶、揉板门、推四横纹、运内八卦、捏脊、揉脐、摩腹、揉足三里。

(6) 伴癫痫者，推拿加揉风池、揉百会、清肝经、运太阳、揉丰隆。每穴 1 ～ 2min，每日 1 次。

(四) 其他疗法

1. 中药熏洗

中药熏洗是按照中医辨证施治的原则，根据脑瘫患儿的不同证型，采用不同的复方制剂，熏蒸或洗浴身体的异常部位，因皮肤具有吸收、渗透、排泻的特性，通过中药煎煮产生的蒸汽熏蒸患儿肌肤表面，利用洗浴时的温热和药物双重效应，从而达到舒经通络、活血柔筋，扩大关节活动度，改善肌张力，提高肌力的作用，促进脑瘫患儿运动发育，提高患儿整体康复疗效。

我科自制中药熏洗药粉，先用开水冲开，再用冷水勾兑至适宜温度，以没过小腿为宜，于每晚睡前泡脚，每次 15 ～ 30min。具体组成如下：鸡血藤、伸筋草、桂枝、独活、延胡索、细辛、当归、丹参、川芎、茯苓、牛膝、大黄、川木瓜、黄芪、红花等。熏洗时室温保持在 22 ～ 25℃温度区间内，湿度保持在 50% ～ 70% 区间内。

2. 穴位贴敷

主穴：印堂、大椎、身柱、筋缩、命门、腰阳关、内关、合谷、三阴交、太溪、太冲。

配穴：肝肾亏损证，加肝俞、肾俞、太溪；心脾两虚证，加心俞、脾俞、足三里；痰瘀阻滞证，加中脘、膈俞、足三里、丰隆；脾虚肝亢证，加脾俞、涌泉、太冲、期门；脾肾虚弱证，加脾俞、肾俞、关元。

操作方法：把准备好鲜榨的姜汁和药粉混合调成泥状，然后涂抹在5cm×5cm的脱敏胶布中心，药泥直径大小为1cm。根据患儿情况确定好穴位后将胶布贴敷于穴位上，贴敷时间约为30mim。

3.穴位注射

选取营养神经、肌肉类药物，如维生素B_1、维生素B_{12}注射液，鼠神经生长因子等；醒脑开窍、活血化瘀类药物，如丹参注射液、当归注射液等。

取穴：风池、肩髃、曲池、手三里、足三里、三阴交、肾俞、大肠俞等。轮流交替使用。每次选取2个穴位，每天一次。一般以穴位来分，四肢可注射1～2mL，臀部可注射2mL，小儿用量减半。

4.耳穴压籽

主穴：皮质下、交感、神门、脑干、肾上腺、心、肝、脾、肾。

配穴：伴颈软者，加颈椎、胸椎、肩等；伴腰背软者，加胸椎、腰骶椎、腹等；伴下肢瘫痪者，加髋、膝、踝、趾、跟、下耳根、坐骨神经等；伴上肢瘫痪者，加肩、肘、腕、指等。

具体操作：用耳穴探测针探取穴位的压痛点，用酒精棉球消毒耳郭皮肤，左手固定耳郭，右手用镊子夹取粘有王不留行籽的小块胶布，对准压痕贴好，然后柔和地按压穴位，刺激强度以患者耐受为宜，以发热胀痛为度。每天按压3～5次。

四、注意事项

不同年龄段脑瘫儿童处于生长发育的不同阶段，其运动功能、障碍程度及环境状况亦不尽相同。因此，不同年龄段脑瘫儿童康复治疗目标的制定及康复策略的选择有所不同。

早期发现异常表现、早期干预是取得最佳康复效果的关键。

脑瘫康复应遵循综合康复治疗原则。

将专业康复治疗融入脑瘫患儿日常生活活动中。加强安全防范，防止患儿在治疗、训练中发生意外伤。

脑瘫儿童同样具有儿童的天性，需要趣味、游戏、轻松愉快的氛围，需要引导、诱发，不断感知、感受、反复学习和实践，从而建立正常模式，促进身心发育。游戏是患儿学习的最好途径，在康复训练中贯穿游戏，使治疗活动更有趣味，增强脑瘫儿童康复训练的兴趣和主动性。

小儿脑瘫康复治疗提倡遵循循证医学的原则，防止盲目地强调某种方法的奇妙性、滥用药物，盲目地应用某些仪器设备或临床治疗方法。

社区康复是脑瘫儿童康复治疗的重要途径，为脑瘫患儿在自己熟悉的环境中提供有效的、快捷的康复治疗，社区康复有专业康复工作者的指导，把专业治疗融于患儿的社区环境和日常生活中，家长积极参与康复训练，可以提高脑瘫儿童全面康复效果。

加强健康教育：做好卫生宣教及出院指导，将医院康复与家庭康复、社区康复相结合。向家长宣传本病发生发展的特点、治疗方法及预后，指导家长学会家庭训练的手法，配合日常治疗及训练，并定期召开家长座谈会，征求意见，反馈信息，改进工作，使家长树立起患儿治病的信心，减少或消除焦虑情绪，积极配合治疗。

五、临床康复病例分析

案例痉挛型双瘫——患儿李某，男，3岁2个月

病史患儿系 G2P2，孕 29 周早产剖腹出生，前置胎盘，体重 1.35kg，保温 45 天，之后患儿运动等发育落后，曾在当地医院及残联行康复综合治疗，治疗效果不明显。患儿不能跪坐，四肢不能四点爬行，双下肢僵硬，双足下垂，双大腿内收紧张，不能站立、行走，右手抓握不灵活，智力、语言正常。入院时患儿精神欠佳，神疲倦怠，言语低微，面色不华，纳呆食少，大便可，小便清长。舌淡红，苔薄白，脉沉细无力，指纹色淡。诊断为痉挛型脑性瘫痪，今来我院行康复治疗。

入院查体双侧瞳孔等大等圆，直径 2mm，对光反射灵敏，其余脑神经检查无异常，智力可，可与他人简单语言交流，佩戴矫形鞋能独自站立、行走，走路稳定性及肢体动作协调性较差，扶持站立时双足跟不能完全放平着地，双侧腓肠肌痉挛，双下肢外旋外展，双膝关节能伸直，双上肢粗大运动好，右手抓握、对指等精细动作欠灵活，四肢肌张力Ⅰ级，肌力Ⅳ＋级，生理反应活跃，双侧巴氏征阳性，踝阵挛阴性。

西医诊断：脑性瘫痪（痉挛型双瘫）。

中医诊断：五迟五软（脾肾虚弱证）。

存在问题

1. 粗大运动

可独坐，四点爬，扶行，可独站 15～20s，未能稳定独站及独行。

2. 精细功能

左手较右手灵活，右手可钳式捏小丸，逐页翻书，搭 7 层积木，搭桥，搭火车，串珠，未能临摹简单图形及使用剪刀剪纸。

3. 异常姿势

独站时双足扁平外翻姿势，扶行时双膝过伸，双足跖屈姿势。

治疗计划

1. 运动训练

(1) 核心肌群力量训练

①悬吊疗法 (SET) 训练，俯卧位，双手支撑，悬吊点位于双侧膝盖上方，每次 5 组，每组间休息 10～30s(随着功能的进步可改变悬吊点，或者在双上肢加气垫等方式。

②球上坐位平衡训练，促通躯干前、后、左、右的保护伸展反应。

③坐位下下肢交替屈伸模式训练。

(2) 姿势转换，增加体轴回旋活动，加强肢体灵活性。

①从仰卧位坐起到侧坐位，换对侧手支撑到另一边侧坐位，左右两边交替进行。

②骑跨滚筒端坐位下，躯干回旋利用对侧手拾物。

③扶固定物体从端坐位到站立位（佩戴矫形鞋下进行），可提供适当的辅助。

2. 手功能训练

(1) 上肢痉挛肌群自我牵伸：站立位下，双上肢支撑于桌面保持；坐位下，双手后伸支撑保持；左手辅助右手前臂旋后保持。

(2) 上肢力量训练：负重沙包下，双手持棍前屈保持，以适度疲劳感为准；右手绑沙包下玩游戏；与人互动抛接球游戏；数字 OT 训练；捏橡皮泥、弹力球等。

(3) 右手灵活性训练：手指操游戏训练；玩组装类游戏。

(4) 右手操作性训练：剪刀剪纸游戏；握粗画笔涂鸦游戏；数字 OT 绘画类游戏。

3. 物理因子治疗

选用低频调制中频电治疗，选取双侧肩胛提肌、三角肌外侧、桡侧腕伸肌、臀中肌、股四头肌、胫前肌。每日 1 次，每次 20min。

4. 中医康复治疗

(1) 头皮针：取穴，智三针、四神针、颞三针、足运感区、运动区、感觉区运用区。

(2) 体针：A、B 两组穴隔天交替使用，每次留针 30min。

A 组：大椎、至阳、筋缩、命门、腰阳关、脾俞、肾俞、气海俞、大肠俞、秩边、环跳、殷门、委中、承山。

B 组：肩髃、曲池、外关、合谷透后溪、髀关、血海、阳陵泉、悬钟、太冲。

配穴：伴足跟不能完全着地，加脑清、解溪、跟平。

(3) 穴位注射

取穴：风池、脾俞、肾俞、大肠俞、秩边、肩髃、曲池、髀关、足三里、跟平。用维生素 B_{12} 注射液，每次注射 2 个穴位，每天一次。

5. 下肢机器人辅助步行训练

采用 LokomatPro 儿童版下肢康复机器人训练系统（瑞士 Hocoma 医疗器械公司与瑞士苏黎世 Balgrist 医学院合作推出主要由外骨骼式矫正器、减重支持系统和运动跑台组成。治疗师按操作步骤将患者固定于外骨骼矫正器内，根据患者的个体差异性设置参数，患者站在下肢机器人运动跑台上进行减重步行训练，训练时根据患儿具体情况进行调节训练参数，减重范围在 20% ～ 50%，机械腿的引导力在 30% ～ 90%，步行速度在 1.0 ～ 1.5km/h。步行持续时间每次 30min，每日 1 次，每周 5d。此治疗由通过 Lokomat 下肢康复机器人培训认证的物理治疗师协助完成。患儿进行为期 10 周（2 个疗程）的训练，运动治疗每周 5 次，每天 1 节，每节 40min，下肢机器人辅助步行训练每周 5 次，共治疗 50 次。通过对训练前后步行功能的比较，发现个案步行功能有明显改善。

第五章 癫 痫

第一节 局灶性癫痫患者脑状态研究

一、研究概况

1. 定义

癫痫 (Epilepsy，EP) 是脑部神经元异常放电所导致的慢性神经系统疾病。目前对癫痫的研究不仅针对控制其发作、抗癫痫药物等，对癫痫患者情绪状态等筛查、诊断及治疗也引起研究者、临床医师的广泛关注。癫痫患者可能伴有神经系统疾病、精神疾病及躯体疾病。伴焦虑、抑郁等情绪障碍会造成患者生活质量低下、癫痫发作难控制、增加自杀概率、记忆功能下降等，严重影响患者工作和生活，因此，及时识别、诊断及治疗癫痫患者焦虑、抑郁至关重要。

2. 对癫痫患者情绪状态的诊断

主要依靠患者临床症状和相关量表进行测评。这些量表测评具有主观性强、受测试者理解能力影响等缺点。目前功能核磁共振成像、电子计算机断层扫描等影像学检查工具也用于情绪状态等评估，但这些设备具有体积庞大、价格昂贵、操作步骤复杂等缺点。故以客观定量、使用方便的工具评估焦虑、抑郁、疼痛等已成为医学研究者的目标。目前临床已经应用脑电图对癫痫、睡眠障碍、昏迷等患者进行客观监测，其基本原理是采集大脑脑电波信号，通过脑电波变化来反映一些脑部病变。近年来许多研究，将大脑脑电信号变化用于评估认知、情绪状态、疼痛程度等。脑状态定量测量训练系统是基于前额叶的双导脑电采集系统，采集左右脑前额叶的脑电波信号至预处理电路，经过多级放大、滤波、A/D 模数转换为数字信号等步骤，获得时域脑电波信号。以特定窗口长度的脑电波为单元，以小波分析为基础提取分类并处理分析脑电信号，构建出皮层与皮层下的"二房室"模型，提出了大脑功能核团之间的动态协调性理论，包括皮层和皮层下功能区兴奋和抑制的相互作用。在二房室模型理论基础上，将某一导联的脑电波信号分解为两部分脑电波信号，分别代表皮层房室和皮层下房室的脑电波，采用数学体系下小波分析理论的离散小波算法的动态函数关系数据分析，组合回归提取出 16 项脑状态定量参数，以反应疼痛、意识、焦虑、抑郁、记忆转化、思维强度、疲劳、睡眠分期等多种大脑高级功能和多种情绪及兴奋状态变化。

二、癫痫与焦虑

1. 患病率

多项研究估计癫痫伴焦虑的患病率为 4.3%～52.1%。一项荟萃分析结果表明癫痫患者伴焦虑的患病率为 20.2%。这些患病率结果不同取决于所测试的样本量、使用的筛查量表、诊断评分依据等。调查研究显示，癫痫患者伴焦虑的患病率在加拿大为 22.8%，在荷兰为 25%，在英格兰为 12.5%，在巴西为 39.4%。在中国三甲医院进行的一项横断面研究，发现癫痫伴焦虑的患病率仅为 2.8%。

2. 焦虑对癫痫患者的影响

伴焦虑症状对癫痫患者危害巨大。研究表明焦虑和抑郁是癫痫患者生活质量低下的独立预测因素，但有研究表明，焦虑是影响生活质量最重要的预测因素。与不伴焦虑的癫痫患者相比，伴有焦虑明显增加自杀意念和（或）自杀企图的概率。在巴西的一个社区癫痫患者样本中，伴焦虑患者的终生自杀念头概率比没有焦虑的患者高 3.6 倍。澳大利亚一项门诊癫痫患者研究提示也有类似地增加。多项研究表明，相比较无焦虑的患者，焦虑患者在药物治疗过程中癫痫发作更难控制。在患有精神病症状（包括焦虑症）的患者中，癫痫手术的预后也较差。一项研究评估术前确诊焦虑对颞叶切除术后癫痫发作结局的影响，显示术前焦虑与持续性先兆或术后更严重的癫痫发作有独立联系。也有研究表明，伴焦虑症状会降低患者认知功能。对澳大利亚首次癫痫发作患者的研究发现，焦虑与认知障碍密切相关。在香港成年癫痫患者与记忆障碍相关因素的多因素回归分析中，焦虑是记忆障碍最重要的独立预测因子，而抑郁不是独立的预测因子。

3. 发病机制

现在研究发现可能存在相同的神经生物学机制使癫痫患者伴有焦虑，但目前研究尚不确定具体机制，存在多种假说。

(1) 神经系统结构异常

焦虑和癫痫的常见病理生理机制的理论是大脑某些区域的癫痫活动直接导致焦虑发作，通常以恐惧的形式出现。从神经解剖学的角度来看，焦虑的神经生物学最重要的结构是杏仁核，是颞叶癫痫 (temporal lobe epilepsy, TLE) 产生焦虑症状和癫痫放电的一个特别重要的结构。Helfer 等进行的一项实验室研究发现，刺激右侧杏仁核基底外侧核会导致边缘复杂性部分性癫痫发作，同时也会诱发焦虑行为。多功能磁共振成像 (Magnetic resonance imaging, MRI) 研究也证实了杏仁核异常与焦虑或惊恐障碍之间的联系。对癫痫患者的 MRI 检查中发现，超过 50% 患者的癫痫病灶同侧的杏仁核异常有某种形式的恐惧发作。但是对杏仁核的体积磁共振成像 (MRI) 研究产生了矛盾的结果。Cendes 等研究提示颞叶癫痫伴有发作性焦虑的患者的杏仁核体积减小。但 Satishchandra 等报道了慢性癫痫患者右侧杏仁核肥大与焦虑之间的关联。Elst 等根据 MRI 功能成像观察到右侧杏仁核体积与癫痫伴焦虑（包括焦虑症）的心理病理特征之间呈负相关。为了调和这些明显相互矛盾的结果，后者提出了一种基于杏仁核体积状态反映情绪信息处理主导模式假设的维度方法。根据这一假说，以恐惧性焦虑和其他相关特征表达的情绪处理的超稳定模式与杏仁核体积增大有关，而以精神病性焦虑、易怒和攻击性表达的情绪不稳定与杏仁核体积减小有关。最新研究发现发作性恐惧不仅是累及杏仁核颞叶癫痫发作的一个特征，而且还与前扣带回或眶额叶皮质或其他边缘结构的癫痫发作有关。神经解剖结构异常与癫痫伴焦虑之间的关系需要进一步研究。

(2) 神经递质异常

研究发现癫痫伴焦虑与神经递质系统 (5- 羟色胺、γ- 氨基丁酸、去甲肾上腺素、多巴胺) 异常有关。中枢 5- 羟色胺 (5-hydroxytryptamine，5-HT) 系统是行为抑制系统，参与调节摄食、昼夜节律、情绪、焦虑、攻击性和冲动行为等。5- 羟色胺 (5-HT) 失衡在人类癫痫、焦虑症、动物癫痫模型和行为异常中反复出现。一项对严重颞叶内侧癫痫患者的正电子发射断层扫描 (positron emission tomography，PET) 研究显示，在海马及其联络边缘叶和齿状回 5-HA1A 型受体结合电位降低。类似地，一项针对惊恐障碍患者的 PET 研究发现，与对照组相比，前扣带、后扣带回和中缝区域的 5-HA1A 型受体结合电位减少。最近的证据表明，γ- 氨基丁酸 (γ-aminobutyric acid，GABA) 受体功能异常可能是癫痫伴焦虑重要的病理生理机制。GABA 能抗癫痫药物包括加巴喷丁、维伐他汀、丙戊酸、普瑞巴林以及巴比妥酸盐、苯二氮䓬类药物和神经活性类固醇，具有抗癫痫和抗焦虑的特性，支持这一观点。这些药理学特性可能通过药物与 GABA 受体的相互作用、GABA 结合位点的激活作用或内源性 GABA 的增加来调节。

(3) 遗传倾向

最近的研究表明，焦虑和癫痫可能有共同的遗传倾向。焦虑和癫痫的家族聚集性支持潜在的共同病理生理学的可能性，并提示其部分机制可能是遗传。一项关于巴西颞叶癫痫患者基因多态性的研究可能表明，癫痫和焦虑的遗传学和已建立的神经生物学假说之间存在联系。对 155 例颞叶癫痫患者血清素转运蛋白基因多态性进行基因分型，发现特异性等位基因 5-HT1A 受体 C(-1019)G 基因多态性的 C 等位基因的存在是通过临床访谈诊断焦虑的独立危险因素。二者的共同遗传倾向尚需更深的研究。

三、临床特征

伴焦虑的癫痫患者会经历一系列复杂的焦虑症状。焦虑可能出现在癫痫发作的不同时期。目前的治疗方法因患者的焦虑类型而异，因此，区分不同类型对制订管理计划很重要。

1. 发作前焦虑

发作前焦虑症状已被证实发生在相当数量的癫痫患者中，其中一些患者可能只经历发作前焦虑。一项关于局灶性癫痫发作预测的研究显示，在一个多元回归模型中，较高的自我评估焦虑与次日发作风险增加之间存在关联。同样地，一项更早的调查发现，在癫痫发作前一天，各种类型的癫痫患者的自我评定焦虑会恶化。

2. 发作期焦虑

据报道，多达 20% 的癫痫患者存在发作期焦虑，一些研究报道焦虑是最常见的发作期情绪。发作期焦虑最常见于单纯的颞叶局灶性发作，但也有颞叶外癫痫发作的报道。发作期焦虑和发作间期焦虑可能出现重叠，一部分原因是一些发作间期焦虑的患者实际上经历了亚临床发作。发作期焦虑常表现为突然发作的与惊恐发作相似的强烈恐惧。文献中报道有多例难治性颞叶癫痫患者曾被误诊为惊恐发作。临床上，惊恐发作的持续时间一般比癫痫发作的持续时间长 (5 ～ 10 min)，且发作时仅为清醒状态，而具有发作期恐惧的癫痫发作可直接从平静的睡眠状态开始。然而，两者之间的区别往往并不明确，部分经历过发作期恐惧的患者同时也被诊断为惊恐障碍。准确诊断发作期恐惧的黄金标准是同时进行脑电图的视频记录。临床医生也应该在 MRI 扫描中仔细检查颞叶内侧或其他边缘结构的异常。

3. 发作后焦虑

发作后焦虑症状可能发生在癫痫发作后不久，并不被认为是癫痫放电在大脑中的直接表现。发作后焦虑状态可以持续几天，但通常要短得多，也可能表现为发作间期焦虑症状在发作后出现恶化。Kanner 等人最近在一项对难治性局灶性癫痫患者的前瞻性研究中，研究了精神症状的发生率和临床现象。在癫痫发作后的 72 h 内，100 例患者中有 45 例出现了焦虑症状，尽管他们在大多数情况下还伴有抑郁症状。在本研究中，个体焦虑症状的中位持续时间为 6 ～ 24h。与发作期存在的精神症状关系密切，据报道存在发作期精神症状的患者，90％ 发作后精神症状加重。也有研究报告发作间期的精神病症状的严重程度与发作后的症状的严重程度之间存在相关性。

4. 发作间期焦虑

多项研究表明，在癫痫发作间期出现各种焦虑症状的风险增加。一项基于英国人群的研究发现，与普通人群相比，癫痫患者社交恐惧和广场恐惧症的发病率显著增加，广泛性焦虑障碍的发病率也有所增加。在一些研究中，癫痫患者强迫症的患病率高于一般人群，其患病率为 1% ～ 22%。在德国进行的一项基于临床的调查也发现，与一般人群相比，社交恐惧症、特定恐惧症、恐慌障碍、广泛性焦虑障碍和焦虑症的患病率有所增加。一项对英国癫痫支持小组招募的癫痫患者的研究发现，51% 的癫痫患者符合创伤后应激障碍 (Posttraumatic stress disorder, PTSD) 的诊断标准，其中大多数患者患有癫痫发作后的 PTSD。这些焦虑症状可能与癫痫本身异常放电或其治疗、社会心理相关。实验研究表明，杏仁核的反复放电刺激可能是发作间期焦虑的原因，可能引起大脑这个区域的烦躁。发作间期焦虑更可能是癫痫患者社会适应能力差的结果，癫痫的病耻感、不良的社会支持和应对方式可能也有影响。也可能由某些抗癫痫药物如左乙拉西坦、托吡酯、苯妥英钠、拉莫三嗪等引起。

四、治疗原则

癫痫患者伴焦虑症状增加患者身心压力，应及时对焦虑症状进行干预与治疗。应从癫痫本身、焦虑诱因、严重程度以及抗焦虑药物等多方面评估，进行个体化治疗。目前，没有关于治疗发作期焦虑障碍的具体数据，但研究表明控制癫痫发作的频率和严重程度，可能降低焦虑症状发作的风险。研究发现部分抗癫痫药物 (antiepileptic drugs，AEDs) 可能导致焦虑，应明确是否由 AEDs 引起，优先选择同时具有稳定情绪、抗焦虑作用的 AEDs。目前对癫痫伴焦虑的治疗主要是药物治疗和非药物治疗。

1. 药物治疗

5-羟色胺再摄取抑制剂 (5-hydroxytryptamine reuptake inhibitors，SSRIs) 被推荐为治疗癫痫患者的焦虑状态的一线药物，它们在完全发挥功效之前有 2～6 周的潜伏期。SSRIs 被认为是社交焦虑障碍和创伤后应激障碍首选治疗药物，特别是舍曲林和帕罗西汀两种药物。在惊恐障碍中，急性期通常采用 SSRIs 和三环类抗抑郁药相结合的方法，SSRI 通常耐受性更好。SSRIs、5-羟色胺-去甲肾上腺素再摄取抑制剂 (serotoninnoradrenaline reup-take inhibitors，SNRIs)、苯二氮䓬类药物、抗组胺药物等已用于治疗广泛性焦虑症。但对广泛性焦虑症中苯二氮䓬类随机对照试验的系统回顾表明，苯二氮䓬类药物在短期治疗中并不一定比安慰剂更好。对抗抑郁药物的系统回顾证实了它们对广泛性焦虑症的疗效，尤其是文拉法辛和帕罗西汀等。三环类抗抑郁药 (氯米帕明) 和 SSRIs 对于强迫症患者有一定作用，但要注意强迫症患者需要服用高剂量的抗抑郁药。AEDs 的抗焦虑特性也有不同程度的证据。至少一项随机对照试验已经证明，普瑞巴林在社交恐惧症和广泛性焦虑症中的作用，拉莫三嗪在创伤后应激障碍中的作用，加巴喷丁在社交焦虑症中的作用。

2. 非药物治疗

认知行为疗法 (cognitive behavioral therapy，CBT) 已被证明可以改善癫痫患者的焦虑症状。然而，这只是针对小部分患者的非对照研究。在一项针对癫痫和焦虑儿童的 CBT 研究中，也存在或多或少相同的局限性。是否应该为癫痫伴焦虑的患者设计一个特定的程序，这些都还有待讨论。在一项随机对照试验中，研究了强光疗法对局灶性癫痫患者焦虑和抑郁症状的治疗作用，但仍需进一步研究。

第二节　癫痫与抑郁

一、患病率

抑郁的患病率在难治性癫痫患者中为 20%～55%，在控制良好的癫痫患者中为 3%～9%。由于所选样本量、评估方法、症状严重程度等不同，不同的研究患病率存在差异。Fiest 等人的荟萃分析报告称活动性抑郁症的总体患病率为 23.1%。Scott 等人进行的荟萃分析显示，癫痫伴抑郁的患病率为 22.9%。一项荟萃分析报告称 21.9% 的癫痫门诊患者存在重度抑郁障碍 (major depressive disorder，MDD)。也有多项研究报告癫痫患者合并抑郁症存在性别差异。在 Zis 等人的研究中，女性和男性的 MDD 患病率分别为51.6％和12.5％。Tong 等报道提示女性和男性的患病率分别为61.1％和22.3％。

二、抑郁对癫痫患者的影响

伴有抑郁可能对癫痫患者的治疗结果产生负面影响。癫痫发作前抑郁与抗癫痫药物 (AEDs) 耐药性的发展有关，AEDs 的不良事件可能因抑郁症而增加。MDD 的术前病史是颞叶癫痫和颞叶内侧硬化患者术后一年癫痫发作控制不良结局的重要影响因素。伴抑郁症也可能导致疲劳、易怒和自卑感增加。与没有抑郁的癫痫患者相比，抑郁也会增加癫痫患者自杀意念和 (或) 自杀企图的概率。对部分颞叶癫痫发作患者的研究中发现癫痫患者伴抑郁的自杀率比总体人群高 5 倍，最高 25 倍。

三、发病机制

根据抑郁与癫痫的可能的病理生理关系，提出了多种发病机制。神经系统结构异常、神经递质及受体异常、葡萄糖代谢降低等在这些疾病的共同发病机制中起作用。

1. 神经系统结构异常

抑郁在颞叶和额叶癫痫患者中更为常见，其患病率在不同的研究队列中从 19% ～ 65% 不等。使用高分辨 MRI 检查抑郁症患者的颅内结构，研究显示，额叶、颞叶和边缘区的体积都有所减少。有足够的证据表明颞叶癫痫可能累及额叶功能。TLE 患者的抑郁似乎与双侧额下叶代谢减少有关，即使在颞叶病灶定位良好的患者中。额叶下皮质是中脑边缘多巴胺能神经元的主要靶点，为中缝背核的 5- 羟色胺能神经元提供传入通路。因此，可以推测，额叶功能障碍可能与 5- 羟色胺能传递缺陷有关，这可能导致抑郁症状。颞叶癫痫常出现海马硬化，研究发现大部分抑郁患者伴有海马萎缩，因此，推测 TLE 倾向于伴随抑郁障碍，抑郁程度与海马体积萎缩程度呈负相关。Quiske 等人应用 Beck 抑郁量表和 MRI 对 60 例颞叶癫痫患者进行评估，发现颞中叶硬化患者的抑郁评分明显高于其他患者。也有研究结果显示，Beck 抑郁量表分数较高与颞叶和额叶血流灌注减少相关。

2. 神经递质功能及受体异常

研究发现癫痫伴抑郁常见致病过程与 5- 羟色胺有关。在抑郁患者大脑不同区域 5- 羟色胺 -1A(5-HT1A) 受体结合电位降低。正电子发射断层扫描 (PET) 研究发现抑郁症患者的额叶、中颞区、边缘皮质和中脑中缝 5-HT1A 受体结合电位降低。5-HT1A 受体结合电位降低的区域与癫痫病灶同侧，尤其发生在癫痫放电和传播区域。5-HT1A 受体在癫痫中的作用也被研究证实。在一项对抑郁症自杀患者的尸体研究中发现，海马 5-HT1A 受体 mRNA 的表达水平降低。TLE 患者的 PET 研究还确定了抑郁症状的严重程度与 5- 羟色胺的影响呈负相关。在动物模型中证明去甲肾上腺素 (NE) 活性降低，也可能是癫痫伴抑郁的发病机制。

3. 葡萄糖代谢降低

研究发现癫痫伴抑郁与脑葡萄糖代谢变化有关。在一项对抑郁症患者的 PET 研究中，发现右前额叶背外侧、双侧岛叶和颞上区的葡萄糖代谢降低。在另一项涉及男性重度抑郁症患者的 PET 研究中，帕罗西汀治疗成功 6 周后，左侧背外侧前额叶皮层、右侧背侧前扣带皮层和左侧下顶叶皮层的葡萄糖代谢增加。复杂部分性癫痫患者双侧额叶下区和左侧颞叶区的糖代谢降低与伴抑郁症相关。术前抑郁史和术后抑郁的发生与颞叶癫痫患者同侧眶额皮质葡萄糖代谢降低有关。

4. 下丘脑 - 垂体 - 肾上腺轴

Wistar 大鼠癫痫伴抑郁动物模型研究证据提示高皮质酮水平和下丘脑 - 垂体 - 肾上腺轴 (hypothalamic pituitary adrenal axis，HPA) 过度活跃。下丘脑 - 垂体 - 肾上腺过度活动程度与癫痫反复发作无关，但与抑郁情绪的严重程度呈正相关。慢性癫痫可激活白细胞介素 IL-1β 信号，这反过来又可能诱导 HPA 轴过度活动，并随之上调中缝背侧 5-HT1A 自身受体，从而抑制中缝 - 海马 5- 羟色胺自我释放，引起的 5- 羟色胺能缺乏可能最终导致 TLE 的抑郁症状。

5. 遗传倾向

尽管抑郁症在一般人群中具有相当大的遗传可能性，但很少有研究调查抑郁症和癫痫患者的遗传相关性。一项研究调查了一组患者及其家族中与抑郁症相关的基因，这些患者都患有一种已确定的遗传形式的癫痫：常染色体显性遗传局灶性癫痫，与富含亮氨酸的胶质细胞灭活 1 基因 (LGI1) 突变密切相关。在更大的癫痫和抑郁症患者样本中，尚无关于任何基因的明确阳性发现。这需要更进一步研究。

四、临床特点

抑郁症状可以在癫痫发作的不同时期出现，症状不同。在发作期和发作间期更可能会出现抑郁症状。

1. 发作间期抑郁

癫痫患者最常见的情感障碍表现是发作间期抑郁状态。但是，这些疾病常常不符合 DSM- III -R 或 IV 标准。例如，根据 DSM- III -R 标准，在 Mendez 等人的一项研究中，几乎 50% 的抑郁被归为非典型抑郁症。Kraepelin 和 Bleuler 首先描述了这种多形性症状模式，该模式的情感障碍，包括明显的激越性，混杂着愉悦、恐惧、焦虑的症状，以及无力、疼痛和失眠。GasTaut 对此进行进一步描述，Blumer 后来对其进行了详细研究，他提出了"发作间期烦躁障碍" (interictal dysphoric disorder，IDD) 一词，估计多达三分之二的难治性癫痫患者存在 IDD。在最近的研究中，Kanner 等人证实了 Blumer 对情绪障碍多形性特征的描述。

癫痫患者的发作间期抑郁症通常表现为一种慢性抑郁症，它往往更像是一种具有内源性特征和间歇性病程的心境恶劣障碍。这些抑郁症状具有发作性，发作时间从数小时到数天不等，其间会有无症状期。在 Rush 癫痫中心进行的一项研究中，报道了 97 例抑郁症状严重到需要用抗抑郁药物进行药物治疗的癫痫患者的临床症状。但是只有 28 例患者符合 DSM-IVMDD 诊断标准。其余 69 例患者未能达到 MDD、心境恶劣症、循环性精神障碍或双相情感障碍的标准。该报道的作者称这种形式的抑郁症为癫痫性恶劣心境障碍 (dysthymic-like disorder of epilepsy，DLDE)。

2. 发作期抑郁

发作期抑郁是单纯部分性癫痫的一种临床表现。据估计，精神症状出现在 25% 的"先兆"中；其中 15% 涉及情感或情绪变化。一项研究表明发作期抑郁症是继焦虑、恐惧之后常见于癫痫发作时情绪障碍类型。随着发作从简单的部分性发作演变为复杂的部分性发作，抑郁症状随后表现为意识改变。

3. 发作前抑郁

有时，前驱症状可能在癫痫发作前持续数小时甚至 1～2d。Blanchet 和 Frommer 评估了 27 例受试者在 56d 内的情绪变化，并要求他们每天对自己的情绪进行评分。情绪评分显示 22 例患者在癫痫发作前 3d 出现烦躁状态。在癫痫发作前的 24h 内，这种情绪变化更加明显。

4. 发作后抑郁

发作后抑郁症状已经被认识很长时间了，但是系统的研究较少。Kanner 等通过使用标准化问卷对 100 例难治性癫痫患者的精神和认知症状进行系统分析。他们发现，大多数患者在 3 个月内超过 50% 的癫痫发作后发生了精神病或认知障碍。发作后症状通常持续数分钟至数天，占发作性精神症状 43%。三分之二症状的持续时间中位数为 24h。其中 13 例患者经历了至少 7 次持续 24h 或更长时间的发作后抑郁。

五、治疗原则

因对患者造成巨大不利影响，癫痫患者的抑郁情绪必须得到充分认识和治疗。治疗最重要的是选择最佳的方法控制癫痫发作。必要时对伴严重抑郁的患者使用抗抑郁药物治疗，以有效地治疗抑郁症。另外，临床医生使用抗抑郁药时需注意一些抗抑郁药物的致痫作用、不良反应及药物相互作用。

1. 药物治疗

建议选择性 SSRIs 和 5- 羟色胺去甲肾上腺素再摄取抑制剂作为首选治疗药物，如西酞普兰、舍曲林和奈法唑酮或文拉法辛。单胺氧化酶抑制剂 (Monoamine oxidase inhibitors，MAOIs) 也被认为具有抗癫痫作用，但由于其他不良反应而不常使用。抗抑郁药物具有抗癫痫作用的可能性得到了与抗癫痫药物 (AEDs) 在神经化学作用方面共性的支持。SSRIs 或 SNRIs 和 MAOIs 可能部分通过提高去甲肾上腺素浓度发挥作用。同样，SSRIs 和一些 AEDs 如卡马西平、拉莫三嗪和丙戊酸可能增加 5- 羟色胺水平。应避免使用安非他酮、马普替林和氯丙咪嗪等可能会增加癫痫发作的风险的药物。

2. 非药物治疗

Davis 等研究发现认知行为疗法可改善癫痫患者抑郁情况，并将其用于治疗伴社交恐惧症的癫痫患者。但并非所有研究出现类似结果。迷走神经刺激 (vagus nerve stimulation，VNS) 可用于治疗难治性癫痫发作。目前，迷走神经刺激疗法也试用于治疗难治性抑郁症。使用迷走神经刺激治疗癫痫患者 3 个月其情绪量表得分随时间的变化显著降低，表明抑郁症状减轻。初步结果表明，迷走神经刺激疗法可能是治疗癫痫伴抑郁的有益疗法。但这两种治疗方法均缺少大量数据证明可行性，目前仍需要进一步研究。

第三节　癫痫伴焦虑抑郁的筛查工具

针对癫痫患者，已经研究了几种筛查工具，包括综合医院焦虑和抑郁量表 (HADS)，癫痫神经疾病抑郁量表 (NDDI-E) 和贝克抑郁量表 (BDI)。癫痫神经疾病抑郁量表最近被证实可以识别癫痫患者中的抑郁发作，可最大限度地减少与 AED 相关的不良事件或与癫痫相关的认知问题造成的混淆的可能性。BDI 是一种用于检测抑郁症状的自我评估工具。De Oliveira 等在癫痫队列研究中显示出合理的敏感性和特异性，分别为 88％和 91％。HADS 在癫痫人群中的可靠性已在国际和澳大利业进行了广泛研究。研究情绪障碍问卷 (MDQ) 在癫痫患者中被用作筛查与双相情感障碍相一致的症状。这些经过验证的筛查量表具有较好的特异性和敏感度，但这些量表具有主观性强、不配合等缺点。故以客观定量、使用方便工具评估焦虑、抑郁已成为医学研究者的目标。目前，已有研究者使用脑状态定量测量训练系统评估焦虑、抑郁情况。

一、脑状态定量测量训练系统参数

脑状态定量测量训练系统是一种可对脑部功能进行客观测量的工具。其可以对患者焦虑抑郁情绪、疼痛程度、认知功能等进行客观定量筛查诊断，具有操作简单、用时短、客观测量分析、可重复使用等多种优点。此测量工具主要基于认知功能、疲劳、情绪状态等变化会引起脑电波显著变化，采集变化的脑电波信号，进行实时分析，得到定量参数。已有多项研究证明认知、情绪变化会引起脑电波变化。Klimesh 等认为 θ 波段的同步可能与工作记忆功能有关，$\alpha1$ 活动可能与注意力有关，而 $\alpha1$ 上活动可能与长期记忆功能有关。此外，根据认知需求，认为认知表现与 α 波功率随 θ 功率的降低而增加，或 α 波功率随 θ 功率的增加而相应的减少有关。Sauseng 和 Klimesh 等一项研究结果也表明，前额叶上 α 活动的减少与前额执行功能（如工作记忆）有关。Jensen 和 Tesche 发现，额叶 θ 活动与工作记忆有关，而 Aftanas 和 Golocheikine 表明，积极的情绪状态与额叶和中线 θ 活动增加以及 α 活动降低有关。Craig 等研究发现，随着人的疲劳，在整个皮层的慢波活动，θ、$\alpha1$ 和 2 带中增加，而在 δ 波活动中未发现明显变化。

Ashley 等研究调查了非专业驾驶员在疲劳过程中参与模拟驾驶任务时与疲劳相关的脑电波活动。结果表明，随着人的疲劳，脑电波会发生变化。基于情绪、认知功能等变化时脑电波的不同变化，脑状态定量测量训练系统研究人员采用神经电生理脑电波采集技术，采集受试者 6 min 内的前额叶脑电数据，在二房室模型理论基础上，将某一导联的脑电波信号分解为两部分脑电信号，分别代表皮层房室和皮层下房室的脑电波，通过对脑电波的分析和计算，从中提取出反映脑状态的客观定量参数。16 项脑状态定量参数可以反映大脑的焦虑、抑郁、紧张、压力等情绪状态，思维效率、记忆加工能力、反应速度、专注等脑高级功能。

1. 脑耗能

大脑的耗能在脑电波中的综合反应，表示被测者大脑供血和需求平衡的整体水平。脑耗能值越高，大脑的养分代谢越高，过高容易造成身体透支，增加患病可能，过低往往提示有养分供应不足或大脑主动降低需求修复身体。正常值范围 200～300，常模值范围 177～381。

2. 脑混沌

为无药物作用下，大脑思维的无序和杂乱程度在脑电波中的综合反应。脑混沌数值越小表示大脑思维越有序；数值越高提示大脑思维越杂乱无序，见于大脑发育中的幼儿或老化的大脑，情绪波动、严重失眠时也可升高。正常值 0，常模值范围 0～16。

3. 脑惰性

为无药物作用下，大脑思维效率、认知定向力、理性思考问题能力在脑电波中的综合反应。值越高，理性思考问题的能力越低，越容易糊涂。值过低，代表大脑进入休息状态，不想动脑子了，往往是身体处于亚健康状态时大脑的休眠保护。正常值范围 120～190，常模值范围 141～227。

4. 困倦

为当前困倦程度在脑电波中的综合反应。数值和睡眠、大脑氧代谢有关。值越高，大脑的氧代谢或氧利用率越低。过高可能存在睡眠呼吸问题，大脑氧供不足。正常值范围 0～15，常模值范围 15～32。

5. 警觉度

为当前因外界引起的紧张程度在脑电波中的综合反应。数据与当下环境干扰有关。值越大表示被测者的戒备程度越高，过高表示易有紧张不安情绪，安全感缺失，处于戒备状态。正常值范围 0～15，常模值范围 5～21。

6. 焦虑倾向指数

为受外部刺激引起的不良思维强度在脑电波中的综合反应。数据与焦虑情绪有关。值越高越担心。过高会有抑郁风险。正常值范围 0～20，常模值范围 8～29。

7. 脑疲劳

大脑思维疲劳程度在被测者脑电波中的综合反应。数据受近期的用脑强度、精神压力或睡眠情况影响。值越高越疲劳。正常值范围 0 ～ 20，常模值范围 3 ～ 42。

8. 左右脑偏侧

为左右脑半球功能状态在脑电波中的综合反应。数值为左脑与右脑的比值，反映被测者当前的用脑优势。100 是绝对平衡，大于 100 代表左脑优势，小于 100 代表右脑优势。正常值范围 80 ～ 120，常模值范围 67 ～ 154。

9. 脑内敛

为大脑屏蔽视觉、听觉、嗅觉、味觉和触觉等外部信息干扰的能力在脑电波的综合反应。值越高，抗干扰能力越强。过低，注意力分散，睡眠轻，感官敏感，可能与过敏有关。正常值范围 30 ～ 100，常模值范围 26 ～ 50。

10. 脑抑制

为大脑主动放松与自我控制能力在脑电波的综合反应。值越高越容易放松，过高可能进入休眠、脑保护状态。正常值范围 35 ～ 100，常模值范围 34 ～ 61。

11. 脑稳定

为大脑持续稳定、不受外界影响的能力在脑电波的综合反应。值越高，抗压能力，情绪稳定能力越强。过高，可能处于一种很难改变的状态。正常值范围 45 ～ 70，常模值范围 48 ～ 64。

12. 记忆加工

指在无主观意识、无任何外部刺激、无用药情况下，大脑处于记忆前准备状态在脑电波中的综合反应。值越高，理解能力、记忆转化提取能力、长期记忆能力越强。正常值范围 3 ～ 10，常模值范围 1 ～ 11。

13. 内专注

为不受理性控制的大脑内部思维强度在脑电波中的综合反应。值越高，表示大脑皮层和深部的协同性越差；在成熟大脑，表明焦虑程度、抑郁程度、忧虑心思越高；在老年人，表明大脑退化程度越高。正常值范围 0 ～ 30，常模值范围 8 ～ 29。

14. 外专注

大脑通过感觉器官自动收集处理外部信息的能力在脑电波的综合反应。值越高对外界越关注，过高容易产生躯体化症状或直觉敏锐。正常值范围 0 ～ 10，常模值范围 5 ～ 21。

15. 兴奋密度

为大脑思维密度的高低即大脑皮层兴奋点（中枢）的多少在脑电波的综合反应。正常值范围 0 ～ 60，常模值范围 16 ～ 68。

16. 反应速度

为大脑反馈处理外界信息速度在脑电波的综合反应。正常值范围 5 ～ 15，常模值范围 4 ～ 16。目前已使用脑状态定量测量训练系统进行多项临床研究，进一步证实其客观测量特性及准确性。研究者发现脑状态定量测量训练系统在老年患者围术期及其与术后认知功能障碍的定量监测中发挥重要作用。冯雪等同时使用脑状态定量参数与自评量表评估心脏外科术前患者的焦虑抑郁，显示两种测量方法的一致性较好。

二、癫痫的知晓度

癫痫知晓程度，顾名思义，就是指人们对于癫痫相关知识的掌握水平，内容包括：对癫痫疾病的认识和对抗癫痫药物的认识两大方面。

之后，Doughty 等将其设计成癫痫知识问卷，主要用于调查普通人群和癫痫患者对癫痫知识知晓程度。该问卷共涉及 7 项 34 个问题，在对癫痫疾病的认识方面分为病因 (7 个问题)、症状 (4 个问题)、诊断 (6 个问题) 以及治疗方法 (3 个问题)；在对抗癫痫药物的认识方面分为药物有效性的认识 (7 个问题)、服药疗程 (4 个问题)、注意事项 (3 个问题)。有关癫痫知识水平的调查，国内也相对较多。2004 年，丁玎等首次采用癫痫知识问卷对 170 对癫痫患者及其家属进行调查，发现癫痫患者和家属对于癫痫知识的掌握程度无明显差别，而他们的文化程度和居住地与癫痫知识水平有关，居住在城市和文化程度高的患者对癫痫知识掌握程度高于居住在农村和文化程度低的患者，说明文化程度高的癫痫患者具有较好的疾病接受能力和理解能力，同时也发现农村相对闭塞、经济条件差、缺少健康宣教的机会。

2006 年，赵东海等采用该问卷对中国六省市 (黑龙江、江苏、上海、宁夏、河南、山西) 农村癫痫患者及家属的癫痫知识水平进行调查，通过对 511 份有效问卷进行统计分析，结果显示，中国农村癫痫患者对癫痫知识的知晓率为 44.94%，其家属对癫痫知识的知晓率为 44.72%，可见知晓率整体偏低。其次，癫痫患者和其家属的癫痫知晓程度无明显差别，这也与丁玎等人得出的结论相同。

2014 年，白建梅也采用癫痫知识问卷对太谷县城乡居民进行癫痫知识知晓情况的调查，结果显示，城市居民对癫痫相关知识知晓度高于农村居民，尤其在癫痫的诱因、发病机制、抗癫痫药物治疗情况以及患者对癫痫发作时的处置等方面，城市居民的认识程度明显高于农村居民。之后，2018 年常靖等采用此问卷做了一项癫痫患者癫痫知识水平影响因素的累计比数模型分析。研究结果显示，调查地区癫痫患者的癫痫知晓率低，尤以农村更为明显。综上所述，癫痫知识问卷涉及内容全面、应用广泛，具有较高的临床适用性，故本研究中也使用该问卷对癫痫患者的癫痫相关知识掌握程度进行调查。

第四节 癫痫与精神心理共病

一、发病率

癫痫共患精神心理疾病的发病率越来越高，研究发现癫痫共病患病率达 63.4%，显著高于普通人群。大多数癫痫通过临床药物治疗都能控制其发作，但癫痫患者逐渐出现的焦虑、抑郁、认知功能损害等精神心理疾病，使得癫痫的诊疗难度增大，治疗效果不佳。长期以来，癫痫患者伴随的焦虑抑郁以及多方面的认知功能损害备受关注。因此，针对癫痫的治疗除了控制反复发作外，更加注重精神、心理等方面的治疗，因其严重影响了癫痫患者的生活质量。

二、癫痫与焦虑、抑郁

因癫痫本身的特点，如病程长、临床发作类型复杂、治愈率低以及患者必须长期服药等因素，导致患者出现了明显的心理学损害。焦虑和抑郁为癫痫最常见的共患病，关于癫痫伴发焦虑抑郁的发病机制相关研究很多，受到广泛认可的是脑部神经解剖结构异常、神经递质学说、下丘脑 - 垂体 - 肾上腺轴失衡以及炎性反应。

1. 神经解剖结构的异常

大脑额颞叶被认为与精神心理活动以及认知功能密切相关，高分辨率 MRI 检查发现，癫痫患者与焦虑抑郁均存在不同程度的额颞叶萎缩，以杏仁核、海马及额叶皮质更为明显。杏仁核位于前颞叶背内侧部，海马体和侧脑室下角顶端稍前处，是大脑基底神经核的一个重要核团，为边缘系统的组成部分。长期以来一直被认为是情绪和情绪行为的中心角色。杏仁核神经元兴奋性的病理生理改变是某些精神疾病的特征，如焦虑障碍和抑郁障碍。杏仁核相关的解剖结构中，惊恐环路的活化能够引起杏仁核神经元过度放电并且传播到下丘脑与中脑导水管周围灰质，引起害怕恐惧体验、逃避行为以及自主神经与内分泌反应，而海马则与惊恐的重新体验有关，当海马神经元受到刺激兴奋后，就会产生惊恐重现。Kanner 等研究发现癫痫患者发作抑郁的持续时间与海马体积的减少程度具有正相关性，同时检测到患者的海马在重度抑郁发作后出现萎缩。另外，有学者认为眶额叶皮层、扣带回及岛叶在癫痫患者的焦虑障碍中产生一定影响。神经递质及受体假说：大脑内神经递质功能异常已被认为是引发抑郁障碍的主要机制，并且各种神经递质如 5- 羟色胺、γ- 氨基丁酸、去甲肾上腺素、多巴胺等功能异常会导致抑郁的发生，其中，去甲肾上腺素 (NE) 和 5- 羟色胺 (5-HT) 神经递质功能下降是抑郁的重要发病机制。5- 羟色胺 (5-HT) 作为一种脑内抑制性神经递质，与人类性格和情感障碍有关，癫痫患者和抑郁患者的脑细胞外 5-HT1A 受体密度均减少，且癫痫患者的颞叶、杏仁核、海马区、岛叶、前扣带回及丘脑等脑区 5-HT1A 受体密度也减少。

2. 兴奋性神经递质活性

兴奋性神经递质的活性减低或减少是癫痫的重要病因机制，有学者在癫痫大鼠模型中发现 NE 和 5-HT 神经递质的增加能够防止癫痫发作，而这两种递质的减少会产生相反的作用，并且单胺氧化酶抑制剂和选择性 5-HT 再摄取抑制剂 (SSRIs) 在癫痫动物模型中具有抗惊厥效果。γ- 氨基丁酸 (γ-GABA) 作为大脑内另一种抑制性神经递质，参与了人类焦虑和恐惧行为。焦虑障碍的产生被认为与 γ-GABA 作用减弱有关，巴比妥类和苯二氮䓲类药物通过刺激 GABAA 受体，不但起到了抗惊厥作用，还通过降低神经元兴奋性缓解焦虑情绪。之后，Lowery-gionta 等研究者使用化学遗传学方法评估了癫痫患者导水管周围腹侧部灰质 (vPAG) 的 GABA 神经元在焦虑和恐惧相关的情绪行为反应中的作用，利用特异性药物激活大偶联受体抑制 vPAG GABA 神经元的功能，引起患者焦虑情绪的增强，在获得条件性焦虑和恐惧过程中，vPAG GABA 神经元的功能抑制减弱了随后对恐惧相关环境的条件性恐惧反应，没有观察到对焦虑、恐惧泛化或恐惧相关线索的条件性恐惧反应的影响。总之，该实验模型结果表明，vPAG GABA 神经元的活动是焦虑和恐惧等情绪行为反应的基础。

3. 下丘脑 - 垂体 - 肾上腺轴失衡

促肾上腺皮质激素释放激素 (corticotropin releasing hormone，CRH) 和抗利尿激素 (antidiuretic hormone，ADH) 由下丘脑室旁核合成和分泌，并作用于垂体促使其释放促肾上腺皮质激素 (adrenocorticotropic hormone，ACTH)。肾上腺皮质在 ACTH 的正反馈作用下合成糖皮质激素，糖皮质激素通过负反馈作用于下丘脑和垂体，抑制 CRH 与 ADH 的释放，这是正常生理情况下下丘脑 - 垂体 - 肾上腺轴 (HPA 轴)。HPA 轴过度活跃是抑郁情绪产生的重要机制之一，它能引起循环中皮质醇水平升高。癫痫发作时的神经元异常放电可导致 HPA 轴的紊乱，这种长期反复的应激使得高释放量的皮质醇无法正常抑制 CRH 和 ADH 释放，导致了 HPA 轴的功能亢进，同时体循环中累积了高浓度皮质醇。Mazarati 等研究者通过癫痫合并抑郁的小鼠动物试验发现，癫痫发作间期 HPA 轴的活跃程度与抑郁障碍的严重程度呈正相关，且此间期内血浆皮质醇浓度升高。Hooper 等通过癫痫小鼠模型发现，利用特异性刺激引发 HPA 轴的低反应性，从而降低了小鼠自发性癫痫发作的频率和抑郁行为。而给予外源性皮质醇后，发现小鼠的自发性癫痫及抑郁行为因 HPA 轴被激活而重现。故认为癫痫并发抑郁有可能是激活了 HPA 轴，加上皮质醇的生理调节作用和某些神经递质的影响，导致 HPA 轴过度活跃，促进了癫痫伴随抑郁障碍的发生与发展。

4. 影响因素

癫痫合并焦虑抑郁的影响因素除了以上所述的发病机制外，患者性别、病程长短、文化程度、致病病灶、发作频率、发作类型、长期服用抗癫痫药物 (antiepileptic drugs，AEDs) 产生的不良反应等也与之密切相关。性别因素：相关研究表明癫痫患者抑郁患病率男性比女性高，猜测可能是女性体内的雌孕激素具有镇静以及抗惊厥效应，类似于谷氨酸受体拮抗剂和 GABA 受体激动剂的作用。虽然已证实雌激素具有抗惊厥和抗抑郁作用，但 Dias 等人认为女性癫痫患者更容易伴发焦虑及抑郁等负面情绪，这可能是因为患者抑郁发作期间体内雌激素水平低下，加上月经周期中激素的规律性波动引起女性患者体内雌激素水平降低，从而促使抑郁的发生。研究发现左侧颞叶癫痫与男性高度相关，男性体内睾酮能够诱发惊厥，因此，左侧颞叶癫痫患者抑郁的患病率较高。病程因素：病程长短与癫痫共患焦虑抑郁有关，多项临床调查显示病程长（≥ 10 年）

的癫痫患者其伴随焦虑、抑郁障碍相对较重。文化程度的影响在于受教育水平低下的患者往往不能获取更多的疾病知识，且对疾病相关的医疗常识无法理解，导致患者不能够积极地调整生活方式和自我管理能力差，治疗效果欠佳，使得患者对癫痫产生了自卑、羞耻感，促进焦虑抑郁的发生。致痫病灶、发作类型及发作频率：额颞叶癫痫患者伴发情绪障碍的概率相对较高。在不同的临床发作类型中，复杂部分性发作较单纯部分性发作和全面性发作更易出现焦虑抑郁行为。Gaitatzis 等人研究结果也表明，在所有癫痫类型中颞叶癫痫患者焦虑抑郁的发生率最高。这是由于颞叶中的杏仁核及海马结构分别与觉醒、情感、内分泌和情绪反应、注意力、学习记忆等相关。陈哲萌等认为。抗癫痫药物的影响：虽然 AEDs 被作为癫痫的首选治疗方法，但 AEDs 的不良反应会使患者产生疲乏、情绪低下、睡眠障碍、思维迟钝、反应变慢及精力下降等临床表现，加上长期药物治疗给患者造成的心理及经济负担，进一步加重了焦虑抑郁的发生发展。国外一项有关抗癫痫药物临床试验的 Meta 分析结果表明，苯巴比妥、托吡酯、左乙拉西坦、氨己烯酸能够诱发患者焦虑抑郁表现，并且增加自杀风险。

三、癫痫与认知障碍

癫痫患者易出现认知功能障碍。30% ～ 40% 癫痫患者伴有不同程度的认知功能损害，影响患者的日常生活和工作，使其生活质量下降，增加患者家庭及社会负担。认知障碍表现为注意力、视觉空间能力、视觉空间结构能力、视觉运动协调能力、数字推理能力、词汇表达能力、抽象概括能力、计算判断能力、言语记忆、情景记忆、词语学习能力、抗干扰能力、言语命名功能以及精神运动速度等方面的损害。癫痫合并认知功能损害的机制：

痫样放电与脑组织异常：痫样放电是指行头皮脑电图时，脑电图可见异常波形，表现为尖波、棘波、尖慢波、棘慢波或多棘慢波，但无临床痫性发作；痫样放电能阻止神经元正常活动，导致海马区神经细胞变性坏死和海马区功能的不可逆损伤，引起学习功能、记忆功能下降，最终导致认知功能不可逆损害；痫样放电还能够引起突触连接影响神经递质的传递及神经反射回路，导致神经元缺失和脑组织损害，从而产生认知功能障碍。

1. 神经递质异常

神经递质及受体紊乱是癫痫的一个重要发病机制，兴奋性神经递质谷氨酰胺和抑制性神经递质 γ- 氨基丁酸失衡会引起癫痫发作。Elshahabi 等研究发现海马区细胞增生和神经胶质细胞增生可使癫痫患者的认知功能出现损伤。此外，癫痫持续状态可引起突触重组、神经元轴索变性，从而导致患者脑内的神经递质，如 γ- 氨基丁酸、去甲肾上腺素及多巴胺等失衡。同时发现某些患者在癫痫发作之后出现血液中氧含量不足，动脉氧分压降低，从而引起低氧血症、高碳酸血症、乳酸堆积、神经递质的过度释放等一系列异常反应，导致神经元变性坏死，这些因素促使患者的认知功能损害。

2. 氧化应激

氧化损伤导致神经元凋亡的机制早有人提出，并经过很多研究已证实氧化应激反应在癫痫及认知障碍中起到重要作用。癫痫持续状态神经元异常放电可致脑内缺氧，活性氧自由基生成过多，脑细胞抗氧化能力减弱，导致氧化与抗氧化作用平衡失调，从而使大脑神经元结构及其功能被这种氧化应激反应和过度堆积的氧自由基严重损伤，最终患者出现认知功能损害。

3. 癫痫本身的影响

发病年龄对认知障碍的影响很大，癫痫发病年龄越小，患者出现的认知损害越早。Hermann 等研究表明，不同起病年龄对认知的影响程度不同，猜测是由于癫痫患者年龄阶段差异，导致神经系统在认知功能损害的敏感性和相应代偿功能上的差异。癫痫发作时病灶部位不同也会对认知功能产生影响，有研究表明大脑皮层不同部位的癫痫病灶能够引发不同类型的认知功能障碍。发作类型、发作频率以及发作时间对癫痫患者的认知损害最为严重，癫痫发作持续时间越长、发作频率越高，对认知功能影响越显著，甚至导致不可逆的认知损害。癫痫发作类型不同对于认知损害的程度不同。癫痫发作类型包括失神发作（小发作）、复杂部分性发作（精神运动型发作）、全面强直－阵挛发作（大发作）、单纯部分性发作以及自主神经性发作，同时包括其他类型的发作。其中对认知功能影响最严重的是全面强直－阵挛发作（大发作），部分性发作次之。即使特发性癫痫综合征预后效果较好，但患者仍存在不同程度的认知功能障碍。

4. 治疗因素的影响

对认知功能影响最显著的是抗癫痫药物的不良反应。AEDs 是控制癫痫发作的主要治疗措施，减少癫痫的发作频率从而改善认知功能，但药物本身在控制癫痫发作的同时，往往会使患者出现不同程度的认知障碍。Tonekaboni 等人研究发现，停用苯巴比妥的癫痫患儿与继续服用者相比，前者总智商有所提高，这表明长期服用苯巴比妥会降低癫痫患者的智商，对认知产生一定程度的损害。第二代新型抗癫痫药左乙拉西坦、氨己烯酸、拉莫三嗪对认知无明显影响。研究发现拉莫三嗪对癫痫患者的认知功能的改善发挥积极作用。上述结论表明，我们临床上应该尽可能单药、小剂量、短时程使用 AEDs，让癫痫发作尽可能以最小剂量得到控制，同时选用对患者认知功能影响最小的药物，达到最佳的治疗效果，让癫痫患者身心受到最大益处。

5. 社会心理因素

癫痫患者通常伴有负性情感，会出现焦虑、抑郁等心理上情感症状，目前，癫痫与负性情绪共病的机制尚不明确，但这种消极负面的情感症状能够影响患者的认知。长期反复的心理应激使得大脑高级功能受到影响，导致学习、记忆和行为能力下降。另一方面，癫痫患者心理负担过重和受到的社会歧视通常引起其人格改变和心理障碍，焦虑、抑郁、精神错乱及注意力缺陷为癫痫患者常见的心理疾病。与癫痫相关的各种心理疾病会造成患者认知功能障碍。

第五节　癫痫患者生活质量

生活质量这一概念最早于 1949 年引入医学研究领域，世界卫生组织将生活质量定义为个人对生活在特定的文化环境和价值体系中的自我状态的感知，是与她/他的目标、期望、标准、社会关系相关的，它能够反映人们的健康水平，受到学者广泛关注。生活质量至少包括生理、心理和社会三大方面的内容。

一、癫痫患者生活质量的影响因素

1.病程长短

随着癫痫病程时间延长，患者的生活质量随之下降。原因包括患者病情不断迁延、AEDs 的选择不当和不良反应，加上患者消极负面的心理因素、社会的歧视等。卢颖瑜等对长病程癫痫患者生活质量调查，使用 QOLIE-31 量表对病史超过十年的 76 例癫痫患者进行评估，发现发作担忧和药物影响两项得分最低，长病程的患者更加担心癫痫的再次发作。社会心理因素：部分患者认为癫痫发作会对他们的工作和生活带来负面影响，导致生活焦虑感、恐惧感日渐加重；大部分癫痫患者对 AEDs 的不良反应了解甚少，且长期服用 AEDs 会对大脑功能有影响，这些因素均造成在量表中药物影响部分的低分。

2.发作频率和发病类型

陈雅瑜等认为，给予患者一段时间的药物治疗，部分患者癫痫发作次数减少，部分患者在此期间无发作。对两组患者进行 QOLIE-31 评分发现无发作患者生活质量显著提高。因此，有效控制癫痫发作、减少发作频率对改善患者生活质量至关重要。发作类型的影响：LeeSA 等研究结果表明，复杂部分性发作的患者较全面强制阵挛发作的患者生活质量高，简单部分性发作和失神发作或阵挛发作一般对患者生活质量影响不大。

3.社会心理因素

癫痫患者往往合并焦虑、抑郁情绪，并且很多患者出现认知功能障碍。由于疾病本身的影响、长期抗癫痫治疗给患者及家属带来沉重的心理及经济负担，促使患者逐渐出现焦虑、抑郁、自卑、羞耻感及自我不满等心理，对疾病产生消极的态度和看法，不愿积极接受正规治疗、依从性差，导致治疗效果和预后不良，使其生活质量严重下降，重视心理因素、及时进行有效心理疏导和干预对提高癫痫患者生活质量具有重要意义。

二、癫痫共患精神障碍

一直以来，针对癫痫的研究更多关注的是疾病的发作期，目的是了解其病理学的机制并找出干预靶点。癫痫治疗的目标主要是减少癫痫患者的临床发作次数。然而，大量的数据证实，在"无明显癫痫症状"的发作间歇期，患者极有可能受到其他共患病 (comorbidity) 的困扰，主要包括共患情绪和认知障碍，以及神经系统病变等 (Kanner,

2016)。这些共患病与癫痫存在着复杂的相互关联，因此，对于癫痫疾病的治疗不能仅仅局限于对临床发作的控制，还必须兼顾其共患疾病对患者的影响 (Changetal，2011；Hesdorfferetal，2012)。另外在 TheLancet(柳叶刀) 上发表的一项大型临床研究报告中，研究人员发现癫痫患者的过早死亡风险为正常人群的 11 倍，死亡的中位年龄显著更低。并且外因 (external causes) 成为常见的致死原因之一，其中，癫痫患者意外坠亡和溺亡的比例均为正常人群的 9 倍左右，并且超过四分之三的外因致死的癫痫患者共患有精神障碍 (Fazeletal，2013)。由此可见，外因是导致癫痫患者过早死亡的主要因素之一，可能原因是癫痫的持续发作导致了特定神经环路功能的异常，使其无法对恐惧等负性情绪相关的信息进行正常的处理和评估，从而导致面对危险时无法正确地做出判断和回避。

焦虑与恐惧的关系密切，Jeffery 等人认为病态的焦虑是由正常的恐惧反应演变而来的 (Rosenand Schulkin，1998)。大量的研究发现参与焦虑和恐惧的脑区和神经环路都存在着很大程度的重叠，最终诱发的行为反应可能也有很多相似性 (Tovoteetal，2015)。然而，与恐惧不同的是，焦虑是由潜在的、间接的或者预期会发生的危险或威胁引起的。偶然的焦虑状态属于情绪的正常范畴，可以提高防范意识，对可能的威胁产生快速的自我保护行为。如果这种状态超出正常范畴，就可能会导致焦虑症 (Calhoon and Tye，2015)。这种病态的焦虑会导致对周围环境的高度警觉，注意力难以集中，对危险的反应过强 (Rosen and Schulkin，1998)。

第六章 阿尔茨海默病

第一节 阿尔茨海默病诊疗

一、阿尔茨海默病的基本概念

阿尔茨海默病 (AD) 是痴呆最常见的类型，约占痴呆患者的 70%。AD 是一种脑退行性病变，患者的智能、记忆、感觉、定向、推理和判断能力呈进行性不可逆性的退化，AD 的临床特点是隐性起病的、持续进行性的智能衰退而无缓解。记忆障碍，尤其近记忆遗忘是最突出的早期症状，以后可出现失语、失用、失认、失算，判断力和概括力下降直至智能严重衰退、运动障碍。

AD 是老年期痴呆的主要类型，占痴呆患者的 60%～70%，欧洲居民 AD 的患病率 65～69 岁为 0.6%，≥90 岁为 22.2%，年龄标化患病率为 4.4%。北京城市居民 AD 患病率及年龄标化患病率≥55 岁组分别为 2.2% 和 2.0%，年龄标化患病率随年龄的增长而升高，年龄每增加 5 岁患病率增高 1 倍，城乡差异不明显；≥55 岁人群中女性患病率高于男性 (2.1% 和 1.7%)。上海地区≥55 岁人群 AD 年龄总标化患病率为 1.37%，城市和农村标化患病率分别为 1.27% 和 1.64%；≥75 岁人群发病率呈倍数上升，女性患病率是男性的 2 倍。

二、AD 的病因

AD 的病因和发病机制复杂，目前并不十分清楚。通常认为与遗传因素、淀粉样蛋白的沉积、神经递质功能缺陷、tau 蛋白过度磷酸化、神经细胞凋亡、氧化应激、自由基损伤及感染、中毒、脑外伤和低血糖等多种因素有关。

(1) 遗传因素：痴呆患者的一级亲属患本病的风险较高。双生子为单卵双生的一方患痴呆，另一方患病率为 90%，双卵双生的另一方患病率为 45%，较普通人显著增高。家族性痴呆为常染色体显性遗传，为多基因遗传病，具有遗传异质性，目前发现 1、14、19、21 号染色体与本病相关，染色体的基因突变引起老年性痴呆的易感性，如淀粉样前体蛋白基因、早老素 1 基因、早老素 2、载脂蛋白 E4 等。

(2) 脑外伤、铝中毒、吸烟、受教育水平低下、一级亲属中有 Down 综合征患者等环境因素都可增加患病风险。

(3) 由于痴呆患者的脑内存在广泛的神经递质水平下降，可累及与学习和记忆相关的神经递质系统，包括乙酰胆碱、氨基酸类、单胺系统、神经肽类等。

(4) 痴呆还可能与炎症反应、神经毒性损伤、氧化应激、自由基损伤、血小板活化、雌激素水平低下和免疫功能缺陷等有关。

三、AD 的危险因素

（一）年龄和性别

是 AD 公认的危险因素，AD 的患病率和发病率均随年龄增长而升高，本病最早 50 岁可发生，随着年龄的增长，发病率逐步上升。在 60 ～ 90 岁年龄段，每增加 5 岁，发病率增加 1 倍；80 岁以上老人的发病率最高，达 20% ～ 30%；女性显著高于男性。

（二）AD 具有家族聚集性

遗传是 AD 比较肯定的危险因素，目前研究证明多种遗传基因与 AD 的发病有关。一级亲属有痴呆或重性精神病史者，AD 的患病风险显著高于对照人群，OR 值为 6.25，调整混杂因素的影响后，OR 值仍为 2.07。与对照组相比，AD 患者一级亲属的患病风险增加，相对危险度 (RR 值) 为 1.5，AD 的同胞较其父母的发病风险更高 (RR 值分别为 1.8 和 1.2)；不同种族中，白种人及西班牙 AD 患者一级亲属的患病风险显著增高 (RR 值分别为 2.0 和 1.5)；与男性相比，女性亲属的患病风险更高 (RR 值为 1.5)。因此，痴呆的家族史可用于对 AD 患者的家庭成员进行患病风险的评估。

（三）多数研究结果显示受教育程度与 AD 有关

受教育程度低是 AD 的危险因素。国内调查资料表明，文化教育程度越低，本病发病率越高，文盲组发病率 (2.2%) 远远高于小学组 (0.84%) 和中学组 (0.81%)。但也有学者认为，受教育水平低本身并非 AD 的主要危险因素，而更可能是儿童期不良社会经济状况和环境因素 (如居住于农村) 的伴随现象，两种因素同时存在时与 AD 的患病风险增高有关。

（四）头部外伤是 AD 的致病因素

也是危险因素，头部外伤对 AD 的作用与外伤的严重程度相关，有明确头部创伤的患者患阿尔茨海默病的危险性大大增加。如 APOE4 基因的携带者一旦受到头部创伤，患阿尔茨海默病的危险性更大。

（五）血管性因素

不仅与认知损害和血管性痴呆 (VD) 有关，也参与 AD 的发生发展，一次血管性事件可促使 AD 从临床前期进入临床期或加重其临床表现。各种血管性因素，包括高血压、低血压、糖尿病、高脂血症、高胰岛素血症、短暂性脑缺血发作以及吸烟等，均可促进脑组织的变性改变、认知损害和痴呆发生，研究显示，30.3% 的 AD 患者伴有动脉性高血压，23.6% 伴有低血压，64.8% 伴有冠状动脉疾病，21.6% 伴有 2 型糖尿病；AD 变性病变出现前脑组织局部可见与 VD 相似的微血管病变，而与 AD 有关的多种因素均可降低脑血流灌注，因此，防治血管性危险因素可以通过增加 AD 患者的脑血流量，从而降低 AD 的发病危险并改善预后，例如抗高血压药物可显著降低老年人的认知损害 (OR 值为 0.56，P < 0.01)，提示积极防治血管性疾病对老年人群心脑系统均有益处。

(六) 吸烟与老年性痴呆的关系

起初认为老年性痴呆患者脑皮质中烟碱受体数量减少，而烟中的尼古丁成分能增加脑内此受体的数量，并由此测，吸烟可以预防和治疗老年性痴呆。近年来一些较大数量样本的调查证实，吸烟人群与不吸烟人群比较，本病的发病率可高出 2～3 倍，而且以血管性痴呆为多见。长期大量饮酒可产生酒精依赖、慢性酒精中毒，引起脑细胞过早的退化死亡，最终出现不可逆的痴呆 — 酒精中毒性痴呆。有调查发现，长期饮用少量的红葡萄酒，可减少本病的发生，但此结果与酒精本身无关，而与红葡萄酒的抗氧化作用有关。在富含抗氧化的食物，如维生素 C、维生素 E 和 β 胡萝卜等，有利于抗衰老及预防本病的发生。药物临床试验证实，维生素 E 对轻度的本病患者有治疗作用。

(七) 铝元素

可能与阿尔茨海默病的发生有关。1973 年就有人首先发现阿尔茨海默病患者脑组织内铝的含量较正常人高 10～30 倍 (正常人 1g 脑组织含铝 1.9μg)。动物实验中，将可溶性铝盐注入兔的脑内，兔的脑组织会产生具阿尔茨海默病特征的神经纤维变化 — 神经纤维缠结。

(八) 复杂工作及职业

所要求的智能和认知能力增加了脑的认知储备，对 AD 具有保护作用。有规律的参加旅游、编织及园艺活动可能降低痴呆的发生 (RR 值分别为 0.48、0.46 和 0.53)。20 多种心理社会因素与本病发病有关，大多数属于对老人心身健康不利的所谓负性生活事件，如紧张、焦虑、抑郁、少活动等。这些生活事件对人体来说是一种应激，使人体内的神经、内分泌系统功能失调，引起肾上腺皮质激素的大量分泌，导致情绪紧张、焦虑和血管的收缩改变，易造成心血管疾病和其他躯体疾病，促使老年性痴呆的发生。

四、AD 的病理生理学

有一个共识正在逐渐形成：即 β 淀粉样蛋白 (Aβ) 肽的生成和蓄积是阿尔茨海默病发病机制的中心环节。支持 Aβ 有关键性作用的证据如下：淀粉样蛋白前体的突变导致早发性阿尔茨海默病；所有当前已知与阿尔茨海默病相关的突变都增加 Aβ 的生成；在有 3 个淀粉样蛋白前体基因拷贝的 21- 三体 (唐氏综合征) 患者中，阿尔茨海默病的神经病理学特征发生于中年期；Aβ 在体外具有神经毒性，并导致细胞死亡；在阿尔茨海默病的转基因小鼠模型中，人淀粉样蛋白前体的过度表达，可引起类似于阿尔茨海默病患者中所见的神经斑块；过度表达人淀粉样蛋白前体的转基因小鼠，出现与淀粉样蛋白蓄积相符的学习和记忆功能缺陷的证据；载脂蛋白 Eε4 基因型，一种阿尔茨海默病的重要危险因素，可导致淀粉样蛋白的迅速沉积；在阿尔茨海默病患者中，抗淀粉样蛋白抗体的生成似乎可减轻病变。神经纤维缠结的形成、氧化和脂质过氧化、谷氨酸能兴奋性毒性反应、炎症和凋亡细胞死亡级联反应的激活，都被视为是继发于 Aβ 生成和聚积的后果。这个假设的淀粉样蛋白的级联反应是进行下列尝试的基础：通过发现抗淀粉样蛋白的药物、抗氧化药、抗感染药物、减少 tau 蛋白磷酸化的化合物、抗细胞凋亡药物和谷氨酸能 N- 甲基 -D- 天冬氨酸 - 受体拮抗药，改变阿尔茨海默病的发病和病程。

在神经元核团中负责维持特殊神经递质系统的细胞发生功能障碍和死亡，可导致乙酰胆碱、去甲肾上腺素和 5- 羟色胺的缺乏。有关阿尔茨海默病病理生理学的其他假设，更为强调 tau 蛋白异常、重金属、血管因子或病毒感染的潜在作用。

五、AD 的临床表现

AD 通常起病隐匿，为特点性、进行性病程，无缓解，由发病至死亡平行病程为 8 ～ 10 年，但也有些患者病程可持续 15 年或 15 年以上。AD 的临床症状分为两方面，即认知功能减退症状和非认知性精神症状。认知功能障碍可参考痴呆部分。常伴有高级皮层功能受损，如失语、失认或失用和非认知性精神症状。认知功能障碍可参考痴呆部分。根据疾病的发展和认知功能缺损的严重程度，可分为轻度、中度和重度。

（一）轻度 AD 的临床表现

近记忆障碍常为首发及最明显症状，如经常失落物品，忘记重要的约会及许诺的事，记不住新来同事的姓名；学习新事物困难，看书读报后不能回忆其中的内容。常有时间定向障碍，患者记不清具体的年月日。计算能力减退很难完成简单的计算，如 100 减 7、再减 7 的连续运算。思维迟缓，思考问题困难，特别是对新的事物表现出茫然难解。早期患者对自己记忆问题有一定的自知力，并力求弥补和掩饰，例如经常做记录，避免因记忆缺陷对工作和生活带来不良影响，例如妥善的管理钱财和为家人准备膳食。尚能完成已熟悉的日常事务或常务。患者的个人生活基本能自理。

人格改变往往出现在疾病的早期，患者变得缺乏主动性，活动减少，孤独，自私，对周围环境兴趣减少，对周围人较为冷淡，甚至对亲人漠不关心，情绪不稳，易激惹。对新的环境难以适应。

（二）中度 AD 的临床表现

到此阶段，患者不能独立生活。表现为日益严重的记忆障碍，用过的物品随手即忘，日常用品丢三落四，甚至贵重物品。刚发生的事情也遗忘。忘记自己的家庭住址及亲友的姓名，但尚能记住自己的名字。有时因记忆减退而出现错构和虚构。远记忆力也受损，不能回忆自己的工作经历，甚至不知道自己的出生年月。除有时间定向障碍外，地点定向也出现障碍，容易迷路走失，甚至不能分辨地点，如学校或医院。言语功能障碍明显，讲话无序，内容空洞，不能列出同类物品的名称；继之，出现命名不能，在命名检测中对少见物品的命名能力丧失，随后对常见物品的命名亦困难。失认以面容认识不能最常见，不认识自己的亲人和朋友，甚至不认识镜子中自己的影像。失用表现为不能正确地以手势表达，无法做出连续的动作，如刷牙动作。患者已不能工作，难以完成家务劳动，甚至洗漱、穿衣等基础的生活料理也需家人督促或帮助。患者的精神和行为也比较突出，情绪波动不稳；或因找不到自己放置的物品，而怀疑被他人偷窃，或因强烈的妒忌心而怀疑配偶不贞，可伴有片断的幻觉；睡眠障碍，部分患者白天思睡、夜间不宁。行为紊乱，常捡拾破烂、藏污纳垢；乱拿他人之物；亦可表现为本能活动亢进，当众裸体，有时出现攻击行为。

（三）重度 AD 的临床表现

记忆力、思维及其他认知功能皆因此受损。忘记自己的姓名和年龄，不认识亲人。语言表达能力进一步退化之患者只有自发言语，内容单调或反复发出不可理解的声音，最终丧失语言功能。患者活动逐渐减少，并逐渐丧失行走能力，甚至不能站立，最终只能终日卧床，大、小便失禁，晚期患者可原始反射等。最为明显的神经系统体征是肌张力增高，肢体屈曲。病程呈进行性，一般经历 8 ～ 10 年，罕见自发缓解或自愈，最后发展为严重痴呆，常因压疮、骨折、肺炎、营养不良等继发躯体疾病或衰竭而死亡。

六、AD 的诊断方法

（一）病理学诊断

AD 的病理学改变包括额、顶和前颞叶的萎缩；大脑皮质海马等部位广泛出现神经元丧失、神经元纤维缠结 (NTF)、老年斑 (SPs)、神经元内颗粒空泡变性和血管淀粉样变性等组织学变化。在电子显微镜下神经细胞内外均有蛋白的异常聚集：细胞内过度的磷酸化 Tau 蛋白形成成对螺旋细丝进而形成 NTF；细胞外变性的神经元突起围绕 Ap 形成 SPs。目前，脑组织病理学检查仍然是 AD 诊断的金标准，但是其不容易被患者接受，普遍实施存在一定的困难。研究表明当患者表现出 AD 的认知功能障碍或 AD 前期的轻度认知障碍时，患者大脑内已经出现了不可逆的神经病理学方面的改变。AD 病理过程的开始可能要早于临床症状出现的前几十年。在 AD 患者大脑海马 CA1 区、内嗅区皮质的 II、IV 层可见严重神经元脱失，即使轻症 AD 患者，IV 层神经元亦可丧失 50%。Meynert 核团亦可出现神经元减少，MCI 患者的神经病理学改变介于正常老龄者与 AD 患者之间。

（二）分子生物学标志物监测

寻找 AD 的生物学指标均围绕 AD 的基本病理过程 (如 SPs、NTF 的形成、炎症、氧化应激、脂质代谢异常、血管病变) 等进行。

1. 脑脊液 (CSF) 生物学测定

CSF 与脑细胞外间隙直接接触，可以反映脑的生化改变，AD 的 CSF 生物标记可以反映其重要的病理过程。t-tau(总体 tau 蛋白)、p-tau(磷酸化 tau 蛋白) 和是用于 AD

辅助诊断的 CSF 三种重要生物学标志物。关于上述三种 CSF 生物学标志物及它们的亚型 (P-tau231、P-tau181、P-tau404、P-tau396 等) 的研究已经有很多。KajBlennow 指出，在区别 AD 与健康老年人时，这 3 种 CSF 生物学标志物平均敏感性和特异性分别为 81% ～ 89% 和 89% ～ 91%。t-tau 联合 p-tau396\\404 的敏感性和特异性能达到 96% 和 100%。最近的研究特别指出了联合脑脊液生物学标志物在前驱期 AD 辅助诊断中的价值。LucillaParnetti 等的研究表明，≥ 2 种以上的 CSF 生物学改变可以正确的预测 MCI 向 AD 的转变。OskarHansson 等对 180 例 MCI 患者进行的研究表明，在基线状态筛选进展为 AD 的 MCI 患者时，t-tau 联合 $A\beta_{1-42}$ 的敏感性和特异性分别为 95% 和 83%。在轻度认知功能障碍阶段，脑脊液标志物较高的诊断效能支持其在诊断中具有比记忆障碍更高的价值。也有研究显示，脑脊液 T-tau 蛋白水平在与其他类型痴呆性疾病相鉴别时，其敏感性约为 80%，但特异性低于 60%。

对于另外一些 CSF 生物标志物的研究相对较少，还没有广泛开展，如泛素、神经丝蛋白、生长相关蛋白 -43 等。有研究表明，神经元内 AD7C-NTP 的累积要早于 NFT 的形成。AD7C-NTP 是神经丝蛋白 (NTP) 家族的一个新成员，选择性在 AD 患者脑中增高。亚序列分析预测 AD7C-NTP 可能是分泌性蛋白。由此，可以推测在早期或者较严重 AD 患者的脑脊液和尿液中可能检测到 AD7C-NTP 水平的增高。Munzar 等的研究表明，AD 和早期 AD 患者尿样中该蛋白的含量与对照组比较有着明显的增高，结果显示尿液中的 AD7C-NTP 是一种诊断 AD 的生化标记，但这方面的临床研究较少。

2. 血浆或血清生物学标志物测定

血浆或者血清生物学标志物包括总胆固醇、APOE、24SOH- 胆固醇等脂质代谢产物；与血管疾病有关的同型半胱氨酸、脂蛋白质 a；与老年斑形成有关的 Aβ、Aβ 自身抗体及血小板 APP 亚型；与氧化应激损伤有关的异前列烷、维生素 E；与炎症反应等有关的细胞因子等。血浆 $A\beta_{1-42}$ 水平在早期诊断 AD 方面并不是敏感性和特异性指标。此外，在对血浆中的其他蛋白质或代谢产物进行的检测结果显示，单项检测对 AD 的诊断或疗效追踪缺乏敏感性或特异性，须多种指标联合检测才可能有益。

3. 遗传学标志物

约有 10% 的 AD 患者有肯定的家族遗传史。目前，已经发现家族性早发 AD 与 21 号染色体 APP 基因突变、14 号染色体早老素 -1(PS-1) 基因突变、1 号染色体早老素 -2(PS-2) 基因突变有关，其基因型和表型之间有很高的相关性，检测这些基因突变有助于家族性早发性 AD 的诊断。散发性 AD 和晚发家族性 AD 与位于 19 号染色体的载脂蛋白 E(APOE)ε4 等位基因携带有关，但特异度仅有 55%。因此，ε4 是 AD 的危险因子，而非遗传标志。最近关于 SORL1 基因的研究表明，AD 患者的血细胞中倾向于较低水平的 SORL1，而且实验显示，降低培养液中 SORL1 的水平能够促进 Aβ 的产量，推测 SORL1 变异可能增加迟发性 AD 的风险。

多数研究表明，生物标志物对于预测 MCI 患者是否转化为 AD 有一定的价值，但是较低的特异性有可能限制这些生物标志物在早期诊断 AD 的临床应用。

（三）认知心理学评估

目前对于认知功能的检查有多种量表，包括简易智力状态检查 (MMSE)，用于全面的认知功能筛查；评定痴呆的严重程度的临床痴呆评定量表 (CDR)；检测患者的日常生活活动的日常生活功能量表 (ADL)；检测智力和记忆力的韦氏记忆 (WMS) 和韦氏智能 (WAIS) 量表；检测认知功能的阿尔茨海默病检查量表 (ADAS) 以及改良长谷川痴呆量表、神经行为认知状况测试 (NCSE) 等。AD 最早出现的是情景记忆缺损，其他认知功能如语言、空间结构能力亦可受到损害。Almkvist 总结了 1996 年之前有关临床前期及早期阶段 AD 患者认知功能的资料，认为情景记忆缺损可由 CVLT、WMS-R 等评定；临床早期阶段认知损害评定除了这 2 个测验，还有反映语言、视觉空间能力和执行功能的相似性测验、类聚流畅性测验、Boston 命名测验、词汇和理解测验、Rey-Osterrieth 复杂图形测验、积木测验、迷宫测验、连线测验、Raven 推理测验和 Wisconsin 卡片分类测验等。反映程序记忆的旋转追踪学习测验、镜像阅读测验、不完整图片理解测验在 AD 早期阶段无损害。反映注意力的数字符号测验、连线测验、Stroop 测验、反应时间测验、数字广度测验、Corsi 积木叩击测验等在 AD 早期阶段有可疑损害。CVLT 延迟记忆得分、WMS 的图片即刻回忆、连线测验 B 的完成时间是 AD 认知损害最有意义的预测因子。

认知心理学测验对于痴呆的早期诊断是有限的，单独认知功能检查并不足以诊断 AD，目前多用于 AD 或者 MCI 的筛查。据报道，补充了 5min 回忆三个单词实验的 MMSE 在筛选 MCIa 敏感性和特异性分别为 79% 和 92%，MMSE 结合认知能力筛查测验，在发现痴呆方面的敏感性和特异性分别为 83%、80%。除了筛查以外，认知心理学测验也具有一定预测和诊断 MCI 的功能。大量的横断面研究和前瞻性研究表明认知心理学测验可以从正常老年人中区别 MCI 者，并可以预测哪一部分的 MCI 将转变为痴呆。这些研究都一致认为情节记忆障碍是一种异常的与临床有关的认知功能障碍，是患者将来是否发展为痴呆的预测因素。语言功能障碍的鉴别力和预测力也很重要，执行能力、注意力、处理能力速度、视觉构造均与之有关，但各研究结果不具有一致性。

（四）影像学诊断

影像学技术作为 AD 诊断的重要辅助手段，目前已经取得了很大的进展，随着神经影像学的发展及其无创性、操作简单易行的优点使其在 AD 早期诊断中的应用越来越受到重视。影像学检查方法主要包括两方面，即结构影像学与功能影像学检查。

1.结构影像学

结构神经影像学有助于 AD 诊断的主要是 MRI 检查，从 1990 年起就有报道轻度期到重度 AD 患者内侧颞叶 (MTL) 结构的萎缩，MRI 上 MTL 的萎缩在 AD 患者中的出现率为 71% ~ 96%，取决于疾病的严重度，也常见于轻度认知功能障碍患者 (59% ~ 78%)，但在正常老年人中较少见 (29%)。依靠测量 MTL 萎缩鉴别前期 AD 的准确性普遍较低，敏感性与特异性分别为 51%～70% 和 68%～69%，这样就限制了它们的应用。对于海马结构亚区的测量可能要比对于整个结构的测量更有效，海马容积的萎缩预示着认知功能的下降。内嗅皮质区体积的测量相对于海马体积在鉴别前驱 AD 方面更准确，敏感性 83%，特异性 73%。然而必须要解决测量这一区域的技术困难。MCI 整个脑容积减少的证据在横断面研究中并不是很多。MCI 内嗅区、海马、MTL 和扣带回前部的萎缩为痴呆的危险因素。在反映 AD 或 MCI 的疾病进展方面，队列研究相对横断面研究更有意义。MRI 的队列研究表明，MCI 最早受累的区域为 MTL 区域，随后为扣带回后部和颞顶的皮质联合区。MRI 通过颞叶测量预测 MCI-AD 转化率的正确性在 75%～96%。Killiany 等的研究发现，海马和内嗅皮层容积的减少有助于鉴别记忆力降低者是否在 3 年内进展为 AD。

2. 功能影像学

功能影像学技术在 AD 的早期或 MCI 的诊断方面具有更大的优势。功能影像学技术包括功能性磁共振成像 (fMRI)、磁共振波谱成像 (MRS) 以及单光子发射计算机体层摄影术 (SPECT)、正电子发射体层摄影术 (PET) 等。

fMRI 以磁对比剂或以血氧水平依赖对比增强成像的敏感效应为基础，检测大脑在接受各种刺激和任务时脑功能区的活动引起的脑灌注变化。对于 AD 患者的大多数研究结果显示，患者在执行学习和回忆任务时，额叶前区和颞叶内侧皮质的被激活区域缩小，信号强度降低。对 AD 早期或极早期人群的研究发现了与之相反的现象，在接受任务后，被激活脑区范围扩大，信号强度增大。Dickerson 等的研究表明，在 AD 的早期或 MCI 者内侧颞叶激活区的范围有代偿性的增加，而 AD 患者该区的范围缩小。由于 fMRI 具有较好的时间、空间分辨力，具有无创性、无放射性和可重复性的特点，且可以与认知功能检查同时进行，是评价记忆障碍患者的一种极具潜力的方法。

MRS 是利用磁共振现象和化学位移作用，无创地测量活体脑组织中的某些化学物质，提供相关代谢信息的功能性成像技术。目前通过 1H-MRS 或 31P-MRS 对 MCI 或 AD 者患者脑组织特定区域的氮 - 乙酰天门冬氨酸 (NAA)、肌酸 (Cr)、胆碱 (Cho) 和肌醇 (MI) 等代谢产物进行定量分析，研究表明：AD 最早期的波谱变化为患者颞叶皮质、扣带回后部或枕叶皮质 NAA 波和 NAA/Cr 比值降低，Cho 波和 Cho/Cr 比值升高，MI 波升高。Modrego 等的研究表明，MRS 在预测 MCI 向 AD 转化中也是一种有价值的方法，但该项技术的特异性和敏感性尚未确定。

SPECT 和 PET 都是通过静脉注射示踪剂来观测相关的脑血流灌注、代谢等情况。与 PET 相比，SPECT 的空间分辨率较底，在早期诊断 AD 的敏感性和特异性方面比较低。最早报道 PET 发现 AD 脑部颞顶叶及其相关皮质的代谢减低；脑代谢有明显的半球不对称性。用容积对比方法，在早期病程中有扣带回后部和楔前叶的代谢有明显的代谢减低，但是这些改变很难在 FDO-PET 上发现，因为该区域的代谢比正常的代谢要高，所以这个重要的诊断指标很容易被忽视。另一个有兴趣的研究是颞叶内侧包括内嗅区皮质的代谢减低，FDG-PET发现向痴呆转化的者右侧颞顶皮质及内嗅皮质的局部葡萄糖代谢降低，血流灌注也降低，这种神经功能影像的改变可以预测MCI向痴呆转化的，其正确率为56%～75%，将其与神经心理评估（如视空间功能）相结合预测的准确率为90%。

最具有前景的PET技术能够对AD患者脑组织内的淀粉样蛋白和神经纤维缠结进行在体显像。应用^{11}C-PIB和^{18}F-FDDNP作为放射性分子探针的PET成像研究表明AD患者在与健康对照组个体比较时显示出增多的放射性配体滞留，并与AD病理学一致。有研究亦表明皮质^{11}C-PIB的阳性结合与AD患者脑脊液低浓度的$A\beta_{1-42}$相关联。该技术初步显示了其在AD诊断方面的潜力，有证据表明与AD相似的^{11}C-PIB滞留也可以见于部分健康和轻度认知功能障碍者。健康人中类似AD患者的脑部^{11}C-PIB滞留可能是AD临床前期的一个标志，这些个体可能会在以后的随访中符合目前认可的AD诊断标准。轻度认知功能障碍者中的阳性表现可能提示其为前驱期AD，但还有待于进一步的随访研究。

七、AD诊断标准及进展

本病的诊断主要依靠典型的临床资料和精神状态检查，根据发病年龄，缓慢进行性智能减退和人格改变等临床症状，脑脊液检查正常，CT和MRI影像学检查所显示的辅助证据，并排除与此相似的疾病。

美国国立神经病语言障碍卒中研究所和阿尔茨海默病及相关疾病协会（ADRDA）成立了一个工作组，提出一个内容详尽具体的诊断标准，根据诊断方法和结果的可靠性将阿尔茨海默病的诊断分为：①确诊的阿尔茨海默病；②可能的阿尔茨海默病；③可疑的阿尔茨海默病。其中NINCDS-ADRDA专题组推荐的阿尔茨海默病临床可能的诊断标准是：①临床检查确认痴呆，并以简易精神状态检查（MMSE），Blessed行为量表或其他精神心理测试加以确定；②有两种或两种以上的认知功能缺损；③进行性加重的记忆力障碍和其他认知功能障碍；④无意识障碍；⑤发病年龄40～90岁，大部分在65岁以后；⑥排除可导致记忆和认知功能进行性缺损的躯体疾病或其他脑部疾病。

这些被认可的标准通过两步诊断过程：首先有痴呆症状的确证，然后要符合基于AD临床表现特点的一些标准。DSM-Ⅳ-TR标准需要患者同时存在记忆障碍及至少一项认知功能的损害，并且以上两者影响了患者的社会功能或日常生活能力。日常生活能力的损害成为认知功能异常中诊断痴呆的界限点。NINCDS-ADRDA关于很可能AD的临床标准，不需要具有社会或职业功能损害的证据，但指出AD发病需是隐匿性的，并排除患者具有可能引起进展性记忆或认知功能的下降的其他系统或脑部疾病。当前认可的标准是对于很可能AD在临床范围内的诊断，没有决定诊断的生物学标志物。AD的确诊是根据NINCDS-ADRDA标准，只有在组织病理学证实的情况下。

八、鉴别诊断

(一) 血管性痴呆

血管性疾病是痴呆的第二位原因，脑影像学检查和 Hachinski 缺血指数评分，有助于血管性痴呆和 AD 鉴别。Hachinski 缺血评分总分为 18 分，≥7 分很可能为血管性痴呆；≤4 分很可能为非血管性痴呆，主要是老年性痴呆；5～6 分很可能为混合性痴呆。头颅 CT 检查发现多发性梗死病灶，更有助于明确诊断。

(二) 皮克病

临床上与老年性痴呆常常难以区别。但匹克病远比 A 老年性痴呆少见，例如在美国痴呆患者中只有 1%～2% 的人是皮克病，而老年性痴呆占痴呆总人数的一半以上。典型情况下皮克病早期表现主要是行为和情绪改变，而记忆障碍通常是老年性痴呆的首发症状。额叶和颞叶萎缩是皮克病的特征，而脑广泛性萎缩和脑室对称性扩大多见于老年性痴呆，皮克病脑室扩大多为不对称性。

(三) 进行性核上型麻痹

进行性麻痹以眼球运动障碍、皮质下痴呆、通常伴有锥体外系症状为临床特征。据此可与老年性痴呆相鉴别。

(四) 重性抑郁

老年性抑郁症可表现为假性痴呆易与老年性痴呆混淆，但是抑郁性假性痴呆患者过去常有情感性疾病的病史。有明确的发病时间，抑郁症状明显，认知缺陷也不像老年性痴呆那样呈进展性全面性恶化态势。定向力、理解力通常是完整的。除精神运动较迟钝外没有明显的行为缺陷。病前智能和人格完好，深入检查可显露抑郁情绪虽应答缓慢，但内容切题正确。抗抑郁治疗疗效良好。

(五) 帕金森病

老年性痴呆的首发症状为认知功能减退，而帕金森病的最早表现是锥体外系症状。老年性痴呆患者即使合并有锥体外系症状，也很少有震颤者 (只占 4%)，但在帕金森病患者中有震颤者高达 96%。

(六) 正常压力脑积水

本病除痴呆外常伴有小便失禁和共济失调性步态障碍，脑压不高。CT 可见脑室扩大，但无明显的脑皮质萎缩征象。核素池扫描可见从基底池到大脑凸面所需时间延迟至 72h 以上。

(七) 脑瘤

以痴呆为突出临床表现的脑瘤主要见于额叶、颞叶或胼胝体肿瘤，除痴呆表现外常可见颅内压增高征象，脑血管造影或 CT 检查可明显看出脑瘤部位。

九、AD 的治疗

AD 目前尚缺乏肯定有效的治疗手段，随着 MCI 的提出，目前认为有效的药物应该在 AD 的病理改变之前。治疗药物方面，70 年代，随着乙酰胆碱与 AD 发病机制的提出，主要的药物为，80 年代，主要是研究 AchE 抑制药 (胆碱酯酶抑制药) 对 AD 的影响；90 年代，研究不仅有乙酰胆碱受体激动药，还包括了雌激素、消炎镇痛药、影响自由基代谢的药物及抑制淀粉样蛋白沉积的药物。有的研究结果仅限于动物试验；有的药物虽然临床试验有效，但半衰期短，不良反应明显，不宜临床应用；有的缺乏大样本多中心的临床试验，结论不肯定。故目前 AD 的临床治疗仍然是一个待攻破的世界性难题。

(一) 药物治疗

1. 改善胆碱能神经传递药物

该类药物的理论基础是基于 AD 的胆碱能缺乏学说。胆碱能神经元突触间乙酰胆碱的下降导致了乙酰胆碱酯酶水平的降低以此来降低乙酰胆碱的分解补偿乙酰胆碱的丢失，同时另一种胆碱酯酶 (丁酰胆碱酯酶) 升高，大部分的乙酰胆碱靠此酶来活化降解，最终造成神经元的损伤。因此，很多治疗措施在于增加乙酰胆碱的浓度，如：乙酰胆碱前体、胆碱酯酶抑制药、乙酰胆碱受体激动药、乙酰胆碱释放调节药等。用于替代性药物进行试验性治疗的有胆碱、卵磷脂、槟榔碱、氨基甲酰甲基胆碱和 oxo-tremorine 等，但临床试验没有得出一致的结论。乙酰胆碱酯酶抑制药是目前唯一通过 (美国) 食品与药品管理局批准的用来治疗 AD 的药物，包括：

(1) 他克林：商品名 Cognex，该药是美国华纳－兰伯特公司开发并第一个上市的中枢系统的 AchE 抑制药。1993 年获得 FDA 批准后首先在美国上市，是改善阿尔茨海默症认知症新药和老年益智药物。他克林尤其对女性阿尔茨海默症具有显著的疗效，与卵磷脂合用可获得理想的效果，能明显改善患者的记忆力。常用剂量为每日 20 ～ 80mg，最大剂量为每日 160mg。他克林的不足之处是对肝功能及转氨酶指数有较大影响，由于患者要经常检测肝功能，其应用受到了限制。肝脏转氨酶升高的比例约是 50%，一般停药 4 ～ 6 周后恢复正常。被新一代乙酰胆碱酯酶抑制药所替代。

(2) 多奈哌齐：该药是具有高度选择性、可逆性治疗 AD 的药物，为第二代中枢性 AchE 抑制药。1996 年 11 月 25 日获得美国 FDA 的特许批准用于临床，商品名安理申。1997 年初首先在美国上市，1999 年 10 月在中国上市。多奈哌齐最大优势是治疗达标剂量小、毒副反应低，耐受性好，是唯一能达到美国 FDA 痴呆症治疗指南标准的药物。专家普遍认为，该药在阿尔茨海默症治疗药物中处于领先地位。常规剂量为每日 1 次，每次 5mg，晚饭后服用，1 个月后可以增加剂量达 10mg/d。

(3) 利斯的明：该药是氨基酸甲酸类脑选择性胆碱酯酶抑制药，属于该 AchE 抑制药第二代产品，由瑞士诺华制药英国公司开发，商品名艾斯能。研究结果显示：该药虽然半衰期相对较短，但对胆碱酯酶抑制作用可达 10h，该药不经肝脏及 P450 代谢，对轻、中度早老性痴呆症耐受性较好，同时具有抑制脑内的丁酰胆碱酯酶作用。在最近西班牙马德里举行的第 10 届阿尔茨海默病国际研讨会上，出现了新的剂型皮肤贴剂 Exelon。起始剂量 1.5mg，每日 2 次。如果能够耐受，在至少 2 周之后可以将剂量加至 3mg，每日 2 次；同样，可以逐渐加量至 4.5mg 和 6.0mg。当出现药物不良反应时，可考虑减量至前一个可以耐受的剂量。

(4) 加兰他敏：该药属于第二代 AchE 抑制药，用于治疗逆转神经肌肉阻滞、重症肌无力和幼儿脑型麻痹症等。该药具有双重作用机制，能较好地刺激和抑制乙酰胆碱酯酶，并且能够调节脑内的烟碱受体位点，可显著改善轻、中度早老性痴呆患者的认知功能，延缓脑细胞功能减退的进程。加兰他敏于 2000 年 7 月被欧盟批准后在英国、爱尔兰首先上市，现已在 25 个国家上市。1998 年上海中兴制药厂已生产加兰他敏原料药，1999 年国家药品监督管理局批准苏州第六制药厂生产四类新药氢溴酸加兰他敏胶囊，2000 年已在我国主要城市重点医院抗痴呆药品中崭露头角。常规剂量 10mg，每日 4 次。

AchE 抑制药不良反应：AchE 抑制药对外周神经系统不良反应最常见的胃肠道症状有恶心、呕吐、腹泻及眩晕、头痛等。这些症状多发生于剂量调整阶段，通常为轻到中度，持续时间有限，一般继续服药症状即可消失。采用食物和药物同服的方法，或先予减少剂量对症治疗即可控制此类不良反应的发生。胆碱酯酶抑制药治疗的最佳疗程尚不清楚。大多数盲法临床试验的持续时间都为 6 个月。持续 1 年的临床试验也显示，在接受活性药物治疗与接受安慰剂治疗的患者之间存在差异。一些对安慰剂组中患者的恶化速度进行推绎并与继续接受胆碱酯酶抑制药治疗患者的功能水平进行比较的研究提示，患者从治疗中的获益可以延续 2 ～ 3 年。

至今尚未明确是否有些患者对一种药物的疗效反应好于对另外一种药物的反应。在采用胆碱酰酶抑制药治疗时由一种药物转为另一种的指征包括：过敏反应、无法处理的不良反应、家人的意愿和在至少 6 个月的试验治疗后认知功能继续衰退。有关换用药物的特殊策略尚未在足够的患者中接受检验，尽管有人认为，中断治疗 ≥ 1 个月可能是有害的。在经过 3 周的洗脱期（期间服用安慰剂）后服用多奈哌齐治疗的患者，获得的功能水平高于那些接受 6 周安慰剂洗脱的患者。至今尚未对同时使用 1 种以上胆碱酯酶抑制药进行研究，也不建议这样做。胆碱酯酶抑制药通常与维生素 E 和美金刚一起使用。

2. N- 甲基 -D- 天冬氨酸拮抗药 — 盐酸美金刚

美金刚的出现，为那些服用 AchE 抑制药后仍然病情复发，或无法耐受 AchE 抑制药的中重度 AD 患者提供了新的治疗机会。临床试验显示，美金刚治疗 AD 的疗效属中等，而且对 AD 的潜在病因 —— 淀粉样蛋白斑和神经原纤维缠结也没有直接治疗作用。不过，由于 AD 治疗领域本身就缺少真正有效的治疗药物，再加上美金刚的不良反应相对较少，所以其成为首个治疗中重度 AD 的药物。

该药早在 1982 年就已在国上市，用于治疗帕金森综合征，大脑和周围性痉挛和认知障碍。80 年代后期的研究发现其具有抗痴呆的作用并开始进行国际临床开发。初步研究结果证实，本品对中重度 AD 和轻中度 VD 的认知障碍和临床症状有显著改善作用，而且耐受性良好。

该药一种最近获美国食品与药物管理局 (FDA) 批准用于治疗中重度阿尔茨海默病的 N- 甲基 -D- 天冬氨酸拮抗药，可能干扰谷氨酸能兴奋性毒性反应，或可能通过影响海马神经元的功能而提供改善症状的作用。一项在中重度阿尔茨海默病患者中进行的有关美金刚的双盲、安慰剂对照临床试验显示，根据 Activitiesof Daily Living Inventoryandthe Severe Impairment Battery(一项有关严重痴呆症患者的神经精神检查表)，美金刚优于安慰剂，但整体恶化评分量表没有得出这种结果。美金刚的开始剂量为 5mg 每天 1 次，然后将剂量增加到 5mg 每天 2 次，再后，每天早晨 10mg 和晚上 5mg，一直到最终剂量 10mg 每天 2 次。在美金刚组与安慰药组患者之间，就不良事件、实验室检查数值、心电图检查或生命体征而言，并不存在具有临床意义的差异。在正在接受稳定剂量胆碱酯酶抑制药治疗的中重度阿尔茨海默病患者中，使用美金刚治疗的患者与接受安慰药治疗的患者相比，前者认知功能改善、日常活动能力衰退速度减慢、出现新行为症状的发生率降低。在这些临床试验的患者中，改善的幅度是很小的，只观察到日常的功能或行为发生改善或暂时稳定。

3. 激素类

近年来，研究较多的是雌激素。研究发现：使用雌激素的妇女 AD 的发病率明显低于未使用雌激素的妇女的发病率，使用雌激素的老年妇女患 AD 的危险性明显低于那些没有服用过雌激素的妇女。因而采用雌激素替代治疗来延缓和预防老年女性的 AD 是很有希望的。雌激素能够降低老年妇女 AD 的发病率的机制可能与雌激素具有抗氧化能力、减少淀粉样蛋白沉积对细胞的损伤、促进神经元的修复功能、防止神经细胞死亡有关。但也有报道雌激素补充疗法的随机、安慰剂对照临床试验显示没有益处。妇女健康倡议雌激素加醋酸甲羟孕酮的研究显示，在随机分组时没有认知功能障碍、被分配到活性药物治疗组的绝经后妇女，出现痴呆症发病危险增加。因此，不推荐使用激素补充疗法来治疗或预防阿尔茨海默病。

4. 抗氧化剂

氧化自由基被认为参与 AD 脑细胞的死亡过程。自由基引起 P- 淀粉样蛋白沉积，与细胞膜产生反应，导致细胞内氧化过程，造成自由基释放。神经膜损伤可能是 AD 的病理变化的重要原因，在脑中减少自由基生成的药物和保护神经元免受自由基影响的药物有可能减慢病变的过程。因此，抗氧化剂可能有治疗 AD 的作用。

维生素 E 的研究结果证明能延缓 AD 的进程。优势是无明显不良反应，价格低廉，易被患者或家庭接受。800 ～ 2000U/d。

褪黑素的自由基清除能力是维生素 E 的 2 倍、谷甘肽的 4 倍、甘露醇的 14 倍。褪黑素的高亲脂性和部分亲水性使其易透过生物膜，进一步穿过胞浆进入细胞核，更好地发挥抗氧化作用。体外实验证实，褪黑素可阻止 β-AP(β 淀粉样蛋白) 诱导的细胞氧化性损

伤及细胞内 $Ca_2{}^+$ 升高，以及培养的神经细胞的死亡。

银杏叶提取物（天保宁、银可络、舒血宁、金纳多、达纳康），内含银杏黄酮苷、银杏内酯和白果内酯，具有清除体内自由基和抑制血小板活化作用。银杏叶提取物通过清除有毒的过氧自由基而对神经组织和细胞膜有保护作用。该药主要用于脑血管和冠状动脉缺血的患者，可在一定程度上改善老年期痴呆的记忆和认知障碍，但对重度痴呆没有作用。国内外临床试验显示口服片剂或滴剂 120mg(40mg×3) 一日 2 次，疗程 3 个月与安慰剂对照治疗 AD，约 45%(7/20) 的患者认知功能改善，85% 患者的疾病严重度减轻。口服，每日 3 次，每次 1～2 片。或 1～2 支加入 250ml 液体中静脉滴注。

其他的自由基清除药还有：去铁敏、艾地苯醌和甲磺酸替拉扎特等。应用此类药物旨在提高 AD 患者体内抗氧化水平，改善自由基消除系统的缺陷。

5. 抗感染药物

AD 免疫炎症学说被相当多的实验证明。目前的研究表明老年斑的形成有炎性反应参与，表现为 AD 患者脑组织中几种炎性相关蛋白的出现及小胶质细胞增生活跃，这种异常的炎性反应的产物可能造成了 β- 淀粉样蛋白的沉积。调查发现，患有风湿性关节炎的患者在服用非体消炎药后其 AD 的发病率明显下降或 AD 患病时间推迟，曾服用过激素和阿司匹林以外的消炎药的人患 AD 的危险性可减少 60%。初步研究结论是 NSAID 可延缓 AD 进展，NSAID 与 AD 的发病呈负相关。这使消炎镇痛药物在临床上使用成为可能。该观察结果引发了采用类固醇或非类固醇抗感染药进行的一系列临床试验。下列药物的临床试验报告了阴性转归（与安慰药相比没有益处）：泼尼松龙、双氯芬酸、罗非昔布（一种选择性环氧合酶 2 抑制药）和萘普生（一种混合性环氧合酶 1 和环氧合酶 2 抑制药）。因此，现有资料尚不足以支持采用抗感染药物来治疗阿尔茨海默病患者。一级预防临床试验尚未探讨这些药物对预防阿尔茨海默病的可能价值。

6. 抑制 β 淀粉样蛋白形成药

β- 淀粉样蛋白在 AD 的发病机制中起着重要的作用。因此，阻止淀粉样蛋白的合成和沉积的药物在 AD 的治疗中是很有潜力的。负责将 Aβ（一种有 42 个氨基酸的毒性片断）从淀粉样蛋白前体中释放出来的酶是 β 和 γ 分泌酶。有人正在积极研究这些酶的抑制药。胆固醇代谢与 Aβ 的生成关系密切，初步证据表明，他汀类药物可能对减少 Aβ 的蓄积有利。金属结合化合物，如氯碘羟喹可能减少与相关的氧化损伤，并可能抑制 Aβ 肽的聚积。高血糖水平可能增加胰岛素和胰岛素降解酶的水平，使胰岛素降解酶偏离其对 Aβ 代谢的另一种作用。一些研究人员提出，胰岛素降解酶的类似物可能是可以选用的治疗方法。旨在减少 Aβ 聚积的策略提供了另外一种可供探索的治疗途径。近年来，随着基因的发展，采用基因治疗已是阻止 β-AP 产生的一条重要途径，但这类研究尚处于基础研究阶段。另外，还有一些药物，如刚果红、烟碱、6- 烷基 - 甲基溴化哌啶、氨苯乙酸汞 (APMA)、integrin 和 transthyretin 等都能阻止 β-AP 沉积。另外，最近有研究表明，免疫系统产生的抗体可以吸收 β 淀粉样蛋白，使之不能沉积于脑组织中。目前对抑制 β 淀粉样蛋白形成药物的研究已成为 AD 药物治疗研究方向，其开发应用前景十分广阔。

7. 脑保护药物

脑循环改善药和钙离子拮抗药：脑内血管系统是输送转运神经元所需营养物质及排泄有害代谢物的重要通道，保证其通畅无阻至关重要。钙离子拮抗药可以抑制钙离子的超载，减轻血管的张力，预防血管痉挛，保持组织的活性。常用药物：尼莫地平、桂利嗪和氟桂利嗪、尼麦角林、环扁桃酯、罂粟碱。

神经营养药是一些促进神经系统发育、维持神经系统的蛋白质。早期的神经生长因子 (NGF)，保证并维持着胆碱能神经元的存活。第一例接受 NGF 治疗的是位患老年痴呆症 8 年的女性，通过脑室泵入，结果显示 NGF 可对抗 AD 造成的胆碱能缺陷，提高皮层血流量，保护脑细胞。相关的药物还包括脑源性神经营养因子 (BDNF)。由于这类药物不能透过血脑屏障，必须通过脑外循环系统相连的脑室内插管来实现，且可引起极为显著的头痛、周身疼痛等症状，因此，阻碍了对此类药物的深入研究，故寻找内源性的神经生长因子促进药是目前许多研究者极为关注的重点和研究的内容。包括神经生长因子、磷脂酰丝氨酸、单唾液酸四己糖神经苷脂 (GM-1，施捷因) 等。

促代谢药物，这一类药物能够促进细胞对葡萄糖的利用，增强神经元代谢，提高注意力、学习能力及记忆力，而不是作用于某一个特定的神经递质系统。包括吡拉西坦 (脑复康)、双氢麦角碱 (hydergine，海特琴，弟哥静)、吡咯烷酮类等。

胞磷胆碱类：代表药物有胞二磷胆碱。本品为人体的正常成分，分子中含有胆碱和胞嘧啶。在体内参与卵磷脂的生物合成，有改善脑组织代谢和促进大脑功能恢复的作用。该药还能改善脑血管张力，增加脑血流量。

(二) 神经精神症状和行为障碍的治疗

神经精神症状已知在阿尔茨海默病患者中很常见，大多数研究都报告，超过 80% 的患者都有这类症状。当患者发生行为异常时，由于药物治疗时有发生不良反应的危险，并且增加治疗的费用，因此，在使用药物治疗前，应该先采用非药物方法治疗。人们已经对大量非药物干预治疗阿尔茨海默病行为障碍的情况进行了研究，这些研究大多在养老院和长期护理机构中进行。这种干预措施包括：音乐、家人的录像带、照顾者声音的录音带、行走和轻松运动和感觉神经的刺激与放松。很少考虑给住在社区的患者进行非药物干预措施，但是已经注意提供一些可能对护理这些患者的人员有帮助的干预措施。考虑到非药物干预特性的相对良性，在治疗与阿尔茨海默病相关的行为障碍时，探索有关非药物干预技术的做法是切实可行的。

极少随机对照临床试验阐述有关治疗阿尔茨海默病患者行为改变的最佳精神药理学药物的问题。有关治疗的建议都基于小规模的临床试验、开放标签的研究和对无痴呆症患者研究的推论。

非典型抗精神病药物是治疗精神病或精神激动 (有或没有精神病) 的首选药物。这些药物比常规神经安定药物较少发生不良反应，如帕金森病和迟发性运动障碍。双盲、对照临床试验支持利培酮和奥氮平对降低阿尔茨海默病患者的精神病和精神激动发生率有效。活性药物比较临床试验和双盲、安慰药对照临床试验都显示，氟哌啶醇，一种神经安定抗精神病药，也可减少精神激动。一项有关神经安定药物对照性临床试验的荟萃分析显示，在治疗痴呆症时，活性药物治疗有效的患者比例高出安慰药治疗约20%。典型和非典型抗精神病药物治疗时观察到的有效率高于安慰药治疗时。当前的证据较为支持采用非典型抗精神病药物来治疗有精神病或精神激动的患者。疗效不足的患者可能从情绪稳定药或抗抑郁药的单药治疗中或与抗精神病药物的联合治疗中获益。

情绪稳定药可以减少阿尔茨海默病患者的行为障碍。在卡马西平的临床试验中，精神激动似乎显著改善。已经有人研究了α-正丙基戊酸钠二聚物对精神激动的作用，得出的结果各不相同。

多项临床试验已经阐述了阿尔茨海默病患者中的抑郁症治疗。显示使用抗抑郁药治疗无效的安慰药对照研究数量几乎与显示有益的研究数量相同。阴性和阳性的临床试验均有选择性5-羟色胺再摄取抑制药和三环类抗抑郁药。纳入严重抑郁患者并且研究设计严格的研究趋于显示有良好治疗效果。在老年患者中通常采用5-羟色胺再摄取抑制药与去甲肾上腺素能再摄取抑制药的联合疗法；三环类抗抑郁药有抗胆碱能不良反应，在临床上不常使用。在治疗阿尔茨海默病患者的抑郁症时，大多数临床医师都选用5-羟色胺再摄取抑制药。

很少精神药理学药物已获准特别地用于痴呆症或阿尔茨海默病的患者。几乎所有这些药物的处方使用都超出了药物说明书中规定的应用范围，都是以这些药物对无痴呆症患者有效这种观察结果的推论。但是，由于这些药物对阿尔茨海默病患者的疗效和不良反应可能与无痴呆症患者中的不同，因此，尚需要开展进一步研究。

（三）健康维护

在阿尔茨海默病发展过程中，患者可发生可能导致死亡的各种疾病，如脓毒血症、肺炎和上呼吸道感染、营养障碍、压疮、骨折和创伤。这些疾病的治疗至关重要。在阿尔茨海默病的早期阶段，临床医师应鼓励患者参加维护健康的活动，包括运动、控制高血压和其他内科疾病、每年进行抗流感的免疫接种、口腔护理、在有视力和听力障碍时使用眼镜和助听器。在疾病的晚期，必须重视患者的基本需要，如营养、补液和皮肤护理。对于是否使用延长生命方法（如胃造口术、静脉补液和使用抗生素）的决定，应该尊重患者的事前约定，并考虑代理决策者的指示。

（四）与照顾者联合

在治疗阿尔茨海默病时，医师与照顾者的联合是很必要的。照顾者负责监督住在社区的患者，并在患者住院后，经常访问患者和提供帮助。照顾者还负责给药，实施非药物治疗，改善患者的一般健康状况，使患者过有质量的生活。照顾者必须对下列情况做出决定：驾车、事前约定、财务管理、撤除火器、家庭安全以及诸如安全返回计划（这是一项由阿尔茨海默病学会建立的一个全国性网络)。研究显示，阿尔茨海默病患者照顾者认为他们自己的健康情况相当差。另外，他们比不是照顾者的个人有更多疾病、有更多躯体症状、有更多抑郁症和焦虑症、更常就诊和较少参加预防疾病的活动。自助团体、支持团体、教育、技能培训、咨询和心理治疗可能对照顾者有帮助。大多数这些干预都与精神紧张减轻和对照顾者了解增多相关，但是，这些干预并不能减轻照顾者的负担。介绍照顾者到家庭帮助组织是关心照顾者的一个重要做法。

十、AD 的预防

(一)一级预防

也就是病因预防，目的在于消除病因，避免或减少致病因素的影响，预防痴呆的发生。一级预防是预防工作的重中之重，是最积极、最主动的预防措施，应高度重视。

(1) 普及预防痴呆的相关知识，增强主动预防的能力，提高人们对疾病预防重大意义的认识。

(2) 提高自我保健能力和意识，增强抗病能力。养成良好的生活习惯，戒烟限酒，合理安排饮食，加强营养，加强锻炼，积极治疗疾病，具有向上乐观的心态和健康的身体。

(3) 消除病因，避免或减少危险因素的影响，保护易感人群。积极寻找病因，消除危险因素，对易感人群，如老年人、有 AD 家族史、受教育较短、女性老年人、患有高血压、高血脂、脑血管疾病、高同型半胱氨酸血症者、糖尿病患者、抑郁症、长期过量饮酒等应积极治疗原发病。

(4) 药物预防：目前尚没有哪个药对痴呆的发生有肯定的预防作用，目前不主张对非痴呆的认知损害个体使用乙酰胆碱酶抑制药治疗。

(二)二级预防

即对痴呆早期的筛查，以便早发现、早诊断、早治疗。应提高人群早期识别痴呆的能力。将可疑痴呆患者及时就医，早期诊断，早期得到医疗救治。

十一、AD 诊断中的注意事项

(一)确定痴呆诊断时应结合病史、神经、精神状态检查及神经心理学检查

结合上述诊断标准，做出痴呆的诊断。如有意识障碍或其他情况不能进行正确的精神状态检查时，则不应做出痴呆的诊断。对 AD 患者应了解以下病史：

(1) 一般内科病史。

(2) 一般神经科病史。

(3) 神经认知及行为病史。

(4) 精神科病史。

(5) 中毒性、营养性及药病史。

(6) 家族史。

(7) 客观检查，包括一般体格检查、神经科检查及神经心理学检查。

关于认知功能应重点了解以下情况：

(1) 早期近记忆、晚期近、远记忆障碍。

(2) 常识、思考、理解和判断能力、计算力下降、可有失认、失用、语言能力 (听、说、读、写)、视空间功能等认知障碍。

(3) 人格、行为改变。

(4) 定向障碍。

(5) 重症可有多动症、刻板帕金森病及大小便失控等精神运动障碍。

(6) 特别应注意有无抑郁征象及其发病与痴呆发病的先后关系。

(7) 了解过去及近年来用药情况，特别是可以引起认知功能减退的药物。

(二) 区别皮质或皮质下痴呆，确定潜在可疑的痴呆，做出与谵妄、抑郁等症的鉴别，再进一步从临床上做出 AD 的诊断

虽然 AD 的确诊只有做病理检查才有可能，但临床上根据一些国际通用的诊断标准，可作出相应的诊断，最常用的诊断标准有：

(1) DSM- Ⅳ (美国精神病协会的精神障碍与统计手册，第Ⅳ版，1994)。

(2) NINCDS-ADRDA 工作组诊断标准 (美国国立神经病、语言交流障碍及卒中 – 阿尔茨海默病及相关疾病学会工作组)。

(3) 1990 年世界卫生组织提出的疾病国际分类第十版 (ICD-10)。

(4) 国内诊断标准 (CCMD-2，1989) 与 ICD-10 和 DSM- Ⅳ相近。

(5) 综合多种诊断标准及有关临床检查，可显著提高临床诊断正确率 (75% ～ 85%)，近年研究结果包括功能性显像、神经心理、基因检测 (如 ApoE) 及瞳孔扩大试验等，提高了早期诊断的可能性，但早期诊断仍存在困难。必须指出因所用诊断标准不同，而对临床诊断的分类产生重大影响。

(三) 为进行痴呆的初步鉴别诊断应做相关检查

临床中有 60 多种疾病可引起痴呆，其中 10% ～ 20% 由其他疾病和原因引起的痴呆是可能进行针对性治疗的，是有可能治愈的，故必须进行全面检查，作出初步鉴别。首先除外系统性疾病：

(1) 应检测血常规、血沉 (ESR)、血液生化、肝肾功能、血维生素 B_{12}、叶酸、梅毒血清反应素快速实验 (RPR)、甲状腺功能 (TSH、T_3、T_4、FT_3、FT_4)、人免疫缺陷病毒 (HIV) 学及血清学、脑影像学、有关部位 X 线或超声及心电图检查等。

(2) 除外其他系统疾病：包括脑脊液检查、神经影像学 (尤其重要)、神经电生理检查。

第二节　阿尔茨海默病预防和康复

一、预防

预防脑退化应当从中年人开始：首先是改变不良生活习惯，关注自己的心脑血管健康，同时要少饮酒、抽烟，减少脑细胞被伤害的可能性。其次，关注自己的身体信号，如果经常出现健忘的情况，则需要及时选用一些具有预防脑退化的营养品进行补充。做到以下几点：

1. 补充大脑营养

(1) 多喝咖啡。根据欧洲大量研究表明，咖啡是一种新的补脑品，咖啡可以减少动物脑中的导致失忆的类淀粉含量。同时有抗氧化剂的功用。中年时每日饮 3 ～ 5 杯咖啡，晚年时出现脑退化症的风险可以下降 65%。

(2) 补充维生素 D、适度晒太阳。研究表明，维生素 D 有助于保持大脑的敏锐。体内维生素 D 最低者比含量适度者，其认知损害的可能性要高出 2 倍。当皮肤接受阳光照射时，能够合成维生素 D。但是，随着年龄的增长，这一合成的进展较为缓慢。建议在医师的指导下，每日服食维生素 D_3，800 ～ 2000 国际单位。

(3) 多饮苹果汁。苹果汁可以促进记忆化学物乙酰胆碱的产生。这也是治疗脑退化症常用药 Aricept 的作用机制。每日 2 ～ 3 个苹果可起到一定的预防作用。

2. 加强有氧运动和脑活动

(1) 有意识地加强有氧运动。例如每日急散步 30 分钟，以保证新生大脑细胞存活。

(2) 鼓励上网。研究资料显示：上网搜索比阅读书本更能刺激老年人的大脑。55 ～ 78 岁的新手，只要一个星期每日上网一小时，便能活化大脑的主记忆和学习中心。所以，有条件的家庭多鼓励老年人上网。不仅可以开阔视野，还可以预防老年痴呆症。

(3) 充实生活、锻炼大脑。鼓励老年人走出家庭，积极参加社区活动，参加力所能及的社区工作，使老年生活多样化，积极参加社交活动，在生活中不断地训练语言技巧，培养诸如打桥牌或猜纵横填字谜这样的终身爱好，使大脑较好地耐受色斑和缠结，以达到预防老年痴呆症的目的。

3. 预防感染、保护头颅

(1) 预防感染。研究资料显示，疱疹、胃溃疡、莱姆病、肺炎、流感都与脑退化症有密切关系。估计 60% 脑退化症是由单纯疱疹病毒引起的，其原因是：感染激发产生多余的淀粉样蛋白糊从而杀死脑细胞。

(2) 保护头颅。避免大脑受到撞击是非常重要的事情。研究表明，若头颅受到撞击，即使是年轻时期的轻微撞击，也会增加晚年时痴呆症的发生概率。培养良好的习惯，坐车时要系好安全带，家中注意防滑，以防摔倒，保护头颅不受撞击，以减少老年痴呆症的发生。

二、康复训练

老年痴呆（脑退化症）是常见的隐性退行性变性脑病，发病缓慢，常常被人忽略。应做到早期诊断、早期治疗，及时康复训练。日常功能训练的目的在于提高早期、中期痴呆患者的生活自理能力，增强其独立生活的信心；争取使晚期患者恢复或部分恢复基本生活功能。因此应根据病情的严重程度、患者的年龄和一般身体条件等综合考虑，有针对性地选择并进行日常功能训练。

1. 早期患者

在家庭中，做子女的不能因为父母年长，为了尽孝，将所有的事情都简单地包办代替，要有所认知：将一些日常事务劳动作为他们的作业活动，有利于他们的康复。应提醒和督促他们主动完成日常事务劳动。也可同患者共同商量，制订有针对性的能促进日常生活功能的作业活动，如规定每天做饭、洗碗、扫地、拖地板、洗衣服等家庭作业的次数和时间。

2. 中期患者

除采取上述家庭作业疗法外，还可通过训练来恢复患者丧失的部分生活能力。凡是有能力独立完成的，要让其独立完成，不限定时间，少催促，如洗脸、刷牙、梳头、进食、更衣等，使其在头脑中建立新的条件反射，以维持其各种功能。鼓励患者做力所能及的家务活，如收拾房间、扫地、擦桌子等。为了减慢记忆功能丧失的进程，每天要多次训练，以刺激记忆，如让患者说出自己的姓名、住址，辨识常见的标志物，回忆刚看完的电视新闻，也可以和患者一起回忆有趣的往事，唱唱老歌。对其失去的日常生活能力，可采用多次提醒、反复教、反复做等方法，日复一日地训练，直至学会为止。训练时要有耐心，决不能训斥和嘲笑，以免伤害患者，产生自卑和对抗的心理，并拒绝今后的训练。

3. 晚期患者

由于此期患者吃饭、穿衣、走路和刷牙等日常生活能力严重受损，康复训练有一定的难度，需要长期反复训练，才能获得一定的效果。对日常基本生活能力尚有所保留并稍能合作的患者，应从基本的生活功能着手训练。如训练其进食时，可分为喂食 → 自喂加协喂 → 自行进食三个步骤，在此过程中，把每一步的具体动作加以分解进行训练。如先训练患者握勺动作，再训练将装饭的小勺送到嘴边，再训练向嘴里填送。当用勺进食的几个步骤训练熟练后，再进行系统的练习，即：握勺 → 到碗中盛饭 → 把装有饭的小勺送到口边 → 再送到口中。勺放到嘴边时，接着训练向嘴里填送。当用勺进食的几个步骤熟练后，再进行系统的练习，即，握勺 → 到碗中盛饭 → 把装有饭的小勺送到口边 → 再送到口中。对失语症及构音障碍患者的说、谈、听、写的障碍要进行针对性的、循序渐进的语言训练。

除此之外，要关爱老人，妥善安排社会活动使老年人尽量接触社会，与社会保持经常联系，如参加"老人日托班"和"日间老人医疗站"活动等，使医护和社会联系相结合，并做到坚持药物治疗。对家庭人员进行有关老年性痴呆症状、防治要点和康复措施的教育，使家属能对痴呆患者产生症状有一个正确的认识。

第七章 帕金森病

帕金森病 (PD) 也称为震颤麻痹，是一种常见的神经系统变性疾病，临床上特征性表现为静止性震颤、运动迟缓、肌强直及姿势步态异常。病理特征是黑质多巴胺能神经元变性缺失和路易小体形成。

第一节 帕金森病的病因

特发性帕金森病的病因未明。研究显示，农业环境如杀虫剂和除草剂使用，以及遗传因素等是 PD 较确定的危险因素。居住农村或橡胶厂附近、饮用井水、从事田间劳动、在工业化学品厂工作等也可能是危险因素。吸烟与 PD 发病间存在负相关，被认为是保护因素，但吸烟有众多危害性，不能因 PD 的"保护因素"而提倡吸烟。饮茶和喝咖啡者患病率也较低。

本病的发病机制复杂，可能与下列因素有关：

一、环境因素

例如，20 世纪 80 年代初美国加州一些吸毒者因误用 MPTP，出现酷似原发性 PD 的某些病理变化、生化改变、症状和药物治疗反应，给猴注射 MPTP 也出现相似效应。鱼藤酮为脂溶性，可穿过血脑屏障，研究表明鱼藤酮可抑制线粒体复合体 I 活性，导致大量氧自由基和凋亡诱导因子产生，使 DA 能神经元变性。与 MPP^+ 结构相似的百草枯及其他吡啶类化合物，也被证明与帕金森病发病相关。利用 MPTP 和鱼藤酮制作的动物模型已成为帕金森病实验研究的有效工具。锰剂和铁剂等也被报道参与了帕金森病的发病。

二、遗传因素

流行病学资料显示，近 10% ～ 15% 的 PD 患者有家族史，呈不完全外显的常染色体显性或隐性遗传，其余为散发性 PD。目前已定位 13 个 PD 的基因位点，分别被命名为 PARK1-13，其中 9 个致病基因已被克隆。

(一) 常染色体显性遗传性帕金森病致病基因

包括 α- 突触核蛋白基因 (PARK1/PARK4)、UCH-L1 基因 (PARK5)、LRRK2 基因 (PARK8)、GIGYF2 基因 (PARK11) 和 HTRA2/Omi 基因 (PARK13)。

(1) α- 突触核蛋白 (PARK1) 基因定位于 4 号染色体长臂 4q21 ～ 23，α- 突触核蛋白可能增高 DA 能神经细胞对神经毒素的敏感性，α- 突触核蛋白基因 A 1a53Thr 和 A 1a39Pro 突变导致 α- 突触核蛋白异常沉积，最终形成路易小体。

(2) 富亮氨酸重复序列激酶 2(LRRK2) 基因 (PARK8)，是目前为止帕金森病患者中突变频率最高的常染色体显性帕金森病致病基因，与晚发性帕金森病相关。

(3) HTRA2 也与晚发性 PD 相关。

(4) 泛素蛋白 C 末端羟化酶 -L1(UCH-L1) 为 PARK5 基因突变，定位于 4 号染色体短臂 4p14。

（二）常染色体隐性遗传性帕金森病致病基因

包括 Parkin 基因 (PARK2)、PINK1 基因 (PARK6)、DJ-1 基因 (PARK7) 和 ATP13A2 基因 (PARK9)。

(1) Parkin 基因定位于 6 号染色体长臂 6q25.2 ～ 27，基因突变常导致 Parkin 蛋白功能障碍，酶活性减弱或消失，造成细胞内异常蛋白质沉积，最终导致 DA 能神经元变性。Parkin 基因突变是早发性常染色体隐性家族性帕金森病的主要病因之一。

(2) ATP13A2 基因突变在亚洲人群中较为多见，与常染色体隐性遗传性早发性帕金森病相关，该基因定位在 1 号染色体，包含 29 个编码外显子，编码 1180 个氨基酸的蛋白质，属于三磷腺苷酶的 P 型超家族，主要利用水解三磷腺苷释能驱动物质跨膜转运，ATP13A2 蛋白的降解途径主要有 2 个：溶酶体通路和蛋白酶体通路。蛋白酶体通路的功能障碍是导致神经退行性病变的因素之一，蛋白酶体通路 E3 连接酶 Parkin 蛋白的突变可以导致 PD 的发生。

(3) PINK1 基因最早在 3 个欧洲帕金森病家系中发现，该基因突变分布广泛，在北美、亚洲及中国台湾地区均有报道，该基因与线粒体的融合、分裂密切相关，且与 Parkin、DJ-1 和 Htra2 等帕金森病致病基因间存在相互作用，提示其在帕金森病发病机制中发挥重要作用。

(4) DJ-1 蛋白是氢过氧化物反应蛋白，参与机体氧化应激。DJ-1 基因突变后 DJ-1 蛋白功能受损，增加氧化应激反应对神经元的损害。DJ-1 基因突变与散发性早发性帕金森病的发病有关。

（三）细胞色素 P4502D6 基因和某些线粒体 DNA 突变

细胞色素 P4502D6 基因和某些线粒体 DNA 突变可能是 PD 发病易感因素之一，可能使 P450 酶活性下降，使肝脏解毒功能受损，易造成 MPTP 等毒素对黑质纹状体损害。

三、氧化应激与线粒体功能缺陷

氧化应激是 PD 发病机制的研究热点。自由基可使不饱和脂肪酸发生脂质过氧化 (LPO)，后者可氧化损伤蛋白质和 DNA，导致细胞变性死亡。PD 患者由于 B 型单胺氧

化酶 (MAO-B) 活性增高，可产生过量 OH 基，破坏细胞膜。在氧化的同时，黑质细胞内 DA 氧化产物聚合形成神经黑色素，与铁结合产生 Fenton 反应可形成 OH 基。在正常情况下细胞内有足够的抗氧化物质，如脑内的谷胱甘肽 (GSH)、谷胱甘肽过氧化物酶 (GSH-PX) 和超氧化物歧化酶 (SOD) 等，因而 DA 氧化产生自由基不会产生氧化应激，保证免遭自由基损伤。PD 患者黑质部还原型 GSH 降低和 LPO 增加，铁离子 (Fe^{2+}) 浓度增高和铁蛋白含量降低，使黑质成为易受氧化应激侵袭的部位。近年发现线粒体功能缺陷在 PD 发病中起重要作用。对 PD 患者线粒体功能缺陷认识源于对 MPTP 作用机制研究，MPTP 通过抑制黑质线粒体呼吸链复合物 I 活性导致 PD。体外实验证实 MPTP 活性成分 MPP^+ 能造成 MES 23.5 细胞线粒体膜电势 ($\Delta\psi m$) 下降，氧自由基生成增加。PD 患者黑质线粒体复合物 I 活性可降低 32% ～ 38%，复合物 I 活性降低使黑质细胞对自由基损伤敏感性显著增加。在多系统萎缩及进行性核上性麻痹患者黑质中未发现复合物 I 活性改变，表明 PD 黑质复合物 I 活性降低可能是 PD 相对特异性改变。PD 患者存在线粒体功能缺陷可能与遗传和环境因素有关，研究提示 PD 患者存在线粒体 DNA 突变，复合物 I 是由细胞核和线粒体两个基因组编码翻译，两组基因任何片段缺损都可影响复合物 I 功能。近年来 PARK1 基因突变受到普遍重视，它的编码蛋白就位于线粒体内。

四、免疫及炎性机制

Abramsky(1978) 提出 PD 发病与免疫 / 炎性机制有关。研究发现 PD 患者细胞免疫功能降低，白介素 -1(IL-1) 活性降低明显。PD 患者脑脊液 (CSF) 中存在抗 DA 能神经元抗体。细胞培养发现，PD 患者的血浆及 CSF 中的成分可抑制大鼠中脑 DA 能神经元的功能及生长。采用立体定向技术将 PD 患者血 IgG 注入大鼠一侧黑质，黑质酪氨酸羟化酶 (TH) 及 DA 能神经元明显减少，提示可能有免疫介导性黑质细胞损伤。许多环境因素如 MPTP、鱼藤酮、百草枯、铁剂等诱导的 DA 能神经元变性与小胶质细胞激活有关，小胶质细胞是脑组织主要的免疫细胞，在神经变性疾病发生中小胶质细胞不仅是简单的"反应性增生"，而且参与了整个病理过程。小胶质细胞活化后可通过产生氧自由基等促炎因子，对神经元产生毒性作用。DA 能神经元对氧化应激十分敏感，而活化的小胶质细胞是氧自由基产生的主要来源。此外，中脑黑质是小胶质细胞分布最为密集的区域，决定了小胶质细胞的活化在帕金森病发生发展中有重要作用。

五、年龄因素

PD 主要发生于中老年，40 岁以前很少发病。研究发现自 30 岁后黑质 DA 能神经元、酪氨酸羟化酶 (TH) 和多巴脱羧酶 (DDC) 活力，以及纹状体 DA 递质逐年减少，DA 的 D_2 和 D_2 受体密度减低。然而，罹患 PD 的老年人毕竟是少数，说明生理性 DA 能神经元退变不足以引起 PD。只有黑质 DA 能神经元减少 50% 以上，纹状体 DA 递质减少 80% 以上，临床才会出现 PD 症状，老龄只是 PD 的促发因素。

六、泛素－蛋白酶体系统功能异常

泛素－蛋白酶体系统 (UPS) 可选择性降低细胞内的蛋白质，在细胞周期性增殖及凋亡相关蛋白的降解中发挥重要作用。Parkin 基因突变常导致 UPS 功能障碍，不能降解错误折叠的蛋白，错误折叠蛋白的过多异常聚集则对细胞有毒性作用，引起氧化应激增强和线粒体功能损伤。应用蛋白酶体抑制剂已经构建成模拟 PD 的细胞模型。

七、兴奋性毒性作用

应用微透析及高压液相色谱 (HPLC) 检测发现，由 MPTP 制备的 PD 猴模型纹状体中兴奋性氨基酸 (谷氨酸、天门冬氨酸) 含量明显增高。若细胞外间隙谷氨酸浓度异常增高，过度刺激受体可对 CNS 产生明显毒性作用。动物实验发现，脑内注射微量谷氨酸可导致大片神经元坏死，谷氨酸兴奋性神经毒作用是通过 N- 甲基 -D- 天冬氨酸受体 (NMDA) 介导的，与 DA 能神经元变性有关。谷氨酸可通过激活 NMDA 受体产生一氧化氮 (NO) 损伤神经细胞，并释放更多的兴奋性氨基酸，进一步加重神经元损伤。

八、细胞凋亡

PD 发病过程存在细胞凋亡及神经营养因子缺乏等。细胞凋亡是帕金森病患者 DA 能神经元变性的基本形式，许多基因及其产物通过多种机制参与 DA 能神经元变性的凋亡过程。此外，多种迹象表明多巴胺转运体和囊泡转运体的异常表达与 DA 能神经元的变性直接相关。其他如神经细胞自噬、钙稳态失衡可能也参与帕金森病的发病。

目前，大多数学者认同帕金森病并非单一因素引起，是由遗传、环境因素、免疫 / 炎性因素、线粒体功能衰竭、兴奋性氨基酸毒性、神经细胞自噬及老化等多种因素通过多种机制共同作用所致。

第二节　帕金森病的病理生理

一、病理

PD 主要病理改变是含色素神经元变性、缺失，黑质致密部 DA 能神经元最显著。镜下可见神经细胞减少，黑质细胞黑色素消失，黑色素颗粒游离散布于组织和巨噬细胞内，伴不同程度神经胶质增生。正常人黑质细胞随年龄增长而减少，黑质细胞 80 岁时从原有42.5 万减至 20 万个，PD 患者少于 10 万个，出现症状时 DA 能神经元丢失 50% 以上，蓝斑、中缝核、迷走神经背核、苍白球、壳核、尾状核及丘脑底核等也可见轻度改变。

残留神经元胞浆中出现嗜酸性包涵体路易小体是本病重要的病理特点，Lewy 小体是细胞质蛋白质组成的玻璃样团块，中央有致密核心，周围有细丝状晕圈。一个细胞有时可见多个大小不同的 Lewy 小体，见于约 10% 的残存细胞，黑质明显，苍白球、纹状体及蓝斑等亦可见，α- 突触核蛋白和泛素是 Lewy 小体的重要组分。α- 突触核蛋白在许多脑区含量丰富，多集中于神经元突触前末梢。在小鼠或果蝇体内过量表达 α- 突触核蛋白可产生典型的帕金森病症状。尽管 α- 突触核蛋白基因突变仅出现在小部分家族性帕金森病患者中，但该基因表达的蛋白是路易小体的主要成分，提示它在帕金森病发病过程中起重要作用。

二、生化病理

PD 最显著的生物化学特征是脑内 DA 含量减少。DA 和乙酰胆碱 (ACh) 作为纹状体两种重要神经递质，功能相互拮抗，两者平衡对基底核环路活动起重要的调节作用。脑内 DA 递质通路主要为黑质一纹状体系，黑质致密部 DA 能神经元自血流摄入左旋酪氨酸，在细胞内酪氨酸羟化酶 (TH) 作用下形成左旋多巴 → 经多巴胺脱羧酶 (DDC)→DA→ 通过黑质一纹状体束，DA 作用于壳核、尾状核突触后神经元，最后被分解成高香草酸 (HVA)。由于特发性帕金森病 TH 和 DDC 减少，使 DA 生成减少。单胺氧化酶 B(MAOB) 抑制剂减少神经元内 DA 分解代谢，增加脑内 DA 含量。儿茶酚 - 氧位 - 甲基转移酶 (COMT) 抑制剂减少 L-dopa 外周代谢，维持 L-dopa 稳定血浆浓度，可用于 PD 治疗。

PD 患者黑质 DA 能神经元变性丢失，黑质一纹状体 DA 通路变性，纹状体 DA 含量显著降低 (> 80%)，使 ACh 系统功能相对亢进，是导致肌张力增高、动作减少等运动症状的生化基础。此外，中脑一边缘系统和中脑一皮质系统 DA 含量亦显著减少，可能导致智能减退、行为情感异常、言语错乱等高级神经活动障碍。DA 递质减少程度与患者症状严重度一致，病变早期通过 DA 更新率增加 (突触前代偿) 和 DA 受体失神经后超敏现象 (突触后代偿)，临床症状可能不明显 (代偿期)，随疾病的进展可出现典型 PD 症状 (失代偿期)。基底核其他递质或神经肽如去甲肾上腺素 (NE)、5- 羟色胺 (5-HT)、P 物质 (SP)、脑啡肽 (ENK)、生长抑素 (SS) 等也有变化。

第三节　帕金森病的检查

(1) PD 患者的 CT、MRI 检查通常无特征性异常。

(2) 生化检测：高效液相色谱一电化学法 (HPLC-EC) 检测患者 CSF 和尿中高香草酸 (HVA) 含量降低，放免法检测 CSF 中生长抑素含量降低。血及脑脊液常规检查无异常。

(3) 基因及生物标志物：家族性 PD 患者可采用 DNA 印迹技术、PCR、DNA 序列分析等检测基因突变。采用蛋白组学等技术检测血清、CSF、唾液中 α- 突触核蛋白、DJ-1 等潜在的早期 PD 生物学标志物。

(4) 超声检查可见对侧中脑黑质的高回声。

(5) 功能影像学检测：① DA 受体功能显像：PD 纹状体 DA 受体，主要是 D_2 受体功能发生改变，PET 和 SPECT 可动态观察 DA 受体，SPECT 较简便经济，特异性 D_2 受体标记物 123 碘 Iodobenzamide(^{123}I-IBZM) 合成使 SPECT 应用广泛；② DA 转运体 (DAT) 功能显像：纹状体突触前膜 DAT 可调控突触间隙中 DA 有效浓度，使 DA 对突触前和突触后受体发生时间依赖性激动，早期 PD 患者 DAT 功能较正常下降31% ~ 65%，应用 ^{123}I-β-CIT PET 或 ^{99m}Tc-TRODAT-1 SPECT 可检测 DAT 功能，用于 PD 早期和亚临床诊断；③神经递质功能显像：^{18}F-dopa 透过血脑屏障入脑，多巴脱羧酶将 ^{18}F-dopa 转化为 ^{18}F-DA，PD 患者纹状体区 ^{18}F-dopa 放射性聚集较正常人明显减低，提示多巴脱羧酶活性降低。

(6) 药物试验：目前临床已很少采用。

左旋多巴试验：①试验前 24h 停用左旋多巴、多巴胺受体激动剂、抗胆碱能药、抗组胺药；②试验前 30min 和试验开始前各进行 1 次临床评分；③早 8 ~ 9 时患者排尿便，然后口服 375 ~ 500mg 多巴丝肼；④服药 45 ~ 150min 按 UPDRS-III量表测试患者的运动功能；⑤病情减轻为阳性反应。

多巴丝肼弥散剂试验：药物吸收快，很快达到有效浓度，代谢快，用药量较小，可短时间 (10 ~ 30min) 内确定患者对左旋多巴反应。对 PD 诊断、鉴别诊断及药物选择等有价值。

阿扑吗啡试验：①②项同左旋多巴试验；③皮下注射阿扑吗啡 2mg；④用药后 30 ~ 120min，测试患者的运动功能，病情减轻为阳性反应，如阴性可分别隔 4h 用 3mg、5mg 或 10mg 阿扑吗啡重复试验。

第四节　帕金森病的诊断

依据中老年发病，缓慢进展性病程，必备运动迟缓及至少具备静止性震颤、肌强直或姿势平衡障碍中的一项，单侧起病，对左旋多巴治疗敏感，无其他神经系统症状和体征，如垂直凝视麻痹，共济失调，锥体束征阳性，早期即有严重的自主神经受累，早期即有严重的痴呆伴有记忆力、言语和执行功能障碍等即可作出临床诊断。原发性 PD 的脑 CT、MRI 检查无特征性改变，主要用于排除其他原因引起的帕金森症状；嗅觉测试可发现早期患者的嗅觉减退；^{18}F- 多巴作示踪剂行多巴摄取 PET 显像可显示多巴胺递质合成减少；用 ^{125}I-β-CIT、^{99m}Tc-TRODAT-1 示踪剂行多巴胺转运体 (DAT) 显像可显示显著降低，有助于疾病早期甚至亚临床期的诊断；以 ^{125}I-IBZM 作示踪剂行多巴胺 D_2 受体功能显像其活性在早期呈失神经超敏，后期低敏，也有诊断价值。

本病主要需与其他原因引起的帕金森综合征鉴别。如感染、药物、中毒、脑动脉硬化、外伤等引起的继发性帕金森综合征；伴发于其他神经变性疾病的帕金森综合征：不少神经变性疾病具有帕金森综合征表现，常以强直、少动为主，静止性震颤很少见，对左旋多巴治疗不敏感，如不自主运动、垂直性眼球凝视障碍 (见于进行性核上性麻痹)、直立性低血压 (Shy-Drager 综合征)、小脑性共济失调 (橄榄脑桥小脑萎缩)、早且严重的痴呆 (路易体痴呆)、角膜色素环 (肝豆状核变性)、皮质复合感觉缺失和锥体束征 (皮质基底节变性) 等；对早期 PD 患者，临床症状不典型，需与原发性震颤、抑郁症、颈椎病、腰椎病、脑血管病鉴别。

第五节　帕金森病的治疗

目前没有根治 PD 的手段，治疗原则以达到有效改善症状、提高工作能力、改善生活质量、延缓疾病进展为目标。治疗方法包括药物治疗、手术治疗、运动疗法、心理疏导及照料护理等。药物治疗是整个治疗过程中的主要治疗手段，作为首选，手术治疗则是药物治疗的一种有效补充手段。对 PD 的运动症状和非运动症状均应采取全面综合治疗。因无法治愈本病，早期诊断、早期治疗尤为重要，不仅可以更好地改善症状，而且可能延缓疾病的进展。

一、药物治疗

包括疾病修饰治疗和症状性治疗。疾病修饰治疗的目的是延缓疾病的进展。原则上，PD 一旦被诊断就应及早予以疾病修饰治疗。目前临床上可能有疾病修饰作用的药物主要包括单胺氧化酶 B 型 (MAO-B) 抑制剂和多巴胺受体 (DR) 激动剂等。MAO-B 抑制剂中的司来吉兰＋维生素 E(DATATOP 临床试验) 和雷沙吉兰 (ADAGIO 临床试验) 可能具有延缓疾病进展的作用，雷沙吉兰为新一代 MAO-B 抑制剂，其推迟疾病进展的证据可能强于司来吉兰；DR 激动剂中普拉克索的 CALM-PD 研究和罗匹尼罗的 REAL-PET 研究提示可能有疾病修饰作用；有报道大剂量 (1200mg/d) 辅酶 Q10 的临床试验提示也可能有疾病修饰作用。症状性治疗的药物对原发性 PD 有效，但对帕金森综合征的疗效不佳或完全无效。

(一) 治疗药物

(1) 抗胆碱药：一般认为可部分阻滞中枢 (纹状体) 的胆碱受体，使黑质纹状体部位的胆碱神经与 DA 神经的功能获得平衡。主要适用于震颤明显且年轻患者，对无震颤或已知有认知功能障碍的患者不推荐应用；对 60 岁以下的患者，要告知长期应用可能会导致认知功能下降，要定期复查认知功能，一旦发现认知功能下降则应停用；对 60 岁以上的患者最好不用或慎用，闭角型青光眼及前列腺肥大患者禁用。目前国内主要有苯海索，用法 1～2mg，每日 2～3 次，早期可单独应用，也可和其他抗 PD 药物联合应用提高疗效。此外有丙环定（开马君）、苄托品（苯扎托品）、东莨菪碱、环戊丙醇和比哌立登（安克痉）。主要不良反应有口干、便秘、排尿困难、视物模糊、头晕、恶心、呕吐、失眠、记忆力减退，严重者有幻觉、妄想。

(2) 金刚烷胺：作用机制可能是促进 DA 神经元释放 DA，抑制突触前膜对 DA 的摄取，从而增强 DA 的效应，此外尚有抗 Ach 作用，与左旋多巴合用可提高疗效，金刚烷胺可能亦是一种谷氨酸拮抗剂，可抑制谷氨酸诱发的神经毒作用，因而可能也有疾病修饰作用。用法 50～100mg，每日 2～3 次，末次应在下午 4 时前服用。能改善少动、强直等症状，对缓解震颤作用较弱，对伴异动症患者可能有帮助 (C 级证据)。早期可单独应用，也可和其他抗 PD 药物联合应用改善症状。不良反应有注意力不能集中、神志模糊、失眠或恶梦、视力模糊、便秘、皮肤出现紫红色网状斑点或网状青斑等，长期治疗可能有踝部水肿。肾功能不全、癫痫、严重胃溃疡、肝患者慎用，哺乳期妇女禁用。

(3) 复方左旋多巴（苄丝肼左旋多巴、卡比多巴左旋多巴）：左旋多巴 (L-dopa) 是体内合成 DA 的前体，可通过血－脑脊液屏障，在脑内，左旋多巴被纹状体部位的多巴胺神经元摄取，在多巴脱羧酶作用下脱羧生成 DA，储存于囊泡中，当神经冲动来时，囊泡中的 DA 可释放到突触间隙，从而激动了突触后膜上的 DA 受体，产生抗 PD 作用而改善 PD 患者的症状。至今仍是治疗本病最基本、最有效的药物，对震颤、强直、运动迟缓等均有良好疗效。初始用量 62.5～125mg，每日 2～3 次，根据病情而逐渐增加剂量至疗效满意以维持治疗，维持量应力求疗效满意而副作用最小的适宜剂量。应餐前 1 小时或餐后 1 个半小时服药。复方左旋多巴有常释剂、控释剂、水溶剂等不同剂型。复方左旋多巴常释剂：有多巴丝肼和卡左双多巴控释片，具有起效快的特点；复方左旋多巴控释剂：有多巴丝肼液体动力平衡系统和卡左双多巴控释片，特点是血药浓度比较稳定，且作用时间较长，有利于控制症状波动，减少每日的服药次数，但生物利用度较低，起效缓慢，故将常释剂转换为控释剂时，需加以注意每日首剂需提前服用，剂量应作相应增加；弥散型多巴丝肼，特点是易在水中溶解，便于口服，吸收和起效快，且作用时间与常释剂相仿。适用于晨僵、餐后"关闭"状态、吞咽困难患者。

不良反应有周围性和中枢性两类，周围性不良反应为恶心、呕吐、便秘、低血压、偶见心律失常。恶心、呕吐与初期服药增量过快或过大有关，餐后 1 个半小时口服或缓慢增量，或加用多潘立酮片可缓解胃肠道反应；治疗初期可出现轻度直立性低血压，随着剂量逐渐缓慢递增和药物耐受性逐渐增加，直立性低血压可逐渐减轻或消失。极少数患者有心悸、心律失常，一般不需抗心律失常治疗，很少需停左旋多巴，必要时可加用 β 受体阻滞剂。中枢性不良反应为症状波动、异动症和精神症状等，主要调整抗 PD 药物以控制症状 (见本节运动并发症的治疗和非运动症状治疗)。以往认为早期应用左旋多巴会诱发异动症，主张尽可能推迟应用，现有证据提示早期小剂量 (400mg/d 以内) 应用并不增加异动症产生的风险。对于有活动性消化道溃疡、严重的心血管疾病、肝及肾功能障碍的患者应慎用，伴有闭角型青光眼、精神病患者禁用。

(4) DR 激动剂：直接刺激多巴胺受体，绕过受损的黑质纹状体神经元，不需要 DA 合成酶将左旋多巴转换成 DA 发挥作用，在纹状体的半衰期比左旋多巴长，这类长半衰期制剂能避免对纹状体突触后膜 DR 产生"脉冲"样刺激，以预防或减少运动并发症的发生，此外可能也有疾病修饰作用。DR 激动剂有麦角类和非麦角类两种类型，麦角类包括溴隐亭、培高利特、α-二氢麦角隐亭、卡麦角林和麦角乙脲；非麦角类包括普拉克索、罗匹尼罗、吡贝地尔、罗替戈汀和阿扑吗啡。罗匹尼罗和罗替戈汀即将在国内上市。麦角类 DR 激动剂会导致心脏瓣膜病变和肺胸膜纤维化现已不主张使用，其中培高利特国内已停用。目前大多推崇非麦角类 DR 激动剂为首选药物，尤其适用于早发型及轻症患者病程初期，在疾病早期单独应用，可改善 PD 运动症状，以推迟使用复方左旋多巴的时间，如联合复方左旋多巴治疗，可减少复方左旋多巴的治疗剂量。DR 激动剂均应从小剂量开始，渐增剂量至获得满意疗效而不出现副作用为止。副作用与复方左旋多巴相似，不同之处是症状波动和异动症发生率低，而直立性低血压、足踝水肿、冲动控制障碍（食欲、性欲、购物等）、幻觉等精神症状发生率较高。

①吡贝地尔缓释片：对黑质纹状体 DA 的 D_1 和 D_2 受体有激动作用，对中脑-皮质和边缘叶通路的 D_3 受体也有激动作用，另具有降低谷氨酰胺和自由基含量的作用。对震颤作用强，对强直和少动的作用较弱。初始剂量 50mg，每日 1 次，或易产生副作用患者可改为 25mg，每日 2 次，第 2 周增至 50mg，每日 2 次，有效剂量 150mg/d，分 3 次口服，最大剂量不超过 250mg/d。

②普拉克索：激动 D_2 和 D_3 受体，有常释剂和缓释剂两种剂型。常释剂的用法：初始剂量 0.125mg，每日 3 次（个别易产生副作用患者则为 1～2 次），每周增加 0.125mg，每日 3 次，一般有效剂量 0.5～0.75mg，每日 3 次，最大不超过 4.5mg/d。缓释剂的用法：每日的剂量与常释剂相同，但为每日 1 次服 fe。

③罗匹尼罗：激动 D_2 和 D_3 受体，初始剂量 0.25mg，每日 3 次，每周增加 0.75mg 至每日 3mg，一般有效剂量为每日 3～9mg，分 3 次服用，最大日剂量为 24mg。

④罗替戈汀：初始剂量 2mg，每日 1 次，每周增加 2mg，一般有效剂量早期患者为每日 6～8mg，中晚期患者为 8～16mg。

⑤溴隐亭：具有强 D_2 受体激动作用和弱 D_1 受体拮抗作用，初始剂量 0.625mg，每日 1 次，每隔 5 天增加 0.625mg，有效剂量 3.75～15mg/d，分 3 次口服。

⑥α-二氢麦角隐亭：主要激动 D_2 受体，部分激动 D_1 受体，初始剂量 2.5mg，每日 2 次，每隔 5 天增加 2.5mg，有效剂量 30～50mg/d，分 3 次口服。

不同 DR 激动剂之间的剂量转换为：吡贝地尔：普拉克索：罗匹尼罗溴隐亭 α-二氢麦角隐亭＝ 100:1:5:10:60，因有个体差异该换算剂量仅作参考。

(5) MAO-B 抑制剂：阻止脑内多巴胺降解，增加多巴胺浓度。与复方左旋多巴合用可增强疗效，改善症状波动，单用有轻度的症状改善作用。目前国内有司来吉兰和即将上市的雷沙吉兰，司来吉兰有常释剂和口腔黏膜崩解剂。司来吉兰常释剂的用法为 2.5 ～ 5mg，每日 2 次，有效治疗剂量为 10mg/d，应早、中午服用，勿在傍晚或晚上应用，以免引起失眠，或与维生素 E 2000U 合用 (DATATOP 方案)；新剂 Mzydis selegiline(口腔黏膜崩解剂) 的吸收、作用、安全性均好于司来吉兰常释剂，用法为 1.25 ～ 2.5mg/d，但目前国内尚未上市；雷沙吉兰的用法为 1mg，每日 1 次，早晨服用。常见不良反应为失眠、多梦，少见的不良反应有头昏、腹痛或胃痛、直立性低血压、心律失常、氨基转移酶升高、记忆障碍 (多见于每日量超过 10mg 者)、肌肉痉挛或指趾麻木、口周或喉头烧灼感、皮肤与眼睛对日光过敏、疲乏、出汗过多等，通过减少剂量或减少合用的左旋多巴用量可获得缓解；司来吉兰过量后可能发生高血压危象，如同时服用含有酪胺的食物或饮料如干酪、酵母 / 蛋白提取物、熏肉或盐腌肉、家禽或鱼、发酵的香肠或其他发酵的肉类、酸泡菜、香蕉、太熟的水果、啤酒、红白酒等，可引起突然及严重的高血压反应。胃溃疡者慎用，禁与 5- 羟色胺再摄取抑制剂 (SSR1) 合用，合用有可能引起 5- 羟色胺综合征或其他不良反应，如自主神经功能紊乱、严重焦虑或谵妄、意识障碍、高热、癫痫发作、肌强直或震颤等，如需应用三环类抗抑郁剂或 SSR1s 药物，一般在停用司来吉兰后至少 14 天才可使用。

(6) 儿茶酚 - 氧位 - 甲基转移酶 (COMT) 抑制剂：恩他卡朋和托卡朋通过抑制左旋多巴在外周的代谢，使血浆左旋多巴浓度保持稳定，并加速通过血 - 脑脊液屏障以增加脑内多巴胺含量。托卡朋还能阻止脑内多巴胺降解，使脑内多巴胺浓度增加。COMT 抑制剂与复方左旋多巴合用，可提高后者的生物利用度、增强疗效，改善症状波动。恩托卡朋每次 100 ～ 200mg，须与复方左旋多巴同服，单用无效，服用次数与复方左旋多巴次数相同或少于复方左旋多巴次数。Stalevo 由恩他卡朋 / 左旋多巴 / 卡比多巴组合成的一种制剂，应用便利，疾病早期首选治疗可能预防或延迟运动并发症的发生，但存有争议。托卡朋每次 100mg，每日 3 次，第一剂与复方左旋多巴同服，此后间隔 6 小时服用，可以单用，每日最大剂量为 600mg。不良反应短暂而轻微，最常见为 DA 异动症，其次为恶心、呕吐、眩晕、头痛、疲乏、多汗、口干、食欲减退、上腹部不适等，可通过减少同用的左旋多巴剂量而得到改善，胃肠道反应明显者可加用多潘立酮片治疗，尿色变黄与恩托卡朋及其代谢产物本身黄色有关，无需减药或停药，氨基转氨酶升高则停用。托卡朋有可能导致肝功能损害，用药期间须严密监测肝功能，尤其在用药前 3 个月。

(二) 用药原则

PD 的运动症状和非运动症状都会影响患者的工作和日常生活能力，药物治疗应兼顾两大症状，以达到有效改善症状，提高生活质量为目标。应坚持"剂量滴定"以避免产生药物急性副作用，力求实现"尽可能以小剂量达到满意临床效果"的用药原则，可避免或降低运动并发症尤其是异动症的发生率。治疗应遵循循证医学证据及指南，又体现个体化原则，不同患者的用药选择需要综合考虑患者的疾病特点 (是以震颤为主，还是以

强直少动为主) 和疾病严重度、有无认知障碍、发病年龄、就业状况、有无共病、合并用药情况、药物可能的副作用、患者的意愿、经济承受能力等因素。尽可能避免、推迟或减少药物的副作用和运动并发症。治疗期间不能突然停药，尤其是左旋多巴，以免发生撤药恶性综合征。PD 治疗为一长程治疗，因此，药物治疗不仅立足当前，更需长期管理，以期达到长久获益。

(三) 选择药物原则

(1) 早发型患者：不伴智能减退，可有如下选择。①非麦角类 DR 激动剂；②MAO-B 抑制剂，或加用维生素 E；③金刚烷胺；④复方左旋多巴：⑤恩他卡朋双多巴片。

首选药物并非按照以上顺序，需根据不同患者的具体情况，选择不同方案。若顺应美国、欧洲治疗指南应首选①方案，也可首选②方案，或首选⑤方案；若由于经济原因不能承受高价格的药物，则可首选③方案；若因特殊工作之需，力求显著改善运动症状，或出现认知功能减退，则可首选④或⑤方案；也可小剂量应用①、②或③方案时，同时小剂量合用④方案。对于震颤明显而其他抗 PD 药物疗效欠佳时可选用抗胆碱药，如苯海索。

(2) 晚发型患者或伴智能减退：一般首选复方左旋多巴治疗。随症状加重、疗效减退时可添加 DR 激动剂、MAO-B 抑制剂或 COMT 抑制剂治疗。抗胆碱药如苯海索尽可能不用，尤其老年男性患者，因有较多副作用。除非有严重震颤，并明显影响患者的日常生活能力。

(3) 早期帕金森病治疗 (Hoehn-Yahr 1 ～ 2.5 级)：现在的观点是一旦早期诊断，即开始早期治疗。早期治疗可以分为非药物治疗 (包括认识和了解疾病、补充营养、加强锻炼、坚定战胜疾病的信心，以及社会和家人对患者的理解、关心与支持) 和药物治疗。药物治疗多选用可能具有疾病修饰作用的药物，开始多以单药治疗，但也可采用优化的小剂量两种药物 (体现多靶点) 的联合应用，力求疗效最佳，维持时间更长，而运动并发症发生率最低。

(4) 中晚期帕金森病治疗 (Hoehn-Yahr 3 ～ 5 级)：中晚期 PD、尤其是晚期 PD 的临床表现极其复杂，其中有疾病本身的进展，也有药物副作用或运动并发症的因素参与。对中晚期 PD 患者的治疗，一方面继续力求改善运动症状，另一方面妥善处理一些运动并发症和非运动症状。

(四) 运动并发症的治疗

运动并发症包括症状波动和异动症 (AIMs)，是晚期患者在治疗中最棘手的副作用，治疗方案包括调整药物剂量及服药次数可能改善症状，手术治疗 (主要是深部脑刺激术) 也有效。

(1) 症状波动的治疗：症状波动主要有疗效减退或剂末现象和开 - 关现象两种形式。

疗效减退或剂末现象：指每次用药的有效作用时间缩短，症状随血液药物浓度发生规律性波动。可通过以下方案调整改善症状。①不增加服用复方左旋多巴的每日总剂量，而适当增加每日服药次数，减少每次服药剂量 (以仍能有效改善运动症状为前提)，或适当增加每日总剂量 (原先剂量不大的情况下)，每次服药剂量不变，而增加服药次数；②由常释剂换用控释剂以延长左旋多巴的作用时间，更适宜在早期出现剂末恶化，尤其发生在夜间时为较佳选择，剂量需增加 20% ~ 30%(美国指南不认为能缩短 "关" 期，是 C 级证据，而英国 NICE 指南推荐可在晚期患者中应用，但不作为首选，是 B 级证据)；③加用长半衰期的 DR 激动剂，其中普拉克索、罗匹尼罗为 B 级证据，卡麦角林、阿扑吗啡为 C 级证据，溴隐亭为不能缩短 "关" 期，是 C 级证据；若已用 DR 激动剂而疗效减退可试换用另一 DR 激动剂；④加用对纹状体产生持续性 DA 刺激 (CDS) 的 COMT 抑制剂，其中恩托卡朋为 A 级证据，托卡朋为 B 级证据；⑤加用 MAO-B 抑制剂，其中雷沙吉兰为 A 级证据，司来吉兰为 C 级证据；⑥避免饮食 (含蛋白质) 对左旋多巴吸收及通过血 - 脑脊液屏障的影响，宜在餐前 1 小时或餐后 1 个半小时服药，调整蛋白饮食可能有效；⑦手术治疗主要是丘脑底核 (STN) 脑深部刺激术可获益，为 C 级证据。

开 - 关现象指症状在突然缓解 ("开期") 与加重 ("关期") 之间波动，"开期" 常伴异动症。多见于晚期患者，处理较为困难，可应用长效 DR 激动剂，或采用微泵持续输注左旋多巴甲酯或乙酰或 DR 激动剂 (如麦角乙脲等)。

(2) 异动症的治疗：异动症又称为运动障碍，常表现为不自主的舞蹈样、肌张力障碍样动作，可累及头面部、四肢、躯干。包括剂峰异动症、双相异动症和肌张力障碍三种形式。

剂峰异动症常出现在血液药物浓度高峰期 (用药 1 ~ 2 小时)，与用药过量或多巴胺受体超敏有关。调整方案有：①减少每次复方左旋多巴的剂量；②若患者是单用复方左旋多巴，可适当减少剂量，同时加用 DR 激动剂，或加用 C0MT 抑制剂；③加用金刚烷胺 (为 C 级证据)；④加用非典型抗精神病药如氯氮平；⑤若在使用复方左旋多巴控释剂，则应换用常释剂，避免控释剂的累积效应。

双相异动症包括剂初异动症和剂末异动症机制未详，治疗较困难，处理方法为：①若在使用复方左旋多巴控释剂应换用常释剂，最好换用水溶剂，可以有效缓解剂初异动症；②加用长半衰期的 DR 激动剂或加用延长左旋多巴血浆清除半衰期、增加曲线下面积 (AUC) 的 C0MT 抑制剂，可以缓解剂末异动症，也可能有助于改善剂初异动症。微泵持续输注 DR 激动剂或左旋多巴甲酯或乙酯可以同时改善异动症和症状波动，现正在试验口服制剂是否能达到同样效果。其他治疗异动症的药物如作用于基底节非 DA 腺苷 A2A 受体拮抗剂等正在进行临床试验。

肌张力障碍表现为足或小腿痛性肌痉挛，多发生于清晨服药之前，可在睡前服用复方左旋多巴控释剂或长效 DR 激动剂，或在起床前服用弥散型多巴丝肼或常释剂；发生于 "关" 期或 "开" 期的肌张力障碍可适当增加或减少复方左旋多巴用量。部分或者也可通过 DBS 改善症状。

（五）非运动症状

包括感觉障碍、自主神经功能障碍、精神障碍和睡眠障碍等。对这些症状的治疗也应遵循一定的原则。

(1) 感觉障碍：包括肢体麻木、疼痛、痉挛、嗅觉障碍等。嗅觉减退在 PD 患者中相当常见，且多发生在运动症状出现之前多年，但是目前尚无措施能够改善嗅觉障碍。疼痛、麻木在 PD 中晚期患者中比较常见，如疼痛或麻木在"关期"明显，经抗 PD 药物治疗后减轻或消失，则提示疼痛或麻木由 PD 所致，抗 PD 药物治疗较单纯镇痛处理更有效，可以调整治疗以延长"开期"缓解症状。反之则可能是由伴随的骨关节病变或其他原因所致，可以选择相应的治疗措施。

(2) 自主神经功能障碍：便秘最常见，其次有泌尿障碍和直立性低血压等。

①便秘：最常见，减少或停用抗胆碱药，增加运动量，摄入足够的液体和进食高纤维食物如水果、蔬菜、纤维素对大部分轻症患者有效，必要时应用软便剂、缓泻药等助便药，如乳果糖 (10 ～ 20g/d)、龙荟丸、大黄片、番泻叶等；也可加用胃蠕动药，如多潘立酮、莫沙必利等。

②泌尿障碍：对逼尿肌活性增高如尿频、尿急和急迫性尿失禁，除睡前限制水分摄入外，可采用外周抗胆碱药，如奥昔布宁、溴丙胺太林、托特罗定和莨菪碱等；而对逼尿肌活性降低者如排尿困难、膀胱排空障碍、漏尿症则给予 α- 受体阻滞剂，如特拉唑嗪，睡前服；若出现尿潴留，应采取间歇性清洁导尿，若由前列腺增生肥大引起，严重者必要时可行手术治疗。

③直立性低血压：首选 α 肾上腺素受体激动剂米多君治疗，且最有效，起始剂量 2.5mg/d；氟氢可的松，起始剂量 0.1mg/d，易增加水、钠潴留 / 用药期间应监测血压，防止出现卧位高血压。也可使用选择性外周多巴胺受体拮抗剂多潘立酮。非药物治疗包括适当增加盐和水的摄入量，睡眠时抬高头位 10 ～ 30 度，穿弹力裤，不要快速地从卧位或坐位起立，仅餐后血压降低者，应鼓励少食多餐。避免饱餐、饮酒、高温等加重因素，调整抗 PD 药物包括左旋多巴和 DR 激动剂。

(3) 精神障碍：最常见的精神障碍包括抑郁或 (和) 焦虑、幻觉等精神症状、认知障碍等。

①精神症状：首先需要鉴别精神症状是由抗 PD 药物诱发，还是由疾病本身所致，若是与抗 PD 药物相关，则需根据最易诱发的概率而依次逐减或停用下列抗 PD 药物：抗胆碱药、金刚烷胺、MAO-B 抑制剂、DR 激动剂、复方左旋多巴；如果药物调整效果不理想，或由疾病本身所致，考虑对症用药，多推荐选用小剂量氯氮平、喹硫平、奥氮平，氯氮平作用稍强，但可能会有 1% ～ 2% 的概率导致粒细胞缺乏症，故须监测血细胞计数。

②抑郁或 (和) 焦虑：如情感障碍随运动症状的波动而波动，在"关"期表现为抑郁、焦虑，在"开"期好转，则调整抗 PD 药物，运动症状控制后伴随的情绪障碍也可缓解，如经药物调整改善不理想，可应用选择性 5- 羟色胺再摄取抑制剂 (SSRI) 类和 5- 羟色胺

与去甲肾上腺素再摄取抑制剂 (SNRI) 类药物，如舍曲林 50 ～ 100mg、帕罗西汀 20 ～ 40mg、西酞普兰 20 ～ 40mg、文拉法辛 75 ～ 150mg，每日早餐后一次服用，建议从小剂量开始渐增，以减少消化道不良反应；也可应用 DR 激动剂，尤其是普拉克索既可改善运动症状，也可同时改善抑郁。

③认知障碍和痴呆：在治疗期间如发现认知功能有下降，应停用苯海索、金刚烷胺，可应用胆碱酰酶抑制剂，如利凡斯的明 1.5 ～ 4.5mg，早晚服用；多奈哌齐 5 ～ 10mg 一次顿服；美金刚 10 ～ 20mg，早晚服用，其中利凡斯的明的证据更充分。

④睡眠障碍的治疗：睡眠障碍很常见，主要有失眠、不安腿综合征 (RIS)、快速眼动期睡眠行为障碍 (RBD)、白天过度嗜睡 (EDS) 等。

A. 失眠：失眠中最常见问题是睡眠维持困难。如果与夜间的 PD 症状相关，如由于白天服用的多巴胺药物在夜间已耗尽，患者夜间震颤加重，或运动不能而导致翻身困难，或者夜尿增多，则睡前需加用左旋多巴控释剂、DR 激动剂或 C0MT 抑制剂会有效；如夜间因异动症状明显而影响睡眠，应减少睡前服用的抗 PD 药物；司来吉兰、金刚烷胺可影响睡眠，如果正在服用，应调整服药时间至下午 4 点前服用，仍无改善，则需减量甚至停药，或选用短效的镇静安眠药。

B. RLS：对伴有 RLS 的 PD 患者，在入睡前 2 小时内选用 DR 激动剂如普拉克索治疗十分有效，或用复方左旋多巴也可奏效。

C. EDS：与 PD 的严重程度和认知功能减退有关，可能与抗 PD 药物 DR 激动剂或左旋多巴应用有关，也可能与夜间失眠导致白天补偿有关。如果患者在每次服药后出现嗜睡，提示药物过量，药物减量有助于改善 EDS；也可用左旋多巴控释剂代替常释剂，可能有助于避免或减轻服药后嗜睡。如由夜间失眠引起，应停用对睡眠有影响的药物，鼓励患者增加活动，养成良好的睡眠卫生习惯。

D. RBD：睡前给予氯硝西泮，一般 0.5mg 就能奏效。

二、姿势平衡障碍的治疗

姿势平衡障碍是 PD 患者跌倒致残的最常见原因，易在变换体位如开步、转身、起身和弯腰时发生，目前缺乏有效的治疗措施，调整药物剂量或添加药物偶尔奏效。主动调整身体重心、踏步走、大步走、听口令、听音乐或拍拍子行走或跨越物体 (真实的或假想的) 等可能有益。必要时使用助行器甚至轮椅，做好防护。

三、手术治疗

早期药物治疗显效，而长期治疗疗效明显减退，或不能耐受药物不良反应，或出现严重的运动波动或异动症者可考虑手术治疗，需强调的是手术仅能改善症状，而不能根治疾病，术后仍需应用药物治疗，但可减少剂量。手术须严格掌握适应证，对非原发性 PD 的继发性帕金森综合征和帕金森叠加综合征患者是手术的禁忌证，对处于早期帕金森病、药物治疗显效的患者，不推荐手术治疗。手术对肢体震颤和 (或) 肌强直有较好疗效，但对躯体性中轴症状如姿势步态障碍无明显疗效。手术方法主要有神经核毁损术和DBS，DBS因其相对无创、安全和可调控性而作为主要选择。手术靶点包括苍白球内侧部 (GPi)、丘脑腹中间核 (VIM) 和丘脑底核 (STN)，其中STNDBS对震颤、强直、运动迟缓和异动症的疗效最为显著。术前对左旋多巴敏感可作为STNDBS治疗估计预后的指标 (B 级证据)，年龄和病程可作为STNDBS估计预后的指标，病程短的年轻患者可能较年长且病程长的患者术后改善更为显著 (C 级证据)，然而尚无足够证据就GPi和VIMDBS的预后因素作出任何建议 (Ⅱ级证据)。

四、其他治疗方法的探索

将异体胚胎中脑黑质细胞移植到患者的纹状体，可纠正多巴胺递质缺乏，改善帕金森病的运动症状，但此项技术存在供体来源有限及伦理问题，且远期疗效不肯定，可能有免疫排斥反应。正在兴起的干细胞 (包括诱导型多能干细胞、胚胎干细胞、神经干细胞、骨髓基质干细胞) 移植结合神经营养因子基因治疗等有望克服这一障碍，是正在探索中的一种较有前景的新疗法，但临床疗效及安全性仍需进一步研究和证实。

第八章　血栓形成性脑梗死

血栓形成性脑梗死主要是脑动脉主干或皮质支动脉粥样硬化导致血管增厚、管腔狭窄闭塞和血栓形成；还可见于动脉血管内膜炎症、先天性血管畸形、真性红细胞增多症及血液高凝状态、血流动力学异常等，均可致血栓形成，引起脑局部血流减少或供血中断，脑组织缺血、缺氧导致软化坏死，出现局灶性神经系统症状和体征，如偏瘫、偏身感觉障碍和偏盲等。大面积脑梗死还有颅内高压症状，严重者可发生昏迷和脑疝。约90%的血栓形成性脑梗死是在动脉粥样硬化的基础上发生的，因此称动脉粥样硬化性血栓形成性脑梗死。

脑梗死的发病率约为110/100000，约占全部脑卒中的60%～80%；其中血栓形成性脑梗死约占脑梗死的60%～80%。

第一节　血栓形成性脑梗死的病因与发病机制

一、病因

1. 动脉壁病变

血栓形成性脑梗死最常见的病因为动脉粥样硬化，常伴高血压，与动脉粥样硬化互为因果。其次为各种原因引起的动脉炎、血管异常（如夹层动脉瘤、先天性动脉瘤）等。

2. 血液成分异常

血液黏度增高，以及真性红细胞增多症、血小板增多症、高脂血症等，都可使血液黏度增高，血液淤滞，引起血栓形成。如果没有血管壁的病变为基础，不会发生血栓。

3. 血流动力学异常

在动脉粥样硬化的基础上，当血压下降、血流缓慢、脱水、严重心律失常及心功能不全时，可导致灌注压下降，有利于血栓形成。

二、发病机制

主要是动脉内膜深层的脂肪变性和胆固醇沉积，形成粥样硬化斑块及各种继发病变，使管腔狭窄甚至阻塞。病变逐渐发展，则内膜分裂，内膜下出血和形成内膜溃疡。内膜溃疡易发生血栓形成，使管腔进一步狭窄或闭塞。由于动脉粥样硬化好发于大动脉的分叉处及拐弯处，故脑血栓的好发部位为大脑中动脉、颈内动脉的虹吸部及起始部、椎动脉及基底动脉的中下段等。由于脑动脉有丰富的侧支循环，管腔狭窄需达到80%以上才会影响脑血流量。逐渐发生的动脉硬化斑块一般不会出现症状，当内膜损伤破裂形成溃疡后，血小板及纤维素等血中有形成分黏附、聚集、沉着形成血栓。当血压下降、血流缓慢、脱水等血液黏度增加，致供血减少或促进血栓形成的情况下，即出现急性缺血症状。

病理生理学研究发现，脑的耗氧量约为总耗氧量的20%，故脑组织缺血缺氧是以血栓形成性脑梗死为代表的缺血性脑血管疾病的核心发病机制。脑组织缺血缺氧将会引起神经细胞肿胀、变性、坏死、凋亡以及胶质细胞肿胀、增生等一系列继发反应。脑血流阻断1分钟后神经元活动停止，缺血缺氧4分钟即可造成神经元死亡。脑缺血的程度不同而神经元损伤的程度也不同。脑神经元损伤导致局部脑组织及其功能的损害。缺血性脑血管疾病的发病是多方面而且相当复杂的过程，脑缺血损害也是一个渐进的过程，神经功能障碍随缺血时间的延长而加重。目前的研究发现氧自由基的形成、钙离子超载、一氧化氮 (NO) 和一氧化氮合成酶的作用、兴奋性氨基酸毒性作用、炎症细胞因子损害、凋亡调控基因的激活、缺血半暗带功能障碍等方面参与了其发生机制。这些机制作用于多种生理、病理过程的不同环节，对脑功能演变和细胞凋亡给予调节，同时也受到多种基因的调节和制约，构成一种复杂的相互调节与制约的网络关系。

1. 氧自由基损伤

脑缺血时氧供应下降和ATP减少，导致过氧化氢、羟自由基以及起主要作用的过氧化物等氧自由基的过度产生和超氧化物歧化酶等清除自由基的动态平衡状态遭到破坏，攻击膜结构和DNA，破坏内皮细胞膜，使离子转运、生物能的产生和细胞器的功能发生一系列病理生理改变，导致神经细胞、胶质细胞和血管内皮细胞损伤，增加血 - 脑屏障通透性。自由基损伤可加重脑缺血后的神经细胞损伤。

2. 钙离子超载

研究认为，Ca^{2+} 超载及其一系列有害代谢反应是导致神经细胞死亡的最后共同通路。细胞内 Ca^{2+} 超载有多种原因：①在蛋白激酶 C 等的作用下，兴奋性氨基酸 (EAA)、内皮素和 NO 等物质释放增加，导致受体依赖性钙通道开放使大量 Ca^{2+} 内流。②细胞内 Ca^{2+} 浓度升高可激活磷脂酶、三磷酸酯醇等物质，使细胞内储存的 Ca^{2+} 释放，导致 Ca^{2+} 超载。③ ATP 合成减少，Na^+-K^+-ATP 酶功能降低而不能维持正常的离子梯度，大量 Na^+ 内流和 K^+ 外流，细胞膜电位下降产生去极化，导致电压依赖性钙通道开放，大量 Ca^{2+} 内流。④自由基使细胞膜发生脂质过氧化反应，细胞膜通透性发生改变和离子运转，引起 Ca^{2+} 内流使神经细胞内 Ca^{2+} 浓度异常升高。⑤多巴胺、5- 羟色胺和乙酰胆碱等水平升高，使 Ca^{2+} 内流和胞内 Ca^{2+} 释放。Ca^{2+} 内流进一步干扰了线粒体氧化磷酸化过程，且大量激活钙依赖性酶类，如磷脂酶、核酸酶及蛋白酶，以及自由基形成、能量耗竭等一系列生化反应，最终导致细胞死亡。

3. 一氧化氮 (NO) 和一氧化氮合成酶的作用

有研究发现，NO 作为生物体内重要的信使分子和效应分子，具有神经毒性和脑保护双重作用，即低浓度 NO 通过激活鸟苷酸环化酶使环鸟苷酸 (cGMP) 水平升高，扩张血管，抑制血小板聚集、白细胞 - 内皮细胞的聚集和黏附，阻断 NMDA 受体，减弱其介导的神经毒性作用起保护作用；而高浓度 NO 与超氧自由基作用形成过氧亚硝酸盐或者氧化产生亚硝酸阴离子，加强脂质过氧化，使 ATP 酶活性降低，细胞蛋白质损伤，且能使各种含铁硫的酶失活，从而阻断 DNA 复制及靶细胞内的能量合成和能量衰竭，亦可通过抑制线粒体呼吸功能实现其毒性作用而加重缺血脑组织的损害。

4. 兴奋性氨基酸毒性作用

兴奋性氨基酸 (EAA) 是广泛存在于哺乳动物中枢神经系统的正常兴奋性神经递质，参与传递兴奋性信息，同时又是一种神经毒素，以谷氨酸 (Glu) 和天冬氨酸 (Asp) 为代表。脑缺血使物质转化 (尤其是氧和葡萄糖) 发生障碍，使维持离子梯度所必需的能量衰竭和生成障碍。因为能量缺乏，膜电位消失，细胞外液中谷氨酸异常增高导致神经元、血管内皮细胞和神经胶质细胞持续去极化，并有谷氨酸从突触前神经末梢释放。胶质细胞和神经元对神经递质的再摄取一般均需耗能，神经末梢释放的谷氨酸发生转运和再摄取障碍，导致细胞间隙 EAA 异常堆积，产生神经毒性作用。EAA 毒性可以直接导致急性细胞死亡，也可通过其他途径导致细胞凋亡。

5. 炎症细胞因子损害

脑缺血后炎症级联反应是一种缺血区内各种细胞相互作用的动态过程，是造成脑缺血后的第 2 次损伤。在脑缺血后，由于缺氧及自由基增加等因素均可通过诱导相关转录因子合成，淋巴细胞、内皮细胞、多形核白细胞和巨噬细胞、小胶质细胞以及星形胶质细胞等一些具有免疫活性的细胞均能产生细胞因子，如肿瘤坏死因子 (TNF-α)、血小板活化因子 (PAF)、白细胞介素 (IL) 系列、转化生长因子 (TGF)-β 等，细胞因子对白细胞又有趋化作用，诱导内皮细胞表达细胞间黏附分子 (ICAM-1)、P- 选择素等黏附分子，白细胞通过其毒性产物、巨噬细胞作用和免疫反应加重缺血性损伤。

6. 凋亡调控基因的激活

细胞凋亡是由体内外某种信号触发细胞内预存的死亡程序而导致的以细胞 DNA 早期降解为特征的主动性自杀过程。细胞凋亡在形态学和生化特征上表现为细胞皱缩、细胞核染色质浓缩、DNA 片段化，而细胞的膜结构和细胞器仍完整。脑缺血后，神经元生存的内外环境均发生变化，多种因素如过量的谷氨酸受体的激活、氧自由基释放和细胞内 Ca^{2+} 超载等，通过激活与调控凋亡相关基因、启动细胞死亡信号转导通路，最终导致细胞凋亡。缺血性脑损伤所致的细胞凋亡可分 3 个阶段：信号传递阶段、中央调控阶段和结构改变阶段。

7. 缺血半暗带功能障碍

缺血半暗带 (IP) 是无灌注的中心 (坏死区) 和正常组织间的移行区。IP 是不完全梗死，其组织结构存在，但有选择性神经元损伤。围绕脑梗死中心的缺血性脑组织的电活动中止，但保持正常的离子平衡和结构上的完整。假如再适当增加局部脑血流量，至少在急性阶段突触传递能完全恢复，即 IP 内缺血性脑组织的功能是可以恢复的。缺血半暗带是兴奋性细胞毒性、梗死周围去极化、炎症反应、细胞凋亡起作用的地方，功能障碍使该区迅速发展成梗死灶。缺血半暗带的最初损害表现为功能障碍，有独特的代谢紊乱，主要表现在葡萄糖代谢和脑氧代谢这两方面：①当血流速度下降时，蛋白质合成抑制，启动无氧糖酵解、神经递质释放和能量代谢紊乱。②急性脑缺血缺氧时，神经元和神经胶质细胞由于能量缺乏、K^+ 释放和谷氨酸在细胞外积聚而去极化，缺血中心区的细胞只去极化而不复极；而缺血半暗带的细胞以能量消耗为代价可复极，如果细胞外的 K^+ 和谷氨酸增加，这些细胞也只去极化，随着去极化细胞数量的增大，梗死灶范围也不断扩大。

尽管对缺血性脑血管疾病一直进行着研究，但对其病理生理机制尚不够深入，希望随着中西医结合对缺血性脑损伤治疗的研究进展，其发病机制也随之更深入地阐明，从而更好地为临床和理论研究服务。

第二节　血栓形成性脑梗死的病理

动脉闭塞 6 小时以内脑组织改变尚不明显，属可逆性，8 ～ 48 小时缺血最重的中心部位发生软化，并出现脑组织肿胀、变软，灰白质界限不清。如病变范围扩大、脑组织高度肿胀时，可向对侧移位，甚至形成脑疝。镜下见组织结构不清，神经细胞及胶质细胞坏死，毛细血管轻度扩张，周围可见液体和红细胞渗出，此期为坏死期。动脉阻塞 2 ～ 3 天后，特别是 7 ～ 14 天，脑组织开始液化，脑组织水肿明显，病变区明显变软，神经细胞消失，吞噬细胞大量出现，星形胶质细胞增生，此期为软化期。3 ～ 4 周后液化的坏死组织被吞噬和移走，胶质增生，小病灶形成胶质瘢痕，大病灶形成中风囊，此期称恢复期，可持续数月至 1 ～ 2 年。上述病理改变称白色梗死。少数梗死区，由于血管丰富，于再灌流时可继发出血，呈现出血性梗死或称红色梗死。

第三节　血栓形成性脑梗死的治疗

欧洲脑卒中组织 (ESO) 缺血性脑卒中和短暂性脑缺血发作处理指南 [欧洲脑卒中促进会 (EUSI)，2008 年] 推荐所有急性缺血性脑卒中患者都应在卒中单元内接受以下治疗。

一、溶栓治疗

理想的治疗方法是在缺血组织出现坏死之前，尽早清除栓子，早期使闭塞脑血管再开通和缺血区的供血重建，以减轻神经组织的损害，正因为如此，溶栓治疗脑梗死一直引起人们的广泛关注。国外早在 1958 年即有溶栓治疗脑梗死的报道，由于有脑出血等并发症，益处不大，溶栓疗法一度停止使用。近 30 多年来，由于溶栓治疗急性心肌梗死的患者取得了很大的成功，大大减少了心肌梗死的范围，死亡率下降 20%～50%，溶栓治疗脑梗死又受到了很大的鼓舞。再者，CT 扫描能及时排除颅内出血，可在早期或超早期进行溶栓治疗，因而提高了疗效和减少了脑出血等并发症。

1. 病例选择

(1) 临床诊断符合急性脑梗死。

(2) 头颅 CT 扫描排除颅内出血和大面积脑梗死。

(3) 治疗前收缩压不宜＞ 180mmHg，舒张压不宜＞ 110mmHg。

(4) 无出血素质或出血性疾病。

(5) 年龄＞ 18 岁及＜ 80 岁。

(6) 溶栓最佳时机为发病后 6 小时内，特别是在 3 小时内。

(7) 获得患者家属的书面知情同意。

2. 禁忌证

(1) 病史和体检符合蛛网膜下腔出血。

(2) CT 扫描有颅内出血、肿瘤、动静脉畸形或动脉瘤。

(3) 两次降压治疗后血压仍＞ 180/110mmHg。

(4) 过去 30 天内有手术史或外伤史，3 个月内有脑外伤史。

(5) 病史有血液疾病、出血素质、凝血功能障碍或使用抗凝药物史，凝血酶原时间 (PT) ＞ 15s，部分凝血活酶时间 (APTT) ＞ 40s，国际标准化比值 (INR) ＞ 1.4，血小板计数＜ $100×10^9$/L。

(6) 脑卒中发病时有癫痫发作的患者。

3. 治疗时间窗

前循环脑卒中的治疗时间窗一般认为在发病后 6 小时内 (使用阿替普酶为 3 小时内)，后循环闭塞时的治疗时间窗适当放宽到 12 小时。这一方面是因为脑干对缺血耐受性更强，另一方面是由于后循环闭塞后预后较差，更积极的治疗有可能挽救患者的生命。许多研究者尝试放宽治疗时限，有认为脑梗死 12～24 小时内早期溶栓治疗有可能对少部分患者有效。但美国脑卒中协会 (ASA) 和欧洲脑卒中促进会 (EUSI) 都赞同认真选择在缺血性脑卒中发作后 3 小时内早期恢复缺血脑的血流灌注，才可获得良好的转归。两个指南也讨论了超过治疗时间窗溶栓的效果，EUSI 的结论是目前仅能作为临床试验的组成部分。对于不能可靠地确定脑卒中发病时间的患者，包括睡眠觉醒时发现脑卒中发病的病例，两个指南均不推荐进行静脉溶栓治疗。

4. 溶栓药物

(1) 尿激酶 (urokinase)：是从健康人新鲜尿液中提取分离，然后再进行高度精制而得到的蛋白质，没有抗原性，不引起变态反应。其溶栓特点为不仅溶解血栓表面，而且深入栓子内部，但对陈旧性血栓则难起作用。尿激酶是非特异性溶栓药，与纤维蛋白的亲和力差，常易引起出血并发症。尿激酶的剂量和疗程目前尚无统一标准，剂量波动范围也大。

①静脉滴注法：尿激酶每次 100 万～ 150 万 U 溶于 0.9% 氯化钠注射液 500 ～ 1000mL，静脉滴注，仅用 1 次。另外，还可每次尿激酶 20 万～ 50 万 U 溶于 0.9% 氯化钠注射液 500mL 中静脉滴注，每日 1 次，可连用 7 ～ 10 天。

②动脉滴注法：选择性动脉给药有两种途径，一是超选择性脑动脉注射法，即经股动脉或肘动脉穿刺后，先进行脑血管造影，明确血栓所在的部位，再将导管插至颈动脉或椎 - 基底动脉的分支，直接将药物注入血栓所在的动脉或直接注入血栓处，达到较准确的选择性溶栓作用。在注入溶栓药后，还可立即再进行血管造影了解溶栓的效果。二是采用颈动脉注射法，常规颈动脉穿刺后，将溶栓药注入发生血栓的颈动脉，起到溶栓的效果。动脉溶栓尿激酶的剂量一般是 10 万～ 30 万 U，有学者报道药物剂量还可适当加大。但急性脑梗死取得疗效的关键是掌握最佳的治疗时间窗，才会取得更好的效果，治疗时间窗比给药途径更重要。

(2) 阿替普酶 (rt-PA)：rt-PA 是第一种获得美国食品药品监督管理局 (FDA) 批准的溶栓药，特异性作用于纤溶酶原，激活血块上的纤溶酶原，而对血循环中的纤溶酶原亲和力小。因纤溶酶赖氨酸结合部位已被纤维蛋白占据，血栓表面的 α_2- 抗纤溶酶作用很弱，但血中的纤溶酶赖氨酸结合部位未被占据，故可被 α_2- 抗纤溶酶很快灭活。因此，rt-PA 优点为局部溶栓，很少产生全身抗凝、纤溶状态，而且无抗原性。但 rt-PA 半衰期短 (3 ～ 5 分钟)，而且血循环中纤维蛋白原激活抑制物的活性高于 rt-PA，会有一定的血管再闭塞，故临床溶栓必须用大剂量连续静脉滴注。rt-PA 治疗剂量是 0.85 ～ 0.90mg/kg，总剂量＜ 90mg，10% 的剂量先予静脉推注，其余 90% 的剂量在 24 小时内静脉滴注。

美国 (美国脑卒中学会、美国心脏病协会分会，2007) 更新的《急性缺血性脑卒中早期治疗指南》指出，早期治疗的策略性选择，发病接诊的当时第一阶段医师能做的就是 3 件事：①评价患者；②诊断、判断缺血的亚型；③分诊、介入、外科或内科，0 ～ 3 小时的治疗只有一个就是静脉溶栓，而且推荐使用 rt-PA。

《中国脑血管病防治指南》(卫健委疾病控制司、中华医学会神经病学分会，2004 年) 建议：①对经过严格选择的发病 3 小时内的急性缺血性脑卒中患者，应积极采用静脉溶栓治疗，首选阿替普酶 (rt-PA)，无条件采用 rt-PA 时，可用尿激酶替代。②发病 3 ～ 6 小时的急性缺血性脑卒中患者，可应用静脉尿激酶溶栓治疗，但选择患者应更严格。③对发病 6 小时以内的急性缺血性脑卒中患者，在有经验和有条件的单位，可以考虑进行动脉内溶栓治疗研究。④基底动脉血栓形成的溶栓治疗时间窗和适应证，可以适当放宽。⑤超过时间窗溶栓，不会提高治疗效果，且会增加再灌注损伤和出血并发症，不宜溶栓，恢复期患者应禁用溶栓治疗。

美国《急性缺血性脑卒中早期处理指南》(美国脑卒中学会、美国心脏病协会分会，2007)Ⅰ级建议：MCA梗死小于6小时的严重脑卒中患者，动脉溶栓治疗是可以选择的，或可选择静脉内滴注 rt-PA；治疗要求患者处于一个有经验、能够立刻进行脑血管造影，且提供合格的介入治疗的脑卒中中心。鼓励相关机构界定遴选能进行动脉溶栓的个人标准。Ⅱ级建议：对于具有使用静脉溶栓禁忌证，诸如近期手术的患者，动脉溶栓是合理的。Ⅲ级建议：动脉溶栓的可获得性不应该一般地排除静脉内给 rt-PA。

二、降纤治疗

降纤治疗可以降解血栓蛋白质，增加纤溶系统的活性，抑制血栓形成或促进血栓溶解。此类药物亦应早期应用，最好是在发病后6小时内，但没有溶栓药物严格，特别适应于合并高纤维蛋白原血症者。

目前，国内纤溶药物种类很多，现介绍下面几种。

1. 巴曲酶

巴曲酶又名东菱克栓酶，能分解纤维蛋白原，抑制血栓形成，促进纤溶酶的生成，而纤溶酶是溶解血栓的重要物质。巴曲酶的剂量和用法：第1日10BU，第3日和第5日各为5～10BU稀释于100～250mL0.9%氯化钠注射液中，静脉滴注1小时以上。对治疗前纤维蛋白原在4g/L以上和突发性耳聋(内耳卒中)的患者，首次剂量为15～20BU，以后隔日5BU，疗程1周，必要时可增至3周。

2. 精纯链激酶

精纯链激酶又名注射用降纤酶，是以我国尖吻蝮蛇(又名五步蛇)的蛇毒为原料，经现代生物技术分离、纯化而精制的蛇毒制剂。本品为缬氨酸蛋白水解酶，能直接作用于血中的纤维蛋白 α-链释放出肽 A。此时生成的肽 A 血纤维蛋白体的纤维系统，诱发 t-PA 的释放，增加 t-PA 的活性，促进纤溶酶的生成，使已形成的血栓得以迅速溶解。本品不含出血毒素，因此很少引起出血并发症。剂量和用法：

首次10U稀释于100mL0.9%氯化钠注射液中缓慢静脉滴注，第2天10U，第3天5～10U。必要时可适当延长疗程，1次5～10U，隔日静脉滴注1次。

3. 降纤酶

降纤酶曾用名蝮蛇抗栓酶、精纯抗栓酶和去纤酶，取材于东北白眉蝮蛇蛇毒，是单一成分蛋白水解酶。剂量和用法：急性缺血性脑卒中，首次10U加入0.9%氯化钠注射液100～250mL中静脉滴注，以后每日或隔日1次，连用2周。

4. 注射用纤溶酶

从蝮蛇蛇毒中提取纤溶酶并制成制剂，其原理是利用抗体最重要的生物学特性——抗体与抗原能特异性结合，即抗体分子只与其相应的抗原发生结合。纤溶酶单克隆抗体纯化技术，就是用纤溶酶抗体与纤溶酶进行特异性结合，从而分离纯化纤溶酶，同时去除蛇毒中的出血毒素和神经毒。剂量和用法：对急性脑梗死(发病后72小时内)第1～

3 天每次 300U 加入 5% 葡萄糖注射液或 0.9% 氯化钠注射液 250mL 中静脉滴注，第 4 ～ 14 天每次 100 ～ 300U。

5. 安康乐得

安康乐得是马来西亚一种蝮蛇毒液的提纯物，是一种蛋白水解酶，能迅速有效地降低血纤维蛋白原，并可裂解纤维蛋白肽 A，导致低纤维蛋白血症。剂量和用法：2 ～ 5AU/kg，溶于 250 ～ 500mL0.9% 氯化钠注射液中，6 ～ 8 小时静脉滴注完，每日 1 次，连用 7 天。

《中国脑血管病防治指南》建议：①脑梗死早期 (特别是 12 小时以内) 可选用降纤治疗，高纤维蛋白血症更应积极降纤治疗。②应严格掌握适应证和禁忌证。

三、抗血小板聚集药

抗血小板聚集药又称血小板功能抑制剂。随着对血栓性疾病发生机制认识的加深，发现血小板在血栓形成中起着重要的作用。近年来，抗血小板聚集药在预防和治疗脑梗死方面越来越引起人们的重视。

抗血小板聚集药主要包括血栓烷 A_2 抑制剂 (阿司匹林)、ADP 受体拮抗剂 (噻氯匹定、氯吡格雷)、磷酸二酯酶抑制剂 (双嘧达莫)、糖蛋白 (GP) Ⅱ b/ Ⅲ a 受体拮抗剂和其他抗血小板药物。

1. 阿司匹林

阿司匹林是一种强效的血小板聚集抑制剂。阿司匹林抗栓作用的机制，主要是基于对环氧化酶的不可逆性抑制，使血小板内花生四烯酸转化为血栓烷 $A_2(TXA_2)$ 受阻，因为 TXA_2 可使血小板聚集和血管平滑肌收缩。在脑梗死发生后，TXA_2 可增加脑血管阻力、促进脑水肿形成。小剂量阿司匹林，可以最大限度地抑制 TXA_2 和最低限度地影响前列环素 (PGI_2)，从而达到比较理想的效果。国际脑卒中实验协作组和 CAST 协作组两项非盲法随机干预研究表明，脑卒中发病后 48 小时内应用阿司匹林是安全有效的。

阿司匹林预防和治疗缺血性脑卒中效果的不恒定，可能与用药剂量有关。有些研究者认为每日给 75 ～ 325mg 最为合适。有学者分别给患者口服阿司匹林每日 50mg、100mg、325mg 和 1000mg 进行比较，发现 50mg/d 即可完全抑制 TXA_2 生成，出血时间从 5.03 分钟延长到 6.96 分钟，100mg/d 出血时间 7.78 分钟，但 1000mg/d 反而缩减至 6.88 分钟。也有人观察到口服阿司匹林 45mg/d，尿内 TXA_2 代谢产物能被抑制 95%，而尿内 PGI_2 代谢产物基本不受影响；每日 100mg，则尿内 TXA_2 代谢产物完全被抑制，而尿内 PGI_2 代谢产物保持基线的 25% ～ 40%；若用 1000mg/d，则上述两项代谢产物完全被抑制。根据以上实验结果和临床体会提示，阿司匹林每日 100 ～ 150mg 最为合适，既能达到预防和治疗的目的，又能避免发生不良反应。

《中国脑血管病防治指南》建议：①多数无禁忌证的未溶栓患者，应在脑卒中后尽早 (最好 48 小时内) 开始使用阿司匹林。②溶栓患者应在溶栓 24 小时后使用阿司匹林，或阿司匹林与双嘧达莫缓释剂的复合制剂。③阿司匹林的推荐剂量为 150 ～ 300mg/d，分 2 次服用，2 ～ 4 周后改为预防剂量 (50 ～ 150mg/d)。

2. 氯吡格雷

由于噻氯匹定有明显的不良反应，已基本被淘汰，被第 2 代 ADP 受体拮抗剂氯吡格雷所取代。氯吡格雷和噻氯匹定一样对 ADP 诱导的血小板聚集有较强的抑制作用，对花生四烯酸、胶原、凝血酶、肾上腺素和血小板活化因子诱导的血小板聚集也有一定的抑制作用。与阿司匹林不同的是，它们对 ADP 诱导的血小板第 I 相和第 II 相的聚集均有抑制作用，且有一定的解聚作用。它还可以与红细胞膜结合，降低红细胞在低渗溶液中的溶解倾向，改变红细胞的变形能力。

氯吡格雷和阿司匹林均可作为治疗缺血性脑卒中的一线药物，多项研究都说明氯吡格雷的效果优于阿司匹林。氯吡格雷与阿司匹林合用防治缺血性脑卒中，比单用效果更好。氯吡格雷可用于预防颈动脉粥样硬化高危患者急性缺血事件。有文献报道 23 例颈动脉狭窄患者，在颈动脉支架置入术前常规服用阿司匹林 100mg/d，介入治疗前晚给予负荷剂量氯吡格雷 300mg，术后服用氯吡格雷 75mg/d，3 个月后经颈动脉彩超发现，新生血管内皮已完全覆盖支架，无血管闭塞和支架内再狭窄。

氯吡格雷的使用剂量为每次 50 ～ 75mg，每日 1 次。它的不良反应与阿司匹林比较，发生胃肠道出血的风险明显降低，发生腹泻和皮疹的风险略有增加，但明显低于噻氯匹定。主要不良反应有头昏、头胀、恶心、腹泻，偶有出血倾向。氯吡格雷禁用于对本品过敏者及近期有活动性出血者。

3. 双嘧达莫

双嘧达莫又名潘生丁，通过抑制磷酸二酯酶活性，阻止环腺苷酸 (cAMP) 的降解，提高血小板 cAMP 的水平，具有抗血小板黏附聚集的能力。双嘧达莫已作为预防和治疗冠心病、心绞痛的药物使用，而用于防治缺血性脑卒中的效果仍有争议。欧洲脑卒中预防研究 (ESPS) 大宗 RCT 研究认为双嘧达莫与阿司匹林联合防治缺血性脑卒中，疗效是单用阿司匹林或双嘧达莫的 2 倍，并不会导致更多的出血不良反应。

美国 FDA 批准了阿司匹林和双嘧达莫复方制剂用于预防脑卒中。这一复方制剂每片含阿司匹林 50mg 和缓释双嘧达莫 400mg。一项单中心大规模随机试验发现，与单用小剂量阿司匹林比较，这种复方制剂可使脑卒中发生率降低 22%，但这项资料的价值仍有争论。

双嘧达莫的不良反应轻而短暂，长期服用可有头痛、头晕、呕吐、腹泻、面红、皮疹和皮肤瘙痒等。

4. 血小板糖蛋白 (glycoprotein，GP) II b/ III a 受体拮抗剂

GP II b/ III a 受体拮抗剂是一种新型抗血小板药，其通过阻断 GP II b/ III a 受体与纤维蛋白原配体的特异性结合，有效抑制各种血小板激活剂诱导的血小板聚集，进而防止血栓形成。GP II b/ III a 受体是一种血小板膜蛋白，是血小板活化和聚集反应的最后通路。

GP Ⅱ b/ Ⅲ a 受体拮抗剂能完全抑制血小板聚集反应，是作用最强的抗血小板药。

GP Ⅱ b/ Ⅲ a 受体拮抗剂分 3 类，即抗体类如阿昔单抗、肽类如依替巴肽和非肽类如替罗非班。这三种药物均获美国 FDA 批准应用。

该药还能抑制动脉粥样硬化斑块的其他成分，对预防动脉粥样硬化和修复受损血管壁起重要作用。GP Ⅱ b/ Ⅲ a 受体拮抗剂在缺血性脑卒中二级预防中的剂量、给药途径、时间、监护措施以及安全性等目前仍在探讨之中。

有报道对于阿替普酶 (rt-PA) 溶栓和球囊血管成形术机械溶栓无效的大血管闭塞和急性缺血性脑卒中患者，GP Ⅱ b/ Ⅲ a 受体拮抗剂能够提高治疗效果。阿昔单抗的抗原性虽已减低，但仍有部分患者可引起变态反应。

5. 西洛他唑

西洛他唑又名培达，可抑制磷酸二酯酶 (PDE)，特别是 PDE Ⅲ，提高 cAMP 水平，从而起到扩张血管和抗血小板聚集的作用，常用剂量为每次 50 ～ 100mg，每日 2 次。

为了检测西洛他唑对颅内动脉狭窄进展的影响，Kwan 进行了一项多中心双盲随机与安慰剂对照研究，将 135 例大脑中动脉 M1 段或基底动脉狭窄有急性症状者随机分为两组，一组接受西洛他唑 200mg/d 治疗，另一组给予安慰剂治疗，所有患者均口服阿司匹林 100mg/d，在进入试验和 6 个月后分别做 MRA 和 TCD 对颅内动脉狭窄程度进行评价。主要转归指标为 MRA 上有症状颅内动脉狭窄的进展，次要转归指标为临床事件和 TCD 的狭窄进展。西洛他唑组，45 例有症状颅内动脉狭窄者中有 3 例 (6.7%) 进展、11 例 (24.4%) 缓解；而安慰剂组 15 例 (28.8%) 进展、8 例 (15.4%) 缓解，两组差异有显著性意义。

有症状颅内动脉狭窄是一个动态变化的过程，西洛他唑有可能防止颅内动脉狭窄的进展。西洛他唑的不良反应可有皮疹、头晕、头痛、心悸、恶心、呕吐，偶有消化道出血、尿路出血等。

6. 三氟柳

三氟柳的抗血栓形成作用是通过干扰血小板聚集的多种途径实现的，如不可逆性抑制环氧化酶 (CoX) 和阻断血栓素 $A_2(TXA_2)$ 的形成。三氟柳抑制内皮细胞 CoX 的作用极弱，不影响前列腺素合成。另外，三氟柳及其代谢产物 2- 羟基 -4- 三氟甲基苯甲酸可抑制磷酸二酯酶，增加血小板和内皮细胞内 cAMP 的浓度，增强血小板的抗聚集效应，该药应用于人体时不会延长出血时间。

有研究将 2113 例 TIA 或脑卒中患者随机分组，进行三氟柳 (600mg/d) 或阿司匹林 (325mg/d) 治疗，平均随访 30.1 个月，主要转归指标为非致死性缺血性脑卒中、非致死性心肌梗死和血管性疾病死亡的联合终点，结果两组联合终点发生率、各个终点事件发生率和存活率均无明显差异，三氟柳组出血性事件发生率明显低于阿司匹林组。

7. 沙格雷酯

沙格雷酯又名安步乐克，是 $5-HT_2$ 受体阻滞剂，具有抑制由 5-HT 增强的血小板聚集的作用和由 5-HT 引起的血管收缩的作用,增加被减少的侧支循环血流量,改善周围循环障碍等。口服沙格雷酯后 1～5 小时即有抑制血小板的聚集作用,可持续 4～6 小时。口服每次 100mg,每日 3 次。不良反应较少,可有皮疹、恶心、呕吐和胃部灼热感等。

8. 曲克芦丁

曲克芦丁又名维脑路通,能抑制血小板聚集,防止血栓形成,同时能对抗 5-HT、缓激肽引起的血管损伤,增加毛细血管抵抗力,降低毛细血管通透性等。每次 200mg,每日 3 次,口服;或每次 400～600mg 加入 5% 葡萄糖注射液或 0.9% 氯化钠注射液 250～500mL 中静脉滴注,每日 1 次,可连用 15～30 天。不良反应较少,偶有恶心和便秘。

四、扩血管治疗

扩张血管药目前仍然是广泛应用的药物,但脑梗死急性期不宜使用,因为脑梗死病灶后的血管处于血管麻痹状态,此时应用血管扩张药,能扩张正常血管,对病灶区的血管不但不能扩张,还要从病灶区盗血,称"偷漏现象"。因此,血管扩张药应在脑梗死发病 2 周后才应用。常用的扩张血管药如下。

1. 丁苯酞

每次 200mg,每日 3 次,口服。偶见恶心、腹部不适,有严重出血倾向者忌用。

2. 倍他司汀

每次 20mg 加入 5% 葡萄糖注射液 500mL 中静脉滴注,每日 1 次,连用 10～15 天;或每次 8mg,每日 3 次,口服。有些患者会出现恶心、呕吐和皮疹等不良反应。

3. 盐酸法舒地尔注射液

每次 60mg(2 支) 加入 5% 葡萄糖注射液或 0.9% 氯化钠注射液 250mL 中静脉滴注,每日 1 次,连用 10～14 天。可有一过性颜面潮红、低血压和皮疹等不良反应。

4. 丁咯地尔

每次 200mg 加入 5% 葡萄糖注射液或 0.9% 氯化钠注射液 250～500mL 中,缓慢静脉滴注,每日 1 次,连用 10～14 天。可有头痛、头晕、肠胃道不适等不良反应。

5. 银杏达莫注射液

每次 20mL 加入 5% 葡萄糖注射液或 0.9% 氯化钠注射液 500mL 中静脉滴注,每日 1 次,可连用 14 天。偶有头痛、头晕、恶心等不良反应。

6. 葛根素注射液

每次 500mg 加入 5% 葡萄糖注射液或 0.9% 氯化钠注射液 500mL 中静脉滴注,每日 1 次,连用 14 天。少数患者可出现皮肤瘙痒、头痛、头昏、皮疹等不良反应,停药后可自行消失。

7. 灯盏花素注射液

每次 20mL(含灯盏花乙素 50g) 加入 5% 葡萄糖注射液或 0.9% 氯化钠注射液 250mL 中静脉滴注每日 1 次,连用 14 天。偶有头痛、头昏等不良反应。

五、钙通道阻滞剂

钙通道阻滞剂是继 β 受体阻滞剂之后，脑血管疾病治疗中最重要的进展之一。正常时细胞内钙离子浓度为 10^0mmol/L，细胞外钙离子浓度比细胞内大 10000 倍。在病理情况下，钙离子迅速内流到细胞内，使原有的细胞内外钙离子平衡破坏，结果造成：①由于血管平滑肌细胞内钙离子增多，导致血管痉挛，加重缺血、缺氧。②由于大量钙离子激活 ATP 酶，使 ATP 酶加速消耗，结果细胞内能量不足，多种代谢无法维持。③由于大量钙离子破坏了细胞膜的稳定性，使许多有害物质释放出来。④由于神经细胞内钙离子陡增，可加速已经衰竭的细胞死亡。使用钙通道阻滞剂的目的在于阻止钙离子内流到细胞内，阻断上述病理过程。

钙通道阻滞剂改善脑缺血和解除脑血管痉挛的机制可能是：①解除缺血灶中的血管痉挛。②抑制肾上腺素能受体介导的血管收缩，增加脑组织葡萄糖利用率，继而增加脑血流量。③有梗死的半球内血液重新分布，缺血区脑血流量增加，高血流区血流量减少，对临界区脑组织有保护作用。几种常用的钙通道阻滞剂如下。

1. 尼莫地平

尼莫地平为选择性扩张脑血管作用最强的钙通道阻滞剂。口服，每次 40mg，每日 3 ~ 4 次。注射液，每次 24mg，溶于 5% 葡萄糖注射液 1500mL 中静脉滴注，开始注射时，1mg/h，若患者能耐受，1 小时后增至 2mg/h，每日 1 次，连续用药 10 天，以后改用口服。德国 Bayer 药厂生产的尼莫同 (Nimotop)，每次口服 30 ~ 60mg，每日 3 次，可连用 1 个月。注射液开始 2 小时可按照 0.5mg/h 静脉滴注，如果耐受性良好，尤其血压无明显下降时，可增至 1mg/h，连用 7 ~ 10 天后改为口服。该药规格为尼莫同注射液 50mL 含尼莫地平 10mg，一般每日静脉滴注 10mg。不良反应比较轻微，口服时可有一过性消化道不适、头晕、嗜睡和皮肤瘙痒等。静脉给药可有血压下降 (尤其是治疗前有高血压者)、头痛、头晕、皮肤潮红、多汗、心率减慢或心率加快等。

2. 尼卡地平

尼卡地平对脑血管的扩张作用强于外周血管的作用。每次口服 20mg，每日 3 ~ 4 次，连用 1 ~ 2 个月。可有胃肠道不适、皮肤潮红等不良反应。

3. 氟桂利嗪

氟桂利嗪又名西比灵，每次 5 ~ 10mg，睡前服。有嗜睡、乏力等不良反应。

4. 桂利嗪

桂利嗪又名脑益嗪，每次口服 25mg，每日 3 次。有嗜睡、乏力等不良反应。

六、防治脑水肿

大面积脑梗死、出血性梗死的患者多有脑水肿，应给予降低颅压处理，如床头抬高 30° 角，避免有害刺激、解除疼痛、适当吸氧和恢复正常体温等基本处理；有条件行颅内压测定者，脑灌注压应保持在 70mmHg 以上；避免使用低渗和含糖溶液，如脑水肿明显者应快速给予降颅压处理。

1. 甘露醇

甘露醇对缩小脑梗死面积与减轻病残有一定的作用。甘露醇除降低颅内压外，还可降低血液黏度、增加红细胞变形性、减少红细胞聚集、减少脑血管阻力、增加灌注压、提高灌注量、改善脑的微循环。同时，它还可提高心输出量。每次 125 ～ 250mL 静脉滴注，6 小时 1 次，连用 7 ～ 10 天。甘露醇治疗脑水肿疗效快、效果好。不良反应：降颅压有反跳现象，可能引起心力衰竭、肾功能损害、电解质紊乱等。

2. 复方甘油注射液

复方甘油注射液能选择性脱出脑组织中的水分，可减轻脑水肿；在体内参加三羧酸循环代谢后转换成能量，供给脑组织，增加脑血流量，改善脑循环，因而有利于脑缺血病灶的恢复。每日 500mL 静脉滴注，每日 2 次，可连用 15 ～ 30 天。静脉滴注速度应控制在 2mL/min，以免发生溶血反应。由于要控制静脉滴速，并不能用于急救。有大面积脑梗死的患者，有明显脑水肿甚至发生脑疝，一定要应用足量的甘露醇，或甘露醇与复方甘油同时或交替用药，这样可以维持恒定的降颅压作用和减少甘露醇的用量，从而减少甘露醇的不良反应。

3. 七叶皂苷钠注射液

此药有抗渗出、消水肿、增加静脉张力、改善微循环和促进脑功能恢复的作用。每次 25mg 加入 5% 葡萄糖注射液或 0.9% 氯化钠注射液 250 ～ 500mL 中静脉滴注，每日 1 次，连用 10 ～ 14 天。

4. 手术减压治疗

手术减压治疗主要适用于恶性大脑中动脉 (MCA) 梗死和小脑梗死。

七、提高血氧和辅助循环

高压氧是有价值的辅助疗法，在脑梗死的急性期和恢复期都有治疗作用。最近研究提示，脑广泛缺血后，纠正脑的乳酸中毒或脑代谢产物积聚，可恢复神经功能。高压氧向脑缺血区域弥散，可使这些区域的细胞在恢复正常灌注前得以生存，从而减轻缺血缺氧后引起的病理改变，保护受损的脑组织。

八、神经细胞活化剂

据一些药物实验研究报告，这类药物有一定的营养神经细胞和促进神经细胞活化的作用，但确切的效果尚待进一步大宗临床验证和评价。

1. 胞磷胆碱

胞磷胆碱参与体内卵磷脂的合成，有改善脑细胞代谢的作用，可促进意识的恢复。每次 750mg 加入 5% 葡萄糖注射液 250mL 中静脉滴注，每日 1 次，连用 15 ～ 30 天。

2. 三磷酸胞苷二钠

三磷酸胞苷二钠主要药效成分是三磷酸胞苷，该物质不仅能直接参与磷脂与核酸的合成，而且还间接参与磷脂与核酸合成过程中的能量代谢，有神经营养、调节物质代谢和抗血管硬化的作用。每次 60 ～ 120mg 加入 5% 葡萄糖注射液 250mL 中静脉滴注，每日 1 次，可连用 10 ～ 14 天。

3. 小牛血去蛋白提取物

小牛血去蛋白提取物又名爱维治，是一种小分子肽、核苷酸和寡糖类物质，不含蛋白质和致热原。爱维治可促进细胞对氧和葡萄糖的摄取和利用，使葡萄糖的无氧代谢转向为有氧代谢，使能量物质生成增多，延长细胞生存时间，促进组织细胞代谢、功能恢复和组织修复。每次 1200 ～ 1600mg 加入 5% 葡萄糖注射液 500mL 中静脉滴注，每日 1 次，可连用 15 ～ 30 天。

4. 依达拉奉

依达拉奉是一种自由基清除剂，有抑制脂自由基的生成、抑制细胞膜脂质过氧化连锁反应及抑制自由基介导的蛋白质、核酸不可逆的破坏作用，是一种脑保护药物。每次 30mg 加入 5% 葡萄糖注射液 250mL 中静脉滴注，每日 2 次，连用 14 天。

九、其他内科治疗

1. 调节和稳定血压

急性脑梗死患者的血压检测和治疗是一个存在争议的领域。因为血压偏低会减少脑血流灌注，加重脑梗死。在急性期，患者会出现不同程度的血压升高。原因是多方面的，如脑卒中后的应激反应、膀胱充盈、疼痛及机体对脑缺氧和颅内压升高的代偿反应等，且其升高的程度与脑梗死病灶大小和部位、疾病前是否患高血压有关。脑梗死早期的高血压处理取决于血压升高的程度及患者的整体情况。美国脑卒中学会 (ASA) 和欧洲脑卒中促进会 (EUSI) 都赞同：收缩压超过 220mmHg 或舒张压超过 120mmHg 以上，则应给予谨慎缓慢降压治疗，并严密观察血压变化，防止血压降得过低。然而有一些脑血管治疗中心，主张只有在出现下列情况才考虑降压治疗，如合并夹层动脉瘤、肾衰竭、心脏衰竭及高血压脑病时。但在溶栓治疗时，需及时降压治疗，应避免收缩压＞ 185mmHg，以防止继发性出血。降压推荐使用微输液泵静脉注射硝普钠，可迅速、平稳地降低血压至所需水平，也可用利喜定 (压宁定)、卡维地洛等。血压过低对脑梗死不利，应适当提高血压。

2. 控制血糖

糖尿病是脑卒中的危险因素之一，并可加重急性脑梗死和局灶性缺血再灌注损伤。欧洲脑卒中组织 (ESO)《缺血性脑卒中和短暂性脑缺血发作处理指南》[欧洲脑卒中促进会 (EUSI)，2008 年] 指出，已证实急性脑卒中后高血糖与大面积脑梗死、皮质受累及其功能转归不良有关，但积极降低血糖能否改善患者的临床转归，尚缺乏足够证据。如果过去没有糖尿病史，只是急性脑卒中后血糖应激性升高，则不必应用降糖措施，只需输液中尽量不用葡萄糖注射液，它可降低血糖水平；有糖尿病史的患者必须同时应用降糖药适当控制高血糖；血糖超过 10mmol/L(180mg/dL) 时需降糖处理。

3. 心脏疾病的防治

对并发心脏疾病的患者要采取相应防治措施，如果要应用甘露醇脱水治疗，则必须加用呋塞米以减少心脏负荷。

4. 防治感染

有吞咽困难或意识障碍的脑梗死患者常常容易合并肺部感染，应给予相应抗生素和止咳化痰药物，必要时行气管切开，有利吸痰。

5. 保证营养和水、电解质的平衡

患者，特别是对有吞咽困难和意识障碍的患者，应采用鼻饲，保证营养、水与电解质的补充。

6. 体温管理

在实验室脑卒中模型中，发热与脑梗死体积增大和转归不良有关。体温升高可能是中枢性高热或继发感染的结果，均与临床转归不良有关。应积极迅速找出感染灶并予以适当治疗，并可使用乙酰氨基酚进行退热治疗。

十、康复治疗

脑梗死患者只要生命体征稳定，应尽早开始康复治疗，主要目的是促进神经功能的恢复。早期进行瘫痪肢体的功能锻炼和语言训练，防止关节挛缩和足下垂，可采用针灸、按摩、理疗和被动运动等措施。

第四节　血栓形成性脑梗死的预后与预防

一、预后

如果得到及时的治疗，特别是能及时在卒中单元获得早期溶栓疗法等系统规范的中西医结合治疗，可提高疗效，减少致残率，约30%～50%以上的患者能自理生活，甚至恢复工作能力。

脑梗死国外病死率为6.9%～20%，其中颈内动脉系梗死为17%，椎－基底动脉系梗死为18%。秦震等观察随访经CT证实的脑梗死1～7年的预后，发现：①累计生存率，6个月为96.8%，12个月为91%，2年为81.7%，3年为81.7%，4年为76.5%，5年为76.5%，6年为71%，7年为71%。急性期病死率为22.3%，其中颈内动脉系22%，椎－基底动脉系25%。意识障碍、肢体瘫痪和继发肺部感染是影响预后的主要因素。②累计病死率在开始半年内迅速上升，一年半达高峰，说明发病后一年半不能恢复自理者，继续恢复的可能性较小。

二、预防

1. 一级预防

一级预防是指发病前的预防，即通过早期改变不健康的生活方式，积极主动地控制危险因素，从而达到使脑血管疾病不发生或发病年龄推迟的目的。从流行病学角度看，只有一级预防才能降低人群发病率，所以对于病死率及致残率很高的脑血管疾病来说，重视并加强开展一级预防的意义远远大于二级预防。

对血栓形成性脑梗死的危险因素及其干预管理有下述几方面：服用降血压药物，有效控制高血压，防治心脏病，冠心病患者应服用小剂量阿司匹林，定期监测血糖和血脂，合理饮食和应用降糖药物和降脂药物，不抽烟、不酗酒，对动脉狭窄患者及无症状颈内动脉狭窄患者一般不推荐手术治疗或血管内介入治疗，对重度颈动脉狭窄（≥70%）的患者在有条件的医院可以考虑行颈动脉内膜切除术或血管内介入治疗。

2. 二级预防

脑卒中首次发病后应尽早开展二级预防工作，可预防或降低再次发生率。二级预防有下述几个方面首先要对第 1 次发病机制正确评估，管理和控制血压、血糖、血脂和心脏病，应用抗血小板聚集药物，颈内动脉狭窄的干预同一级预防，有效降低同型半胱氨酸水平等。

第九章　重症肌无力

第一节　重症肌无力免疫发病机制

在重症肌无力 (MG) 中由于针对突触后膜的自身免疫反应，导致神经肌肉机头 (NMJ) 结构与功能异常，主要包括：① AChRs 数目减少所致的突触后膜长度变短。②由于终端扩张所致的突触褶皱深度减少。③由于突触褶皱缩短所致的突触间隙增宽。④阻碍 ACh 与突触后膜受体结合的功能封闭作用。这些异常均导致动作电位安全系数降低，终板电位幅度进行性下降，最终导致 MG 患者肌无力症状。

一、MG 中抗体和补体的作用机制

(一) 抗体在 MG 中的作用

1. 抗 AChR 自身抗体在 MG 中的作用

目前研究认为，重症肌无力是由一种自身抗体介导的、细胞免疫依赖、补体参与的、受累神经肌肉接头的自身免疫性疾病。研究表明，自身抗体在重症肌无力发病机制中发挥重要作用：①约 80% ～ 90% 的全身型重症肌无力 (gMG) 患者体内有 AChR 自身抗体。②在母亲患 MG 的新生儿 MG 患者中检测到抗 AChR 自身抗体，并且该抗体滴度随患者症状恢复而降低。③血浆置换能降低 AChR 抗体水平，改善肌无力症状。④将 MG 患者体内 AChR 抗体或 EAMG 动物的 AChR 抗体被动转移至小鼠体内，可以诱发肌无力症状。⑤向不同的动物接种纯化的 AChR 同样能够复制出 MG 动物模型。⑥ MG 时 NMJ 突触后膜上 AChR 显著缺乏，通过免疫荧光法发现，在突触后膜有 AChR 与 AChR 抗体及补体的免疫复合物沉积。

AChR 抗体是一种多克隆抗体，主要成分为 IgG，10% 为 IgM。骨骼肌烟碱型 AChR 是重症肌无力的主要免疫抗原，是由 5 个亚基围绕一个中心通道排列组成的跨膜糖蛋白：2α 亚基和 β、γ(或 ε) 和 δ，其中 α 亚基是 ACh 结合位点的重要结构分子，而抗 AChR 抗体的主要靶点，即主要免疫原区 (MIR) 位于 α 亚基上，是不同于 ACh 结合位点的胞外区域。

应用加利福尼亚电鳗提取 AChR(tAChR) 和完全福氏佐剂 (CFA) 免疫 C57BL/6(B6) 小鼠，能够制备出实验性自身免疫性重症肌无力 (EAMG) 小鼠，该模型已被应用于 MG 的实验研究。

研究发现，抗 AChR 抗体至少通过以下三种机制影响神经肌肉传递：①与 NMJ 的补体结合并使之活化。②通过抗体交联 (称为抗原调节) 加速 AChR 分子降解。③功能性

AChR 阻滞。

抗原的调节作用是指一个抗体交联两个抗原分子，并触发细胞信号，加速细胞内吞作用，进而促进交联分子的降解。在体内和体外的研究发现，MG 患者的 IgG 均能引起肌肉 AChR 抗原调节作用。如果 AChR 的合成不能有效代偿受体的降解，那么 NMJ 中可用的 AChR 分子将明显减少，从而出现肌无力症状，此为 MG 胆碱酯酶抑制剂诊断性试验的理论基础。当然，也不是所有抗 AChR 抗体都具有抗原调节作用，其原因为 IgG 抗体有两个抗原结合部位，而 AChR 表面表位的空间构象可能限制抗体与第二个 AChR 分子的交联。

虽然自身抗体与 ACh 结合位点结合所引起的功能性 AChR 阻断不是 MG 的常见发病机制，但其在临床上可能很重要。研究发现，自身抗体与 ACh 结合，虽然不引起 NMJ 炎症或坏死，但仍可使啮齿类动物出现严重的重症肌无力症状。大多数 MG 患者体内都存在少量能识别 ACh 结合位点的封闭抗体，尽管这些抗体滴度非常低，但其仍可能阻断 ACh 受体，促发急性肌无力危象。

此外有研究发现，不同 MG 患者的血清 AChR 抗体滴度与其临床症状并不相关，这提示抗体所致重症肌无力的能力并不相同。肌无力程度可能与抗体功能活性（如加速 AChR 降解或阻断 ACh 与其受体结合，以及其与补体结合的能力等）以及不同患者间（或同一患者不同肌肉）NMJ 存在变异有关。

2. 其他肌肉抗原抗体在 MG 中的作用

研究发现，约 20% 的 MG 患者血清中检测不到 AChR 抗体，称之为血清阴性 MG(SNMG)。一些血清阴性 MG 患者可能合成少量高致病性抗体，其在血清中快速消失，并与 NMJ 快速结合。另外，一些血清阴性 MG 患者可能产生针对其他肌肉抗原的抗体，干扰神经肌肉传递。研究发现，肌肉特异性酪氨酸激酶 (MuSK) 是血清阴性 MG 患者的主要自身抗原。MuSK 是一种跨膜糖蛋白，在发育中和成熟肌肉中均有表达，但在成熟的肌细胞中，MuSK 只表达在 NMJ 突触后膜。MuSK 是人集聚蛋白的部分受体。MuSK 对于 AChR 的聚集很重要。Agrin 是运动神经元释放的集聚蛋白。Agrin 与低密度脂蛋白受体相关蛋白 4(Lrp4) 结合，激活 MuSK，触发胞内信号途径，从而引起 Dok-7 募集及非受体酪氨酸激酶和 GTP 酶活化，导致 AChR 聚集到突触后膜。此外，MuSK 与乙酰胆碱酯酶 (AChE) 的胶原蛋白（胶原 Q）结合，锚定 AChE，并引起其在突触间隙积累。

研究发现，30% ～ 40% 的血清阴性 MG 患者体内有抗 MuSK 抗体。抗 MuSK 抗体阳性 MG 患者体内不会产生抗 AChR 抗体，但只有一组日本患者的调查研究例外。一些抗 MuSK 抗体阳性的 MG 患者 NMJ 中并无 AChR 丢失，可能原因为该抗 MuSK 抗体主要为 IgG4，不能与补体结合。此外，抗 MuSK 抗体不引起 AChR 大量丢失、补体沉积或者 NMJ 形态破坏；相反，在 MuSK-MG 动物模型中，AChR 和 MuSK 的数目及突触面积均减少，AChERNA 表达下调，且纵隔、胸锁乳突肌、咬肌的这种改变要比肋间肌和胫骨前肌明显。

近来发现，AChE 在 NMJ 处多以非对称形式存在，其由胶原蛋白 Q 亚基将 AChE4 个亚基连接起来，并与肌细胞膜 MuSK 结合，引起 AChE 聚集。另外，有研究发现，将 MuSK-IgG 被动转移至小鼠，小鼠 NMJ 处 Col-Q 和 AChE 含量显著减少，而 MuSK 和 AChR 则轻度下降，提示 MuSK 抗体的作用靶点为阻断 MuSK-ColQ 相互作用，而不是 grin-Lrp4-MuSK 复合物，这也就解释了为什么大多数 MuSK-MG 患者用 AChE 抑制剂无效，并且易于出现胆碱能不良反应的原因。此外，一些研究发现，含有抗 MuSK 抗体的 MG 患者血清能够抑制细胞增殖，抑制 AChR 亚单位、缔合蛋白以及其他一些肌蛋白合成。目前，虽然学者们已证实了抗 MuSK 抗体在动物模型中的致病作用，但其在人类中的致病机制尚不明确。

此外，某些血清阴性 MG 患者体内既不含有抗 AChR 抗体，也不含有抗 MuSK 抗体，其发病机制为可能通过一种血浆因子激活肌肉中的第二信使，进而导致 AChR 磷酸化并失活。MG 患者也可能合成抗非肌肉特异性蛋白抗体，如抗肌球蛋白抗体和抗快速肌钙蛋白抗体，这些抗体可能与 AChR 发生交叉反应，合并胸腺瘤的 MG 患者体内多含有抗 titin 和抗 ryanodine 受体抗体。

ACh 受体缔合蛋白 (Rapsyn) 位于突触后膜胞质表面，它在体内以等摩尔数与神经肌肉接头 nAChR 存在，参与共同定位。Rapsyn 能引起 AChR 及 MuSK 聚集。在 Agrin 或 MuSK 缺乏的小鼠中，虽然 AChR 和其他突触蛋白能够沿肌纤维均匀表达，但它们不能形成 NMJ，这些小鼠常在出生时死于严重的肌无力。另外，JoAChimPiguet 等用单分子示踪的方法发现在缺乏 Rapsyn 的肌原细胞中，可移动的 nAChR 比例显著增加，在表达 Rapsyn 的肌原细胞中，不移动的 nAChR 的数目明显减少。由此可见，Rapsyn 在诱导 AChR 在终板膜聚集的过程中发挥重要作用。

（二）补体在 MG 和 EAMG 中的作用

MG 患者和 EAMG 动物模型的 NMJ 含有补体 C3 活化片段、可溶性补体 C9 和膜攻击复合物 (MAC)。许多证据都提示 NMJ 补体活化可能是引起 AChR 丢失的首要原因，从而引起神经肌肉传递失败：①动物清除补体后不发生 EAMG 症状。②小鼠注射阻断补体 C6 的抗体（抗 C6 抗体）或补体 C6 抑制剂（可溶性 CR1）不发生 EAMG 症状。③与野生型小鼠（补体功能正常）相比，补体基因缺陷小鼠不能诱导 EAMG 症状或易感性降低。④ IL-12 小鼠合成 Th1 细胞及补体结合抗体很弱，在 AChR 免疫后小鼠很少出现 EAMG 症状，但抗 AChR 抗体合成很多，该抗体与 NMJ 突触结合，但是无补体，提示不能结合补体的抗 AChR 抗体不能诱导 EAMG 症状。

体内存在许多内在补体调节因子，如衰变加速因子 (DAF 或 CD55)、膜辅酶蛋白 (MCP 或 CD46)、膜反应性溶解抑制物 (MIRL 或 CD59)，这些内在补体调节因子能保护细胞表面而不被自身补体激活，从而抑制自身免疫反应。研究发现，把 EAMG 中抗 AChR 抗体被动转运至 Daf 小鼠，其 NMJ 处突触后膜 C3b 沉积增加，AChR 水平显著减少，

NMJ 破坏显著，肌无力症状也比野生型小鼠严重，提示补体在 EAMG 发病机制中发挥重要作用，而补体抑制剂可能有治疗作用。

二、MG 中免疫细胞及细胞因子的作用

(一) CD4⁺T 细胞在 MG 中的作用

MG 是抗体介导的自身免疫性疾病，自身抗体攻击 NMJ 的烟碱型乙酰胆碱受体 (AChR)，从而引起肌无力症状。研究发现，MG 患者的血液和胸腺内存在 AChR 特异性 CD4⁺T 细胞，在胸腺切除或用抗 CD4 抗体治疗后其症状会有所改善，而体外 AChR 诱导的 T 细胞应答减少。动物实验表明，把 MG 患者胸腺组织或血单核细胞 (BMCs) 移植到重症联合免疫缺陷 (SCID) 小鼠后 (该小鼠无功能性 B 细胞和 T 细胞，能耐受异种移植)，SCID 小鼠能产生抗人 AChR 抗体，但其只有在 AChR 特异性 CD4⁺T 细胞存在时才会产生 MG 症状；此外，有研究发现，CD4⁺T 细胞基因缺陷小鼠不能被诱导出。这些研究都提示 AChR 特异性 CD4⁺T 细胞在 MG 发病机制中发挥着重要作用。

MG 患者血清中的抗 AChR 抗体大多数是高亲和力 IgGs，其能结合补体，但是其只有当 AChR 特异性 CD4⁺ 辅助性 T 细胞分泌细胞因子激活 B 细胞后，体内才能合成致病性抗 AChR 抗体。AChR 经抗原呈递细胞 (ABC) 处理后，通过 MHC Ⅱ 与 CD4⁺Th 细胞结合，CD4⁺Th 细胞活化，分泌细胞因子促进 B 细胞增殖，促发 Ig 基因体细胞突变及 IgG 类型转换，并分泌致病性抗 AChR 抗体。通常 B 细胞可分泌低亲和力的抗 AChR 抗体，如多发性骨髓瘤患者中有大约 10% 的可与 AChR 结合的单克隆 IgG。但多发性骨髓瘤患者却极少合并 MG，这可能与其分泌的抗 AChR 抗体为低亲和力抗体有关。

体外研究发现，全身型 MG(gMG) 患者的 CD4⁺T 细胞对所有 AChR 亚基都有应答，并且其抗原决定簇会随病情的进展而扩展。一些 ACKR 序列能被大多数 gMG 患者的 CD4⁺T 细胞所识别。当把能特异性识别这些"共同"AChR 表位的 CD4⁺T 细胞移植到 SCID 小鼠后，B 细胞能够产生抗 AChR 抗体，使小鼠出现 MG 症状。但是，眼肌型 MG(oMG) 患者的 CD4⁺T 细胞对 AChR 及其抗原表位的应答反应比较弱，并且随时间推移而不稳定。即便病程已经持续数年，oMG 患者的 CD4⁺T 细胞很少能识别所有 AChR 亚基。目前仍不清楚 oMG 患者的 CD4⁺T 细胞是只识别胚胎期 γ 亚基还是成人 ε 亚基，或两者都有。

另外有研究发现，健康人外周血中也含有肌肉 AChR 特异性 CD4⁺T 细胞，但却并不引起肌无力，这可能与免疫耐受机制有关；而在自身免疫性疾病中，机体免疫耐受机制常被破坏。

AChR 反应性 CD4⁺T 细胞在 MG 和 EAMG 发病中的致病作用间接地证明了 MHC Ⅱ 分子在 MG 中的重要作用。抗原呈递细胞 (ABC) 识别并结合 AChR 抗原，加工处理后与 MHC Ⅱ 分子结合并表达于细胞表面，呈递给 T 细胞，此为激活 T 细胞的第一信号。ABC 与 T 细胞表面协同刺激分子相互作用，提供第二信号，即协同刺激信号，使 T 细胞活化

成 AChR 特异性 CD4$^+$T 细胞。研究表明，小鼠 EAMG 易感性与 MHC Ⅱ 分子表达的等位基因相关；一些学者发现，编码 I-Ab 分子 β 亚基的基因突变会使易感性高的 C57BL/6 小鼠转变为耐 EAMG 的 BM12 小鼠。MG 与其他自身免疫性疾病一样，某些 MHC(HLA) 等位基因的表达频率比普通人群高。MG 患者体内常发现的 HLA 基因表达产物，包括：B8 和 A1 Ⅰ 类分子、DR3/DW3 Ⅱ 类分子和某些 DQ 等位基因的表达产物。有学者应用表达 DR 或 DQ 等位基因的转基因小鼠进行研究发现，DQ8 和 DR3 分子的表达与 EAMG 易感性相关，DQ6 分子则与耐受性相关。

（二）CD4$^+$T 细胞亚型及其细胞因子在 MG 和 EAMG 中的作用

根据分泌细胞因子不同，CD4$^+$T 细胞可以分为不同亚型，Th1 细胞主要分泌 IL-12、IL-2、IFNγ、TNF-α 等；Th2 细胞主要分泌 IL-4、IL-10 和 IL-13；Th17 细胞主要分泌 IL-17 等。不同亚型的 Th 细胞具有不同甚至相反的作用。Th2 细胞分泌的细胞因子 IL-4 可以刺激 Th3 细胞分化并分泌 TGF-β，抑制免疫应答。在小鼠中 Th1 和 Th2 细胞因子都可能诱导抗体合成，但这些免疫球蛋白的类型却大不相同。比如，Th1 细胞诱导合成的 IgG 亚型能结合并激活补体，而 Th2 细胞诱导合成的 IgG 亚型结合补体的能力却很弱甚至完全不与补体结合。Th17 细胞在促进免疫应答中发挥重要作用，研究发现，EAMG 后期 CD4$^+$Th 细胞亚群的平衡改变，Th1 和 Th17 细胞增多，而 Th2 和 Treg 细胞减少。ABC 分泌的 IL-18 通过直接或间接作用于 NK 细胞促进 Th1 细胞分化。CD1d 限制性 NKT 细胞能激活调节性 T 细胞，抑制自身免疫反应。

1. Th1 细胞及其细胞因子

MG 患者外周血中存在大量识别 AChR 不同表位的 Th1 细胞，其能够刺激 AChR 抗体的产生。将同一位 MG 患者的 Th1 细胞、B 细胞和巨噬细胞共同移植到 SCID 鼠体内能够诱导产生致病性 AChR 抗体。此外研究表明，Th1 细胞能诱导与补体结合的致病性抗 AChR 抗体表达，这在 EAMG 诱导中发挥着重要作用。

Th1 细胞分泌的促炎症因子，如 IL-12、IL-2、TNF-α 和 IFN-γ 等，同样在细胞介导的免疫反应中发挥重要作用。研究发现，AChR 免疫的小鼠，注射 IL-12 能加重 EAMG 症状，可能与 IL-12 能够促进 AChR 抗体产生有关。另外，雌激素能刺激 AChR 特异性 Th1 细胞合成 IL-12，加重 EAMG，这提示雌激素通过 Th1 介导参与了 MG 的致病机制，这也可能解释了自身免疫性疾病的性别差异现象。此外，研究表明，Th1 促炎性细胞因子能诱导肌肉中 MHC Ⅱ 分子表达，易化肌肉 AChR 呈递，促进活化的 AChR 特异性 CD4$^+$T 细胞进一步扩增。

另外，有研究发现，抗 TNF-α 抗体可抑制 EAMG 进展，可溶性重组人 TNF 受体可以竞争抑制小鼠 TNF-α 与体内受体结合，明显改善 EAMG 症状。TNF-α 或 TNF 受体基因缺陷小鼠存在 EAMG 抵抗，而 IL-12 可诱导这些小鼠出现 EAMG 症状，这提示 Th1 细胞的分化在 EAMG 中发挥重要作用。

另一主要的 Th1 细胞因子 IFN-γ 在 EAMG 发病机制中的作用尚有争议。在 MG 患者和 EAMG 小鼠的肌肉、胸腺和淋巴结内，IFN-γ 诱导的趋化因子及其受体均增多，并且此趋化因子含量的降低与肌无力症状减轻程度密切相关。此外，有些研究发现，IFN-γ 基因敲除小鼠和野生型小鼠同样易感 EAMG，但有学者却发现，IFN-γ 和 IFN-γ 受体基因敲除小鼠表现为 EAMG 抵抗。

2. Th2 细胞及其细胞因子

Th2 细胞在 EAMG 发病机制中的作用复杂。Th2 细胞主要分泌 IL-4、IL-5、IL-6、IL-10 和 IL-13 等抑炎因子，是体液免疫应答的重要诱导因子。其中部分细胞因子 (IL-4) 具有保护作用，而一些细胞因子 (IL-5、IL-6、IL-10) 却能加重 MG 的症状。

研究表明，IL-4 能抑制抗体介导的 AChR 自身免疫反应。用 AChR 免疫后，IL-4 基因敲除 (KO) 小鼠发生 EAMG 比 WT 小鼠早且病程更长 (IL-4KO 小鼠 6 个月以上，WT 小鼠病程 2～3 个月)，IL-4KO 小鼠体内比 WT 小鼠更容易产生抗 AChR 抗体且抗体存在时间长，IL-4KO 小鼠 EAMG 症状比 WT 小鼠更严重。进一步研究发现，信号转导与转录活化因子 6(STAT6) 是 IL-4 介导的 Th2 细胞分化的重要细胞内因子，STAT6 缺陷小鼠的 EAMG 易感性增加，且血清中抗 AChR 抗体水平显著增高。这都表明 IL-4 能抑制 AChR 免疫应答，从而抑制 EAMG 进展。

研究显示，IL-5KO 小鼠和 IL-10KO 小鼠 EAMG 发病率较低，且 EAMG 症状轻，肌肉 AChR 丢失较少。用 AChR 免疫 IL-10KO 小鼠，AChR 特异性增殖反应明显增加，MHC II 分子表达减少，产生抗体的 B 细胞减少，而 $CD5^+CD19^+$ B 细胞增加。尽管 EAMG 抵抗增加，在 AChR 免疫后 IL-5KO 小鼠表现为完整的二次抗体和淋巴细胞增殖应答，而其 EAMG 抵抗可能与 AChR 的淋巴细胞应答减少、肌肉中 C3 水平降低有关。此外研究发现，IL-6 缺陷小鼠对 EAMG 抵抗。上述均表明 IL-5、IL-6、IL-10 等细胞因子能加重 MG 的症状。

3. Th17 细胞

目前有学者发现，$CD4^+$Th 细胞亚型——Th17 细胞及其细胞因子 IL-17 在 MG 自身免疫和促进炎症反应中起重要作用。研究发现，用 tAChR 免疫 IL-12/IL-23P40 亚基和 IFN-γ 双基因敲除 B6 小鼠，能诱导 EAMG 症状，其 AChR 抗体、$CD4^+$T 细胞免疫应答与野生型 (WT) 小鼠相似，从这两种小鼠分离的 TAChR 特异性 $CD4^+$T 细胞在体外用 TAChR 刺激后分泌相似水平的 IL-17 提示，除 Th1 细胞外，Th17 细胞在 MG1 免疫应答中有重要作用。还有研究发现，EAMG 次级淋巴器官中的自身反应性 Th17 细胞受 CD11b(+) 细胞 (分泌 IL-6) 调节，其通过 CC 族趋化因子发挥作用。IL-17 缺陷小鼠不能诱导 EAMG 症状，提示 AChR 反应性 Th17 细胞辅助 B 细胞产生抗 AChR 抗体，产生神经肌肉接头传递障碍，从而产生肌无力症状。

4. 调节性 T 细胞

调节性 T 细胞 (Tregs) 为表达 CD25 和转录因子 Foxp3 的 $CD4^+$T 细胞，称为

CD4$^+$CD25$^+$Foxp3+Tregs，其在维持外周耐受机制中发挥重要作用。CD4$^+$CD25$^+$Treg 细胞能够下调 Th1 细胞因子，上调免疫抑制性细胞因子 IL-10 和 TGF-β。

研究表明，MG 患者 CD4$^+$CD25$^+$Treg 细胞水平较健康对照组明显降低，且在 MG 患者接受免疫抑制剂或胸腺手术治疗后，其数量增多，另有学者把 IL-2/ 抗 IL-2 单克隆抗体 (mAb) 复合物注入 EAMG 小鼠扩增 CD4$^+$CD25$^+$Treg 细胞，结果发现其能明显抑制自身反应性 AChR 特异性 T 细胞和 B 细胞应答，改善肌无力症状。

另外，EAMG 小鼠中 CD4$^+$CD25$^+$T 细胞的功能发生了改变。研究发现，尽管在 EAMG 鼠和健康鼠的脾和淋巴结中 CD4$^+$CD25$^+$ 和 CD4$^+$CD25high 细胞出现频率相似，但是体外实验已证实从正常小鼠脾中分离的 CD4$^+$CD25$^+$T 细胞能抑制抗原诱导的 AChR 特异性 T 细胞增殖，而从 EAMG 鼠脾中分离的 CD4$^+$CD25$^+$T 细胞却不能抑制 AChR 特异性 T 细胞增殖。此外，有学者发现，从 EAMG 鼠中分离的 CD4$^+$CD25$^+$T 细胞表面 Foxp3+ 表达减少，而 CTLA-4 表达增多，其提示 EAMG 小鼠免疫耐受被破坏。

已有研究发现，从 naive 小鼠分离的 CD4$^+$CD25$^+$Treg 细胞能保护小鼠不产生 EAMG 症状，并抑制疾病进展，当 AChR 免疫动物预防性注射从正常小鼠体内分离出的 CD4$^+$CD25$^+$T 细胞时，其能减轻 EAMG 症状，但如果在发病 4 周后注射 CD4$^+$CD25$^+$T 细胞，却不能改善肌无力症状，这表明 CD4$^+$CD25$^+$T 细胞能抑制 EAMG 早期发病，其可能与 T 细胞系 (抗原识别、表位扩散和 T 细胞增殖) 有关，但如果抗体介导的补体已攻击 NMJAChR 时，注射 CD4$^+$CD25$^+$T 细胞则不能改善 EAMG 症状。

(三) NK 和 NKT 细胞在 MG 和 EAMG 中的作用

CD1-d 限制性 NKT 细胞可能参与自身免疫耐受的维持过程。在 EAMG 和 MG 中，NKT 细胞和 Tregs 可能协同调节对 AChR 的免疫应答。通过人工合成的糖脂协同剂来激活 AChR 免疫接种的小鼠的 NKT 细胞，可以阻止 EAMG 病情的进展；这些治疗效果很可能也与糖脂分子能够刺激诱导 Tregs 数目增多及其调节功能增强有关。

NK 细胞也会影响 EAMG 和 MG 病情的进展。在小鼠中，NK 细胞是 EAMG 发生发展所必要的。NK 细胞分泌的 IFN-γ 能够增强 Th1 细胞的敏感性，并在 EAMG 中发挥"允许"作用。对 NK 细胞和 Th1 细胞，IL-18 是一种重要的生长和分化因子，而当其与 IL-12 协同作用时，这种效应尤甚。有学者发现，IL-18 缺陷小鼠不能诱导出 EAMG，用药物阻断 IL-18 能够缓解 EAMG 的症状。研究发现，MG 患者血清 IL-18 水平升高，而且 gMG 患者高于 oMG 患者，随着临床症状改善，IL-18 水平降低。这些均提示 IL-18 在 MG 和 EAMG 发病机制中有重要作用。

(四) 树突状细胞在 MG 和 EAMG 中的作用

树突状细胞 (DC) 是机体功能最强的专职抗原呈递细胞 (ABC)，它能高效摄取、加工处理和呈递抗原。未成熟 DC 具有较强的迁移能力，成熟 DC 能有效激活初始 T 细胞。树突状细胞处于启动、调控并维持免疫应答的中心环节。

研究发现，从健康大鼠中提取 DC，在体外应用 IFN-γ 和 TGF-β 处理后，皮下注入 EAMG 鼠中，能有效抑制 EAMG 病情进展，而从 EAMG 鼠提取的 DC 应用 IL-10 处理后，腹腔注入 EAMG 鼠体内同样能改善 EAMG 症状。

核转录因子 κB 是 DC 分化过程中重要的转录因子。EAMGB6 小鼠静脉注射 κB 基因沉默 DC，可使肌无力症状减轻，这可能与体内 T 细胞由 Th1/Th17 为主向 Th2 和调节性 T 细胞转变有关。

另外，有学者发现在 EAMG 诱导前注射粒细胞集落刺激因子 (GM-CSF)，EAMG 发病率降低；而在 EAMG 诱导后注射，其能够缓解 EAMG 症状，这主要与抗 AChRIgG 减少及淋巴细胞对 AChR 应答被抑制有关。这提示通过细胞因子调节 DC，并将该 DC 注入小鼠体内，机体能对 AChR 产生免疫耐受，这可能是治疗 MG 的有效方法。但是最近研究发现，小鼠皮下注射经 IL-10 调节的 DC，EAMG 症状却没有改善，如何给予处理过的 DC 及其具体剂量仍需进一步研究。

三、胸腺在 MG 中的作用

调查显示，约 70% 的 MG 患者有胸腺异常，其中 50% ~ 60% 的 MG 患者胸腺肥大，胸腺滤泡增生，10% ~ 15% 合并胸腺瘤。胸腺切除后 70% 的患者临床症状改善。MG 患者胸腺中含有针对 AChR 自身免疫所需的所有条件，是 AChR 特异性抗体的来源。研究发现，用 MG 患者胸腺组织移植到免疫缺陷小鼠肾被膜下 1 ~ 2 周后，在小鼠血清中可检测到抗人 AChR 抗体，提示 MG 患者胸腺组织能诱导和维持自身抗体产生。由此，有学者推测诱发免疫反应的起始部位在胸腺。

胸腺是诱导 T 细胞分化和成熟的场所，T 细胞在胸腺发育过程中形成对自身抗原的耐受性以免机体发生自身免疫反应。若胸腺结构和功能异常，T 细胞受体 (TCR) 基因重排不能消除或抑制对自身抗原的 T 细胞克隆，对自身抗原的免疫耐受出现障碍，则出现自身免疫反应。

胸腺对 AChR 免疫耐受的破坏是激活和维持 MG 自身免疫反应的重要因素。胸腺中 AChR 结构的变异可能会导致 AChR 自身耐受和免疫调节的破坏，从而启动 MG 的异常免疫应答，最终导致 NMJ 免疫病理变化。MG 患者胸腺富含 AChR 特异性 CD4$^+$Th 细胞，其激活周围淋巴器官、骨髓及胸腺中的浆细胞，使其产生 AChRIgG 抗体。但胸腺不是 AChR 抗体的唯一来源，胸腺全部切除后 MG 患者仍长期存在 AChR 抗体，其可能通过 AChR 特异性 Th 细胞刺激外周淋巴细胞产生 AChR 抗体。

正常及增生的胸腺中均含有肌样细胞，该细胞类似横纹肌并载有 AChR。近来有研究表明，胸腺上皮细胞、胸腺细胞、肌样细胞及胸腺基质细胞均存在 AChR mRNA 表达，胸腺组织中可见骨骼肌 AChR 或 α 亚单位 mRNA 表达，推测在特定遗传素质个体中，由于某种病毒感染后，肌样细胞 AChR 构型改变，其分子结构与 NMJ 突触后膜上 AChR 结构相似，刺激产生 AChR 抗体。胸腺淋巴增生 B 细胞产生的 AChR 抗体进入体循环，到达 NMJ 突触后膜与 AChR 产生抗原抗体反应。

综上所述，抗体、抗原特异性 T 细胞、免疫细胞及细胞因子、胸腺等在重症肌无力发病机制中有重要作用，但研究数据多在特定的 EAMG 模型中所得，其各因素间相互作用尚不十分明确，而且其在人体内的具体作用机制亦不明确，需要进一步研究。

第二节　重症肌无力的病理生理

重症肌无力 (MG) 病变的部位，一度认为在 NMJ 突触前膜，不少的学者在 NMJ 突触前膜进行了仔细的研究，究竟病变在前膜还是后膜一直争论不休，直到 20 世纪 90 年代，通过动物实验和电镜等技术的验证，证据越来越多地支持病变主要受累 NMJ 突触后膜上乙酰胆碱受体 (AChR) 的学说。因此，前膜病变导致的神经肌肉接头疾病不属于重症肌无力的范畴。凡是各种原因使 NMJ 突触后膜上乙酰胆碱受体 (AChR) 功能发生障碍，均可能出现类似 MG 的表现，统称为重症肌无力样综合征，包括新生儿重症肌无力、先天性肌无力综合征、先天性终板乙酰胆碱酯酶缺乏、慢通道先天性肌无力综合征、先天性乙酰胆碱酯酶受体缺乏，以及药物引起的重症无力等，均不在本章讨论。

一、神经肌肉接头及运动神经

1. 神经肌肉接头

运动神经元及其支配的肌纤维构成运动单位，一个运动神经元轴突分出数十至数百个分支与支配的肌纤维形成突触，突触由突触前膜 (神经末梢)、突触间隙和突触后膜 (肌膜) 组成。当动作电位沿神经纤维传至轴突末梢时，引起突触前膜钙通道开放，Ca^{2+} 从细胞外液进入轴突末梢，促使轴浆中含有乙酰胆碱 (ACh) 的突触小泡向前膜移动。当突触小泡到达前膜后，突触小泡膜与前膜融合，进而破裂，将 ACh 释放到突触间隙并扩散到后膜，与后膜上的 AChR 结合，引起后膜上的钠、钾通道开放，使 Na^+ 内流 (主要)、K^+ 外流，结果使后膜处的膜电位幅度减小即产生去极化，这一电位变化称为终板电位。当终板电位达到一定幅度 (肌细胞的阈电位) 时，就引发肌细胞膜产生动作电位，从而使骨骼肌产生一系列兴奋收缩过程。

神经肌肉接头处兴奋传递的基本模式是电—化学—电传递，其特点包括：①单向传递：兴奋只能由前膜传向后膜而不能反向传导，是因 ACh 只存在于前膜内的囊泡中。②时间延迟。由于这一过程中有化学传递环节，因此与兴奋在神经纤维上传导相比，耗时较长。③易受环境变化影响：NMJ 处对化学物质、温度等环境因素敏感性较高，易于疲劳。④一对一传递：正常状态下神经每兴奋一次，均可引起一次肌细胞兴奋。

2. 运动神经

骨骼肌纤维受脊髓前角大运动神经元支配，每个前角细胞发出独立的有髓运动神经纤维或者轴索。由于郎飞结的存在，动作电位沿着轴索从一个郎飞结跳跃式传导至下一个郎飞结，轴索的这一结构使跳跃式传导更有效，表现在两方面：①轴索的节间区被施万细胞产生的磷脂绝缘层覆盖，磷脂可通过增加有效的跨膜电位和减少轴突及胞外电容减少节间区的传导损失。②郎飞结合有很多钠通道，这些钠通道可去极化而产生动作电位。脊椎动物的郎飞结约有2000个钠通道/μm^2，这些高密度的钠通道有助于产生动作电位。此外，郎飞结还有少许钾通道，向外的K^+电流与去极化的Na^+电流方向是相反的，参与动作电位的产生及传导。

(1) 运动神经末梢：每个运动神经末梢都分成20～100个更小的纤维。成熟的哺乳动物的肌肉中每个运动神经末梢通过运动终板支配一个小的肌纤维。单个运动神经轴突支配的肌纤维称为运动单位，运动神经末梢是长达100μm的无髓鞘结构，无髓鞘的运动神经末梢存在钾通道、钠通道。因此，终端神经末梢的动作电位的波幅及潜伏期被钾、钠通道所决定。乙酰胆碱 (ACh) 储存在神经末梢的囊泡内，这些储存 ACh 的囊泡均衡分布在突触褶皱顶部的间隙里，此为释放点，也称激活区。在此 ACh 通过囊泡与突触前膜融合完成释放，此过程需要 Ca^{2+} 流的参与。钙通道主要是 P/Q 型，但有文献报道 N 型钙通道也很可能存在于哺乳动物运动神经末梢。钙通道组成两条平行线，每条线里有近似5 个通道，线间距离约 20nm，每个钙通道之间相距 60nm。

钙通道在信号传输中的作用是使神经末梢区 Ca^{2+} 浓度很快达到 100～1000μm，从而导致囊泡与突触前膜开始融合。正常的神经末梢动作电位并未激活所有的钙通道，因为动作电位的持续时间< 1ms，而钙通道激活的时间需要 1.3ms 以上。用四乙胺 (TEA) 或 3,4- 二氨基吡啶 (3，4-DAB) 阻滞钾通道来增加动作电位的持续时间，将增加 Ca^{2+} 内流，从而增加 ACh 的释放。在 Lambert-Eaton 综合征，P/Q 型钙通道结合抗体的产生阻止了 Ca^{2+} 内流，神经肌肉信号传导会因为神经末梢释放的囊泡减少而出现传导阻滞。用 3，4-DAB 治疗 Lambert-Eaton 综合征可以调节神经肌肉传导功能，因其能延长钙通道激活时间，增加 Ca^{2+} 内流，弥补钙通道的缺失。因神经末梢与囊泡膜表面有电荷相似的极性，突触囊泡与突触前膜的静电可能是相互排斥的。Ca^{2+} 因与膜表面结合，中和了负性的表面电荷，从而解除对膜融合的抑制，同时也可以打开 Ca^{2+} 激活的阳离子通道，使阳离子大量内流，减少突触囊泡和神经末梢膜上负性的表面电荷。除此之外，Ca^{2+} 内流可引起蛋白磷酸化导致大分子的构象改变，从而导致囊泡从细胞骨架分离，有效地完成膜的融合。

(2) 突触前膜：突触囊泡与突触前膜的融合是一个复杂的过程，包括囊泡和神经末梢突触前膜上多种蛋白的构象变化。突触囊泡内容物释放等一系列精确过程至今尚不清楚。然而，近 10 年随着一些分子机制的阐明，突触囊泡释放机制也逐渐明朗。囊泡在融合前须首先定位，是囊泡靠近神经末梢质膜的过程。在定位发生前，突触融合蛋白 -1 与munc18-1 结合，突触泡蛋白与突触小泡蛋白、突触囊泡蛋白结合，这些蛋白的相互作用抑制订位复合体的形成。在定位开始发生时，munc18-1 从突触融合蛋白 -1 中分离，突触囊泡蛋白从突触小泡蛋白中分离，促使突触核心复合体形成。在这 3 个蛋白中，其中 2

个来自胞质膜 (突触融合蛋白 -1 和突触囊泡相关蛋白 25 或 SNAP25)，1 个来自突触囊泡膜 (突触小泡蛋白)，它们组成了定位复合体。这 3 个蛋白是 SNARE 蛋白，以 70- 残基 SNARE 为特征。N- 乙基马来酰亚胺敏感因子和 α- 可溶性 -NSF 连接蛋白与定位复合体结合成融合复合体。NSF 是一个三磷酸腺苷，交联多个核心复合体形成一个网络，三磷酸腺苷的水解作用在 Ca^{2+} 内流前发生，导致囊泡和突触前膜的融合失效。突触囊泡膜上的突触结合蛋白很可能是 Ca^{2+} 的传感器。

突触结合蛋白如何触发快速的囊泡释放机制仍不清楚。突触结合蛋白的胞质中存在与 Ca^{2+} 及蛋白激酶的磷脂结合区有高度同源性的区域。突触结合蛋白很可能通过与磷脂结合区的结合而与细胞膜和突触融合蛋白连接。Ca^{2+} 与突触结合蛋白结合后，突触结合蛋白与细胞膜上的脂质相互作用发生改变，从而导致突触融合蛋白构象改变，使膜完全融合。Ca^{2+} 也可结合至膜表面，负性表面电荷集中，从而促进膜的融合。

囊泡的内容物分泌到突触间隙后，囊泡膜的再利用有三个途径：①经由网格蛋白依赖机制把膜成分完全融合于质膜。②囊泡再摄取后，网格蛋白包被的囊泡去包被并移行到神经末梢内部。③突触囊泡膜与胞内体融合，产生新的囊泡。新囊泡通过主动转运积聚 ACh 及其他物质，经由扩散或细胞骨架的迁移移行到激活区。一些突触囊泡相关蛋白是肉毒杆菌水解作用的作用靶点。神经末梢丰富的线粒体作用也十分显著，其缓冲胞内的 Ca^{2+}，为突触释放、神经递质合成、离子和 ACh 的传输提供能量。在动作电位重复产生的过程中，胞内的 Ca^{2+} 先是快速增加，然后是缓慢增加；在刺激持续过程中，阻碍线粒体的 Ca^{2+} 摄取，导致胞内 Ca^{2+} 迅速增加。

(3) 突触间隙：神经末梢至突触后膜的空间约有 $50nm^3$，此空间即为突触间隙。ACh 通过突触间隙激活 AChR。每个突触囊泡融合释放约 1 万个 ACh 分子到突触间隙中，同时 ATP 也被释放并调节突触后递质释放的敏感度。一个动作电位传输至神经末梢刺激 50～300 个囊泡的融合，因突触间隙距离短，ACh 扩散常数相对高，使之扩散十分迅速。

突触间隙的乙酰胆碱酯酶 (AChE) 作用是，突触后膜基膜上的 AChE 加快突触间隙 ACh 降解。AChE 的失活可延长 ACh 在突触后膜的作用时间，并减少 ACh 所致终板电流的衰减。AChE 浓度在突触后膜中几乎达到 3000 个分子 $/\mu m^2$，要比乙酰胆碱受体 (AChR) 浓度低 5～8 倍。在次级突触褶皱中，由于 AChE 浓度足够高以致进入突触间隙的 ACh 大多被水解。因此，次级突触褶皱扮演洗涤槽的角色，终止 ACh 的作用并阻止 AChR 多次被激活。在 MG 患者及实验性自身免疫性重症肌无力 (EAMG) 大鼠的神经肌肉接头中存在异常的胆碱能递质，已证明此递质能诱导增强转录和转换选择性剪切 AChE 相关的前 mRNA，结果产生了极稀少的 AChE 突变体 (AChE-R)。以前认为 AChE 是一个多聚体，通过富含脯氨酸的 PRiMA 结合于突触后膜，而 AChE-R 是个缺少羟基的半胱氨酸的可溶性单体，这一结构是必不可少的，AChE-R 与 ACh 的水解及突触的形态生成相关。在急性应激或 AChE 暴露的情况下，显露出来的 AChE-R 会减弱最初的超强兴奋。然而，AChE 持续累积也是不利的，因其会延长胆碱能损害，增加黏附和 AChE 的活力，且与肌肉病变有关。在 EAMG 大鼠中，持续 4 周每天口服特定的反义核苷酸序列，这些核苷酸序列可选择性降低血液和肌肉中 AChE-R，并不影响 AChE，可延长生存期，改善肌力和临床症状，这进一步证明了 AChE-R 与病理学的关联性，提出了信使 RNA 靶点治疗长期胆碱能功能紊乱的可行性。

在神经肌肉接头的突触间隙的胞外基质中，集中了庞大的蛋白系统，调节突触后蛋白的合成和 ACh 浓度。终板基膜富含胶原蛋白 IV（α2-，α4- 和 α5 链），也有一些层粘连蛋白（层粘连蛋白 4、9 和 11），它们都连接在终板膜的 α- 肌营养不良蛋白聚糖上。层粘连蛋白 4 也与整合素连接。层粘连蛋白家族在突触间隙形成一个网络，并聚集其他胞外基质蛋白，诸如积聚蛋白、基底膜聚糖和巢蛋白。含有胶原蛋白的胆碱酯酶与基底膜聚糖结合，而后者再与 α- 肌营养不良蛋白聚糖结合。除了结合层粘连蛋白和基底膜聚糖，α- 肌营养不良蛋白聚糖也结合积聚蛋白、整合素、肌管相关特异性成分（MASC）/MUSK 复合物。积聚蛋白、MASC/MUSK 与 ACh 的形成及维持有关。缔合蛋白是一个特异性与 AChR 结合的分子。神经肌肉接头处 ACh 亚基可以高效率地合成部分归功于 AChR 产生诱导作用的活动（ARIA），它是一个由神经末梢释放的分子。ARIA 激活突触后膜的受体蛋白酪氨酸激酶。受体通过亚突触调节 ACh 亚基的表达。

乙酰胆碱结合蛋白的作用表现在，3 ~ 5 个施万细胞形成一个与神经末梢并列的帽子结构，并且延伸到突触间隙；施万细胞在 NMJ 形成及功能上发挥重要作用，包括突触递质的调节、神经末梢生长及延续，轴突萌芽及神经再生。最近研究把无脊椎动物的胆碱能神经元、树突的特异性亚基和施万细胞共培养，证明了神经胶质细胞改变胆碱能神经元的作用，并激活兴奋突触后电位。至此，一个有与半胱氨酸家族相似序列的配体门控通道的 210 亚基的蛋白，即乙酰胆碱结合蛋白得到定义。在适当的条件下，乙酰胆碱结合蛋白能抑制胆碱能突触的传递。在突触前递质释放的条件下，乙酰胆碱结合蛋白可削弱或终止持续的乙酰胆碱反应或提高基质的乙酰胆碱结合蛋白浓度，ACh 反应也可减少。这一过程可能发生于 ACh 活化突触后 AChE-R 和 AChE-R 定位的突触胶质细胞，增加乙酰胆碱结合蛋白释放和增加突触间隙浓度并减弱 ACh 与突触后受体结合的能力。

(4) 突触后膜：突触后膜区因膜折叠成次级突触间隙或者形成大量的褶皱而大大增加了接触面积。AChR 积聚于次级突触间隙的表面，并通过缔合蛋白牢牢地结合于肌营养不良蛋白相关蛋白复合体。RAPsyn 具有把 AChR 聚集于终板表面的作用。敲除了 rapsyn 的转基因大鼠不能积聚 AChR、调理素及抗肌营养不良蛋白相关蛋白复合体。乙酰胆碱受体复合体与细胞骨架关系十分密切，因其与肌营养不良蛋白聚糖及肌蛋白质复合体交联。两者又通过 utrophin 结合至肌动蛋白而与细胞骨架连接。

utrophin 和肌营养不良蛋白均与 β1- 互养蛋白和 β2- 互养蛋白相连，后者又与一氧化氮合酶（nitricoxidesyn-thase）连接。NO 合酶产生 NO 自由基而参与很多细胞活动的信号传导。神经肌肉接头存在 NO 合酶表明，NO 可以扩散并影响神经和肌肉靶蛋白。钠通道集中于次级突触间隙，与 AChR 均牢牢地结合于终板膜；钠通道的定位依赖于与锚蛋白，诸如肌蛋白质复合体、抗肌营养不良相关蛋白复合体和 utrophin 蛋白等结合。

二、突触后膜的钠通道及乙酰胆碱通道

在运动终板上 AChR 的密度约为 15000 ～ 20000/μm^2；而在远离终板区 AChR 浓度约减少了 1000 倍，至肌纤维末端附近 AChR 密度又轻度增加。陈旧的 AChR 会内化并降解而使受体不断更新，受体不会被重复利用，新的受体不断代替旧的受体。在骨骼肌发育的早期阶段，AChR 的半衰期是很短的，只有 13 ～ 24 个小时；在成熟的终板，就变成 8 ～ 11d，与 AChR-Ab 结合后，因加快受体的内化，导致其半衰期显著缩短。

AChR 牢固结合于细胞骨架。钠通道也在终板区集中，高浓度的钠通道保证了神经肌肉传导的安全性。钠通道的密度因纤维类型不同而各异，在终板膜快纤维有通道 500 ～ 550 个 /μm^2，而慢纤维有 100 ～ 150 个 /μm^2。在 MG 患者中，AChR-Ab 攻击基底膜，导致患者终板上的钠通道和 AChR 通道均减少，不利于神经肌肉传导。单个的运动神经动作电位导致的终板膜去极化程度取决于释放乙酰胆碱（量子释放）的囊泡数量和对 AChR 反向电位的调节。干扰 ACh 释放的疾病，如 Lambert-Eaton 综合征可减少量子释放，减少突触后膜对 ACh 的灵敏度（如 MG），也可减少量子释放的程度，从而影响动作电位的产生而引起肌无力的临床症状。

第三节　重症肌无力的自然病程

由于免疫发病机制的研究进步和免疫学治疗的引入，重症肌无力的自然病程已很难追踪和描述，其中部分资料来自仅使用胆碱酯酶抑制剂而未进行免疫干预的重症肌无力患者。因起病年龄、受累肌肉分布和胸腺改变不同，重症肌无力临床表现具有异质性，病情反复波动，缓解与复发交替为其特征。日本最新全国范围内研究发现 MGFA 各型所占比例分别为，MGFA Ⅰ 型（眼肌型）35.7%；MGFA Ⅱ 型（轻度全身型）44.3%（Ⅱ a 型 27.8%，Ⅱ b 型 16.5%）；MG ～ FA Ⅲ 型（中度全身型）15.6%（Ⅲ a 型 9.0%，Ⅲ b 型 6.6%）；MGFA Ⅳ 型（重度全身型）2.5%（Ⅳ a 型 1.1%，Ⅳ b 型 1.4%）；MGFA Ⅴ 型（危象型）2.0%。MGFA Ⅰ 型和Ⅱ型患者占患者总数的 80%。39% ～ 53% 的患者以眼外肌受累为首发表现，包括上睑下垂和复视，约 10% 的患者以此为唯一的临床表现。50% ～ 80% 的患者通常在 2 ～ 3 年内进展为全身型重症肌无力，影响肢带肌，尤其是肢体近端及中轴肌，包括颈肌、面肌和延髓肌群，引起面部表情缺乏、讲话困难、咀嚼和吞咽障碍。当呼吸肌受累时，患者可能出现肌无力危象，表现为咳嗽无力及呼吸困难而危及生命，需要包括机械通气在内的重症监护，危象可造成呼吸衰竭或心肺并发症而导致死亡，由于治疗的进步目前因危象死亡已不常见。

重症肌无力的自然史是多变的，而且不同亚型间患者的自然史也多有不同。但遗憾的是早期的文献少而且不全面，过去50多年发病的患者大多经过了不同程度的治疗，很难观察到完整的自然病程。疾病初发的第1年内，多数患者会经历因感染、精神创伤、过度疲劳、妊娠、手术或药物调整等所诱发的病情突然加重，在发病后2年内进展至最严重程度。自发的长期缓解少见，有报道称见于10%～20%的眼肌型MG患者。

大量研究证实重症肌无力患者不同亚型间遗传性背景、免疫学基础、流行病学、疾病严重程度、自身抗体类型及预后等均有差异。目前尚不清楚年龄因素如何影响重症肌无力患者的首发临床表现，各亚型在患者一生的不同阶段表现也不相同。目前流行病学研究热点集中于儿童型及老年型患者，下面重点介绍这两个亚型的流行病学和自然史特点。

一、青少年的重症肌无力

尽管与成年型重症肌无力患者在病理生理及临床表现方面有诸多相似之处，但儿童型患者的临床表现和自然史受种族差异和青春期生长发育的影响较明显，而且在病因学、性别比例、疾病的严重程度及选择正确的治疗方案方面与成年型明显不同，因此有必要区别儿童型患者的流行病学和预后。青少年的重症肌无力可分为三个亚型：①新生儿型：一过性病程，由妊娠阶段女性患者的AChR抗体IgG经胎盘传给胎儿引起，经治疗后多在1周至3个月内痊愈。②先天性肌无力综合征：有独特发病机制的遗传性神经肌肉接头传递障碍，有家族史。③青少年型：病理生理学和症状上与成年型相似。青少年的重症肌无力患者占全部患者的11%～29%，年发病率为1.1/100万，在欧洲和北美并不常见，约占10%～15%。但该型在亚洲国家较为常见，我国众多的连续病例报道认为39%～50%的MG患者为儿童（＜15岁），日本与我国相似。与白种人发病率相比，非洲裔的美国儿童有更高的发病率。这些现象提示MG可能存在潜在基因易感性和环境差异。

青少年的重症肌无力可在出生后一两年内发病，但各个年龄阶段均可发病，无明显年龄聚集倾向。一项研究显示10岁前发病的患儿男女发病比例大致相等，但10岁后女性与男性发病比例是5:1。青春期可以影响疾病的临床表现，Batocchi和EvoliA的研究分别报道青春期前单纯眼肌型患者的发病率为26%和31%，而青春期和青春期后的发病率为9%～16%。儿童型患者最常受累眼外肌，引起上睑下垂、复视和眼球固定，高达90%的儿童型患者有此表现，其中以上睑下垂最常见，且最易被觉察。复视起初可能并非显性，但可在持续垂直凝视时诱发。回顾性研究发现非亚洲人群单纯眼肌型重症肌无力在儿童型患者中发病率波动在27%～93%，而亚洲国家有更高的儿童眼外肌型发病率，发病率为47%～73%。儿童型患者中全身型MG发生率波动在29%～75%，欧美国家儿童型患者进展为全身型者较多，多于2年内进展为全身型MG，而亚洲国家儿童较少进展为全身型。有报道称经胸腺切除术治疗的儿童型患者，胸腺异常的发生率波动在33%～81%，绝大多数是胸腺增生。

与成年型 MG 相比，儿童型患者多为良性病程，预后较好。Lanska 报道儿童型患者自发缓解率波动在 20% ～ 29%，而另外一些不同种族的流行病学研究发现经非手术治疗的儿童型患者自发缓解率波动在 15% ～ 34.7%，这包括未经治疗的自发缓解和经过正规药物治疗后缓解。75% 的儿童型患者在使用激素 (58.1%) 或者胆碱酯酶药物治疗 (16.2%) 后可缓解，泼尼松维持治疗的时间和剂量与临床表现和预后呈线性关系，全身型患者行胸腺切除治疗后自发缓解率可达 29% ～ 68%。

青少年重症肌无力患者青春前期、青春期及青春后期对比见 9-1。

表 9-1　青少年重症肌无力患者青春前期、青春期及青春后期对比

	青春期	青春后期	青春前期
男：女	男性＝女性	男性＜女性	45：1
全身性 MG 患者抗 50%AChR-Ab 阳性者	50% ～ 71%	68% ～ 92%	80% ～ 90%
眼部症状			
白种人	40%	9% ～ 16%	28%
中国人	7%		
眼肌型 MG 患者进展至全身型	8% ～ 15%	23%	79%
缓解（自发性或经治疗后）	42% ～ 60%	26%	38%

二、迟发型或老年型重症肌无力

自 20 世纪 80 年代中期开始，西方国家报道晚发型或老年型患者发病率增长明显，这是世界范围内的普遍现象，这种趋势非常重要，因为老年患者易合并多种并发症，如高血压、糖尿病、高脂血症、脑卒中、慢性支气管炎、冠心病、癌症和骨质疏松等，给选择合适的治疗方案增加了难度。Somnier 等研究报道 20 世纪末丹麦迟发型重症肌无力患者的发病率增长显著，而同期早发型患者的发病率并无明显变化。Aragones 等在西班牙的研究也得到相似结果。最近有研究证实重症肌无力发病率增高可能归因于晚发型重症肌无力确切的增长趋势，Kaji 自 1986—2006 年的单中心研究发现老年型迟发型重症肌无力患者 (＞ 60 岁) 的年发病率自 1981—1990 年的 0.06/10 万增长至 2001—2006 年的 1.30/10 万，增长近 20 倍。日本全国范围内最新研究显示在过去的 19 年间重症肌无力患者 (＞ 50 岁) 发病率增长 1.5 倍，尤其是老年型患者 (＞ 65 岁) 增长 2.3 倍。对意大利城市 Ferrara 23 年间重症肌无力流行病学回顾性研究发现，非胸腺相关的老年型患者发病率呈上升趋势，男女发病率均明显升高，而同期胸腺相关的患者发病率在各个年龄段无明显变化，提示重症肌无力的流行病学模式已发生改变。同样比较意大利城市 Trento20 年间重症肌无力流行病学变化，证实老年型患者发病率及流行率确有增高，主要归因于晚发型男性患者。增长的确切原因目前尚不清楚，可能与人口老龄化、诊断准确性进步和

临床医师对疾病诊断意识的提高有关。老年患者免疫学背景也明显不同于年轻患者，包括主要组织相容性抗原 (HLA)、免疫老龄化和胸腺组织学改变 (胸腺瘤、胸腺增生、胸腺萎缩及脂肪化)，同时环境改变可能参与其中。在老年-迟发型重症肌无力亚型中，男女发病比例接近 1:1，男性略多于女性，均在 70 ～ 80 岁间。Evoli 等报道 60 岁以上晚发型患者女性与男性发病比例为 1:1.9。

老年型患者的临床表现可以从轻微的眼肌症状波动至严重的全身症状，包括上睑下垂、复视、面部肌肉无力和构音障碍等，是患者重要的临床表现，但在老年型患者诊断较为困难。年龄老化导致下眼睑下垂、水平眼裂变小、眼部肌肉及皮肤老化松弛，尤其见于男性患者，使得上睑下垂在老年患者不易诊断。而且黄斑变性和白内障形成使得视野变小，复视也不易察觉，因此单纯眼肌型患者容易漏诊。构音障碍和吞咽困难的老年患者可能因脑血管疾病收住院而未考虑到神经肌肉性疾病，同时合并的心脑血管并发症也增加了疾病的严重性。与早发型患者相比，老年型患者疾病严重程度明显增加，同时并发症和药物不良反应发生率也更为常见。Matsui 的研究同时显示，与其他年龄阶段相比，老年型患者抗 AChR-Ab 滴度 (平均值为 24.6nmol/L) 较低，合并其他自身免疫性疾病 (8.0%) 较少，胸腺切除术后肌无力危象及长期稳定缓解率较差。抗兰尼碱受体 (Ryr) 抗体阳性的患者以颈肌无力和非肢带肌受累为特征性首发症状，在抗 Ryr 抗体阳性的 MG 患者中胸腺瘤多发。同时抗 titin 抗体是老年型患者的另一特点，约 50% 的非胸腺相关的老年型患者抗 titin 抗体阳性，而在早发型患者中少见，且抗 titin 抗体不出现在血清阴性的重症肌无力患者。由于老年型患者对长期使用激素治疗的副反应相当敏感，因此免疫抑制剂治疗需长远考虑药物的安全性和并发症的可能。尽管老年型患者疾病活动性较低，预后较好，但死亡率高于早发型患者，而且完全缓解较为罕见，这可能与患者其他并发症对重症肌无力的总体影响有关。

在历史上重症肌无力曾是致命性疾病，未经治疗的患者 10 年死亡率可达 20% ～ 30%。但随着现代药物治疗的进步，血浆交换、胸腺切除术以及危象处理技术的巨大进步，重症肌无力患者的预后明显改善，绝大多数患者可通过合理口服激素和 (或) 免疫抑制剂达到正常或基本正常的生活水平。重症肌无力相关的危象年发生率为 2.5%，总体死亡率现降至约 5%。丹麦一项以全体居民为基础的重症肌无力生存研究中，患者的预后通常较好，3 年、5 年、10 年及 20 年总体生存率分别为 85%、81%、69% 及 63%。

第四节　重症肌无力临床分型及危象

重症肌无力 (MG) 的分类在临床上多采用 Osserman 分型法，经典的 Osserman 分型由 Osserman 在 1958 年提出，后在 1971 年经 Osserman 和 Genkins 修订，是目前临床上广泛使用的改良的 Osserman 分型法。然而，改良的 Osserman 分类在患者随访、联合受累、疾病进展及病情严重程度定量判断等方面使用时尚存在不足。因此，近年来在美国趋向用美国重症肌无力学会分型取代改良的 Osserman 分型。

一、改良的 Osserman 分型

1. 改良的 Osserman 分型法

目前改良的 Osserman 分型法在国内外仍被广泛应用，该分型法主要包括受累肌群、疾病病程、治疗分期及预后判定等，共分为五型：

Ⅰ型或眼肌型重症肌无力：单纯眼外肌受累，但无其他肌群受累的临床及电生理所见，也没有向其他肌群发展的证据；对糖皮质激素治疗反应佳，预后良好。

Ⅱ型或全身型重症肌无力：有一组以上的肌群受累，主要受累四肢肌，药物治疗反应较好，预后较好。

ⅡA型或轻度全身型重症肌无力 (mildgeneralizedmyastheniagravis)：四肢肌群轻度受累，常伴眼外肌受累，一般无咀嚼、吞咽、构音困难，生活自理无困难；对药物治疗反应较好，预后一般。

ⅡB型或中度全身型重症肌无力：四肢肌群中度受累，常伴眼外肌受累，一般有咀嚼、吞咽、构音困难。生活自理有困难；对药物治疗反应欠佳，预后一般。

Ⅲ型或急性暴发型重症肌无力：急性起病、进展较快，多于起病数周或数月内出现延髓麻痹，常伴眼肌受累，生活不能自理，于半年内出现呼吸肌麻痹；对药物治疗反应差，预后差。

Ⅳ型或迟发重症型重症肌无力：潜隐性起病，进展较慢，多于2年内逐渐由Ⅰ、Ⅱa、ⅡB型进展到延髓麻痹和呼吸肌麻痹，临床起病半年以后出现呼吸肌麻痹；对药物治疗反应差，预后差。

Ⅴ型或伴肌萎缩型重症肌无力：重症肌无力患者于起病后半年内即出现肌萎缩，因长期肌无力而出现失用性或继发性肌肉萎缩者不属此型。但此类型在最新的美国分类中被删除。

由于在应用糖皮质激素治疗的早期，有5%～10%的患者可有不同程度的肌无力加重。从临床治疗的观点，若为Ⅰ型重症肌无力患者，可在门诊应用糖皮质激素治疗，即使稍有加重也无生命危险；若为全身型早期眼症状表现，应收住院应用糖皮质激素，并要密切观察，因其加重可能出现呼吸肌受累而危及生命。因此，对临床上仅表现为眼外肌受累的重症肌无力患者，鉴别其是单纯眼肌型抑或全身型早期眼部表现就显得非常重要。真正的Ⅰ型是指仅有眼外肌受累而不向其他肌群发展。眼肌型第一次起病者，特别是儿童在2年内约1/4可望自发缓解。若起病2年后仍无其他肌群受累，则一般认为是单纯眼肌型，而非全身型早期表现。对仅有眼外肌受累临床表现的患者应行面神经和 (或) 腋神经、尺神经及正中神经低频重复电刺激，若结果阳性则按ⅡA型处理，若为阴性则暂按

Ⅰ型处理。

2. 改良的 Osserman 分型的实用价值及不足

(1) 该分型反映受累肌群和临床严重程度: 无论经典的或改良的 Osserman 分型法均是基于受累的肌群。单纯眼肌受累为Ⅰ型。四肢和(或)球部肌群受累为Ⅱ型, 四肢受累轻、无球部肌表现者为ⅡA型; 四肢受累重、有球部肌表现者为ⅡB型。有呼吸肌受累者为Ⅲ型或Ⅳ型, 病程半年以内受累呼吸肌者为Ⅲ型; 病程半年以后才受累呼吸肌者为Ⅳ型。对影响劳动能力或威胁生命, 即按临床严重程度来说, 此种分型方法有一定临床意义。医师应特别注意Ⅲ型、Ⅳ型重症肌无力患者, 因为疾病除给患者的生活带来不便外, 还可能随时威胁患者的生命。

(2) 受累肌群的选择性: 由于患者多先有眼外肌受累, 以后可受累其他肌肉, 而 Osserman 分型法是由轻至重的分型, 表现为眼肌、四肢肌、球部肌和呼吸肌群相继受累, 如临床上仅单纯囿于受累肌群则易产生误导。患者不同的免疫学特性决定其受累肌群的选择性, 人类各组肌群的乙酰胆碱受体 (AChR) 抗原性各不相同, 某些重症肌无力患者若其 AChR-Ab 针对球部肌的 AChR, 则临床上表现为球部肌群麻痹; 若针对呼吸肌, 则出现呼吸肌麻痹。

(3) 改良的 Osserman 分型与 AChR-Ab 滴度无密切相关。研究发现, Ⅳ型患重症肌无力者的 AChR-Ab 滴度反低于ⅡB型患者, 有学者据此推理为 AChR-Ab 在重症肌无力发病机制中不起主要作用; 但在动物的免疫学发病机制中, AChR-Ab 通过不同的机制最终使有功能的 AChR 数减少, 导致神经肌肉接头处传递障碍, 出现相应肌群肌肉易疲劳性和临床上肌无力表现。大量临床研究发现在人类 MG 患者中, 疾病的严重程度与 AChR-Ab 滴度无密切相关性。

重症肌无力患者 AChR-Ab 滴度与电生理上低频重复电刺激波幅递减程度密切相关, 低频重复电刺激波幅递减是受累肌群易疲劳的一种客观反映, 可反映重症肌无力患者临床上肌无力的严重程度。所以, 从理论上推理重症肌无力患者 AChR-Ab 滴度应与其受累肌群的肌无力严重程度相关密切, 而不应期望 AChR-Ab 滴度与其受累肌群选择性相关; 而经典的或改良的 Osserman 分型法均只能反映 MG 患者的受累肌群, 而并不能反映受累肌群肌无力的严重程度。

二、美国重症肌无力学会分型

2000 年美国重症肌无力学会 (MGFA) 推出了基于定量测试的临床分型与定量重症肌无力评分 (QMG)(表 9-2)。MGFA 分型首先是由 Jartezki 等提出, 目前似乎有取代改良的 Osserman 分型的趋势, 在《亚当斯－维克多神经病学》的重症肌无力章中, 采用改良的 Osserman 分型, 但在第 9 版中则采用美国重症肌无力学会分型, 取代了改良的 Osserman 分型。该分型主要依据受累肌肉部位和严重程度分类, 分为五种类型, 取消了病程和肌萎缩参与分型, 临床上易于操作和判定。

表 9-2　美国重症肌无力学会 (MGFA) 的临床分型及表现

临床分型	表现
Ⅰ型	任何眼外肌无力，可有闭眼无力，所有其他的肌力均正常
Ⅱ型	除眼外肌外其他肌肉可轻度无力，也可有眼外肌无力
Ⅱa	主要影响肢体和 (或) 中轴肌，咽部肌也可轻度受累
Ⅱb	主要影响咽部肌和 (或) 呼吸肌，肢体和 (或) 中轴肌也可受累
Ⅲ型	除眼肌外其他肌肉中度无力也可有眼外肌无力
Ⅲa	主要影响肢体和 (或) 中轴肌，咽部肌也可轻度受累
Ⅲb	主要影响咽部肌和 (或) 呼吸肌，肢体和 (或) 中轴肌也可受累
Ⅳ型	除眼肌外其他肌肉重度无力，也可有眼外肌无力
Ⅳa	主要影响肢体和 (或) 中轴肌，咽部肌也可轻度受累
Ⅳb	主要影响咽部肌和 (或) 呼吸肌，肢体和 (或) 中轴肌也可受累
Ⅴ型	气管插管用或不用机械通气者，需除外常规的术后处理

此外，Compston 等曾建议依据患者的发病年龄、是否伴发胸腺瘤、乙酰胆碱受体抗体滴度及 HLA 表型等进行分型：①伴胸腺瘤的 MG，无性别和 HLA 的相关性，高 AChR-Ab 滴度。②在 40 岁前发病，无胸腺瘤，女性多见，与 HLA-AKHLA-B8 和 HLA-Brw3 抗原有一定的相关性。③在 40 岁后发病，无胸腺瘤，男性多见，与 HLA-A3、HLA-B7 和 HLA-Brw2 抗原有一定的相关性，低 AChR-Ab 滴度。④多见于老年男性患者，表现为单纯眼外肌无力。

三、特殊分型

重症肌无力的特殊分型包括：

1. 新生儿重症肌无力

如果母亲为重症肌无力患者，其新生儿 10% ～ 15% 可出现重症肌无力的体征，平均约持续 18d，一般均可完全恢复，不出现复发。新生儿重症肌无力是由来自母体的抗 AChR-Ab 穿过胎盘影响新生儿而引起的重症肌无力的表现，抗体消失后则症状改善，最终消失。

2. 儿童型重症肌无力

儿童型重症肌无力是指 14 岁之前发病的儿童重症肌无力，多为眼肌型，其中约 30% 可能自行缓解，多数预后较好，少数可转为全身型。

3. 先天性重症肌无力

临床较少见，在新生儿期通常无症状，婴儿期出现眼肌麻痹和肢体无力，症状较严重，有家族史。此型为 AChR 基因突变导致的离子通道病，已知 AChR 亚单位的 24 种突变都是常染色体隐性遗传，引起终板 AChR 严重缺失，胆碱酯酶抑制剂可能有效。

4. 药源性重症肌无力

多发生在青霉胺治疗肝豆状核变性、类风湿关节炎及硬皮病的患者中，临床症状及 AChR-Ab 滴度与成人型重症肌无力相似，停药后症状消失。

四、重症肌无力危象

重症肌无力患者在病情迅速恶化时，因呼吸肌无力导致严重的呼吸困难状态称为重症肌无力危象。患者可发生呼吸衰竭和四肢瘫。重症肌无力危象的发生率约占重症肌无力患者总数的 9.8% ～ 26.7%，常由呼吸道感染、分娩、药物使用不当等因素诱发。重症肌无力危象分为以下三种（见表 9-3）。

1. 肌无力危象

约占重症肌无力危象的 95%，是由疾病本身的发展和胆碱酯酶抑制剂不足所引起。患者因呼吸肌无力而导致呼吸困难甚至不能呼吸，吞咽及咳嗽不能，以及瞳孔扩大、出汗少，无腹胀，肠鸣音正常，注射新斯的明后可见症状好转。

2. 胆碱能危象

约占重症肌无力危象的 1%，是由于应用胆碱酯酶抑制剂过量所致，临床除了表现为肌无力危象外，可见瞳孔缩小、全身出汗、肌肉跳动、腹胀、肠鸣音亢进，注射新斯的明后症状反而加重。

3. 反拗危象

反拗危象是重症肌无力患者因感染、中毒及电解质紊乱所引起，应用胆碱酯酶抑制剂后可暂时减轻，继之又加重的临界状态。近年来，反拗危象趋于淘汰。

表 9-3　三种重症肌无力危象的鉴别

临床表现	肌无力危象	胆碱能危象	反拗危象
瞳孔大小	大	小	正常或偏大
出汗	少	多	多少不定
流涎	无	多	无
腹痛、肠鸣音亢进	无	明显	无
肉跳或肌肉抽动	无	常见	无
胆碱酯酶抑制剂反应	良好	加重	不定

第五节　全身型重症肌无力的临床表现

重症肌无力的年发病率约为 30/10 万，年龄 0 ～ 19 岁的儿童及青少年的年发病率为 1.0 ～ 5.0/10 万。重症肌无力可见于任何年龄，女性略多于男性，男女之比约为 1∶1.5。重症肌无力总体上有两个发病高峰年龄，第一个高峰为 20 ～ 30 岁，以女性为多；第二个高峰为 50 ～ 60 岁，以男性伴发胸腺瘤居多；10 岁以下儿童发病约占本病的 10%，但在亚洲儿童中重症肌无力的患者较多，中国 15 岁以下儿童重症肌无力约占 50%，以眼肌型重症肌无力为主。

一、重症肌无力的临床表现

（1）重症肌无力通常呈慢性或亚急性起病，主要特征为受累骨骼肌易疲劳性和肌无力，肌无力常表现为晨轻暮重的特点，活动后症状加重，休息后减轻，或在服用胆碱酯酶抑制剂后肌无力暂时缓解；感冒、过劳、月经、妊娠、疫苗接种、手术、高热及精神刺激等也常可使病情加重。全身型重症肌无力常是由眼肌型患者的面肌、咀嚼肌、咽喉肌、颈肌等相继受累进展而来。

（2）眼外肌无力为本病最常见的首发症状，约占 70% ～ 80%；表现为眼睑下垂、睁眼无力、斜视及复视等，重则眼球固定不动，可伴闭眼无力；眼内肌一般不受影响，瞳孔光反射多为正常。一侧眼睑下垂而无其他眼外肌麻痹通常是重症肌无力的表现，儿童患者的眼睑下垂可以左右交替或自行缓解，多数儿童可仅有眼睑下垂或眼球运动障碍，持续数年或数十年而出现眼球固定，可不受累其他肌群。成年患者自眼外肌受累后约 40% 的病例在数月至数年内逐步受累延髓支配肌或躯干肌，并可转化为全身型肌无力。眼肌型重症肌无力患者在白种人的重症肌无力中约占 17%，在亚洲重症肌无力患者多见，可高达 58%，眼肌型在儿童重症肌无力中较常见。如果发病 2 年后仍仅为眼肌受累，90% 的可能为眼肌型。约 50% 的眼肌型重症肌无力患者抗 AChR-Ab 阳性，而抗 MuSK 抗体阳性罕见。

（3）面肌、咀嚼肌、咽喉肌、颈肌亦易受累，作为首发症状者约占 5% ～ 15%，表现为闭眼不全、表情淡漠、苦笑面容、鼓腮或吹气不能、咀嚼无力、吞咽困难、饮水呛咳等，严重时可见下颌下垂常以手托腮部，伸舌困难，发音不清，重者不能伸舌、软腭不能上提、咽反射消失、头前倾。在进展性病例中，全身均可出现无力，包括膈肌、腹壁肌、肋间肌，甚至膀胱和直肠外括约肌等。影响躯干及四肢肌的重症肌无力患者也以近端肌受累较重，上肢梳头困难，不能举手过头，可有行走困难，骑自行车刚开始时能上车，但骑片刻后下车困难而跌倒于地，或走一段路后上台阶或上公共汽车困难。

（4）重症肌无力的病程变化较大，有些患者从某个肌群无力很快进展至其他肌群，而另一些患者肌无力可固定在某一肌群。少数患者在某一时期无明显原因可自行缓解，但缓解期多不超过 2 个月，缓解期多发生在疾病早期，如果患者缓解 1 年以上，其再发后通常表现为进展性，重症肌无力多因肌无力危象死亡，多发生在患病后 1 年内，而进展性患者多发生在发病后 4 ～ 7 年。此后患者的病情趋于稳定，严重复发的概率降低。晚期患者主要因呼吸道感染而导致死亡。由于胸腺切除及呼吸机的广泛应用，患病 1 年的重症肌无力患者的死亡率从先前的 30% 降至 5% 以下，经治疗大多数患者可以生活自理。胸腺切除可能显著改善患者的病程。

(5) 据报道抗 AChR-Ab 阳性的重症肌无力患者临床病情较重，以全身性肌无力较多见，发生肌无力危象者也较多，但对溴吡斯的明治疗反应较好。另有报道 AChR 细胞外末端 α 亚单位的主要免疫原区 (MIR) 抗体与重症肌无力患者的临床类型和疾病严重程度有关。采用改良的竞争免疫沉淀法测定 MIR 抗体，发现 47.8% 的眼肌型和 91.7% 的全身型重症肌无力患者 MIR 抗体阳性，全身型重症肌无力患者 MIR 抗体滴度 (47.9%±19.2%) 显著高于眼肌型 (16.4%±18.4%)。以 MIR 抗体和常规 AChR-Ab 进行回归分析显示 MIR 抗体滴度与全身型重症肌无力严重性、球部症候和伴发胸腺瘤呈正相关，而与眼肌型无相关性。

兰尼碱受体 (Ryr) 抗体在合并胸腺瘤的重症肌无力患者中阳性率约为 50%，Ryr 为钙释放通道，参与骨骼肌兴奋 - 收缩耦联。有报道 Ryr 抗体阳性的重症肌无力患者症状显著重于 Ryr 抗体阴性者，随访 5 年有 5 例 Ryr 抗体阳性重症肌无力患者死亡，而 Ryr 抗体阴性重症肌无力患者无一例死亡。

有学者曾研究重症肌无力患者的味觉障碍，发现 371 例 MG 患者中有 16 例 (4.3%) 存在味觉障碍，大部分味觉障碍者排除了其他病因，考虑为重症肌无力所致，并均有胸腺瘤和抗 AChR-Ab 阳性。胸腺瘤多趋向于进展病程，4 例味觉障碍的重症肌无力患者 Osserman 分型为Ⅳa 型，5 例患者在重症肌无力发病数月前出现味觉障碍，甜味缺失较咸、酸和苦味缺失常见。

二、全身型重症肌无力的临床表现

1. 全身型 MG

全身型 MG 可分为早发型和晚发型。早发型为 40 岁以前发病者，以女性较常见，通常抗 AChR-Ab 阳性，伴胸腺增生。此外，其他自身免疫性抗体可为阳性，可合并其他自身免疫性疾病，以自身免疫性甲状腺疾病最常见。早发型重症肌无力抗非 AChR 肌肉组分的抗体不常见。晚发型为 40 岁以后发病，以男性多见，通常胸腺正常或胸腺萎缩，但病理检查较少，因晚发型进行胸腺切除者较少，除非伴发胸腺瘤。晚发型重症肌无力患者可为眼肌型或全身型，通常比早发型患者病情重且很少自然缓解。除了抗 AChR-Ab，其他抗骨骼肌蛋白抗体，如抗肌联蛋白 titin 抗体和抗 Ryr 受体抗体，特别是抗 Ryr 受体抗体常与较严重的全身型、口咽肌无力型及易发生肌无力危象的重症肌无力有关。

2. 合并胸腺瘤

合并胸腺瘤见于 10% ~ 15% 的重症肌无力患者，多发生在成人，50 岁为发病高峰，临床表现一般较无胸腺瘤的早发型重症肌无力患者重，常表现为进展性全身型或口咽肌无力型，但肌无力长期预后与晚发型无胸腺瘤的重症肌无力相似。伴发胸腺瘤的重症肌无力患者抗 AChR-Ab 和抗 titin 抗体多为阳性，某些副肿瘤抗体也可为阳性。

欧洲约 15% 的全身型重症肌无力患者抗 AChR-Ab 阴性，其中 40% 显示抗 MuSK 抗体阳性，有不典型重症肌无力表现的肌无力发生较多，如选择性面部、球部、颈部和呼吸肌无力，以及明显肌萎缩等，眼肌受累相对较少，肌无力危象通常较抗 AChR-Ab 阳性者常见；肌无力可发生在重症肌无力罕见的部位，如椎旁肌和食管肌。抗 MuSK 阳性的重症肌无力患者发病多较早，女性多见，胸腺组织学多为正常；缺乏 AChR-Ab 和 MuSK 抗体的重症肌无力患者 (抗体阴性的 MG) 的临床表现多样，可表现为纯眼肌型、轻度全身型及重度全身型等；血清阴性的 MG 发生率可能相当低，因受到目前检测方法的限制，相当部分微量的抗 AChR-Ab 难以检出。这些患者与抗 AChR-Ab 阳性患者在临床表现、药物治疗反应等方面难以鉴别。

3. 全身型重症肌无力患者常表现不同部位肌无力

(1) 球部肌无力：是指源于脑桥和延髓的运动神经元，如第 V、VII、IX、X、XI、XII 对脑神经支配肌的肌无力。重症肌无力患者的球部症状以鼻音、发音困难及发音不清晰最常见。情感因素也可诱发口吃；最初为孤立和波动性症状，可在安静后消失，可伴吞咽和咀嚼困难。如果构音障碍是由软腭功能不全引起，可引起饮水呛咳，液体可经鼻反流，可由钡餐试验证实。吞咽困难的患者常喜冷食，因吞咽肌在冷刺激下能相对改善神经肌肉的传递。咀嚼困难可在餐末发生，也可在嚼口香糖或花生时首先感到咀嚼无力；肌无力严重者可能引起下颌下垂和张口，患者不得不用手托住下颌才能闭嘴；咀嚼无力的患者常可见颈肌无力，长期吞咽困难可引起体重减轻，有球部症状者就诊时可以近几个月体重显著减轻为主诉。

1) 颈肌力弱：常引起头部平衡困难，特别是在患者屈颈工作时易于诱发，患者常感觉颈后部、枕部僵硬和疼痛，偶有麻木感，常易与颈椎病混淆，应进行伸颈试验以鉴别；胸锁乳突肌无力和颈肌无力可由常规试验检出，如患者仰卧位抬头看自己脚趾 60s。球肌麻痹定量评价较困难，可用 B 超评价吞咽肌功能；钡餐评价吞咽功能是金标准，但有误吸的风险。

2) 面肌无力：可突然发生，若以面肌无力为首发症状，易与 Bell 麻痹混淆，但其通常隐袭起病，面部发僵、麻木，甚至感觉异常，不会出现实质性感觉丧失。面部表情类似苦笑面容，常使患者回避社会交往。面肌无力是 MG 患者最常见的球部体征，易被发现，但轻重不一，静息时面部可无明显变化，查体时易被忽视，但笑时可显示正常功能丧失。经典特征是重症肌无力面容，患者因眼轮匝肌无力而闭目不全，可见眼裂露出白色的巩膜或者睫毛征阳性；同时口轮匝肌无力表现为直线微笑样。由于面上半部无力，笑时可出现眼睑下垂，但静止时可无眼睑下垂。

①口轮匝肌力弱可导致不能吹口哨或接吻，不能打喷嚏，用汤勺喝汤或读某些音素困难，如英文字母 p、f、s 等，在神经系统查体时易被忽视；有的患者感觉舌发厚、不灵活，不能在口腔里搅拌食物，吃肉时耗时较长，进食时说话困难；面肌无力患者鼓腮困难，用手指压腮漏气。闭目可用一手指轻易将眼睑张开，或眼睑不能完全闭合。面肌无力可不对称，但不如眼肌症候明显。

②眼轮匝肌无力可见闭眼困难，如洗头时不能闭眼导致水流入眼中，睡眠时不能完全闭眼，俗称"看家眼"，导致眼干，醒后易发脾气。由于这些症状不严重，常呈波动性，不是患者就诊的常见原因。

3) 最敏感的发音肌肉试验：为大声连续讲话，简易试验可让患者数数或大声朗读，患者可有构音不清或鼻音，轻症者仅声音不响亮，无构音不清，部分患者可表现为声音嘶哑，但气流量正常；轻度软腭无力可由捏鼻后气流峰值改善证实。偶有表现双侧声带麻痹的重症肌无力患者，后来出现复视。对怀疑重症肌无力的患者应进行疲劳试验，但疲劳试验需患者很好地配合，以鉴别是真正的肌无力还是非器质性疲劳。

4) 吞咽困难：可由唇、舌和咽部肌无力引起，患者进食时有时用手托下颌对抗重力，转头可使部分吞咽困难有所改善，因可使增宽的咽喉部变窄。进食液体从鼻腔反流是腭肌无力的表现，吞咽后呛咳也是吞咽功能障碍的症状，研究显示早期球肌无力患者不能快速吞咽 20mL 水。严重吞咽障碍的患者可出现流涎、气哽和通气不足等。舌肌无力患者不能伸出舌和伸舌至上唇系带，可检查患者能否将舌顶住一侧颊肌并抵抗阻力。咀嚼肌无力可检查患者咬肌，常规检查可让患者咬压舌板或嘱患者反复有力张闭口直到听到咂嘴音 (咀嚼肌无力征)，张闭口试验通常是 30s 内做 100 次。

5) 发音困难：由声带肌无力引起，可以伴发吞咽和构音困难或眼睑下垂，也可以是首发或主要症状。患者表现为第一句话或者第一个单词可以发声，声音逐渐减弱直至消失，通过纤维喉镜直视下新斯的明试验和嗓音学分析可以确诊。

6) 耳鸣和听力障碍：较少单独发生，多与眼睑下垂、吞咽困难伴发，眼睑下垂等症状加重时，耳鸣与听力障碍同时加重，反之亦然，推测与镫骨肌受累无力有关。新斯的明注射后听力增加，耳鸣消失，近年来类似症状的临床报道增多。

(2) 肢体肌、躯干肌和呼吸肌肌无力：

1) 重症肌无力患者肢体肌无力较常见，15% ～ 20% 的重症肌无力患者的首发症状是上肢、手或下肢无力，约 1/3 的 30 岁以下患者首发症状为肢体无力，特别是下肢无力；可能因年轻患者这些肌群负荷较多，如运动锻炼；患者不能维持上肢位置或不能反复抬举上肢，如洗晾衣服、钉钉子或洗头等动作；偶有患者 1 个或数个手指伸指无力，以 4、5 指多见，常常引起诊断困难，甚至误诊为周围神经嵌压综合征。有以呼吸困难为首发和主要症状，眼睑下垂较轻而下肢无力常引起猝倒，有的患者从楼梯摔下后就诊而被诊断为重症肌无力。如果患者首发表现为肢体或躯干无力，大多有易疲劳感和肢体沉重感，患者觉得这种疲劳感和沉重感与劳累后的正常疲劳感不同，但休息后可好转。临床可由疲劳试验证实。

2) 一些患者背部和肢带肌疼痛，通常在休息后或治疗后消失；也有误诊为椎间盘脱出、关节炎或者风湿痛者，可能与这些肌群的无力和疲劳产生过多乳酸有关。慢性疼痛并非重症肌无力的特征，极少数重症肌无力患者可能有与胆碱酯酶抑制剂和环孢素无关的痛性痉挛，应用苯妥英钠、卡马西平等治疗有效。

3) 重症肌无力患者以呼吸肌及其他躯干肌无力首发者较少见，但发病较严重，常需重症监护、机械通气，在患儿可较快进展为全身型，常伴感染或麻醉时箭毒作用，有报道一些患者有短暂的意识改变，伴吸气性喘鸣，提示病情较重，有生命危险。通气障碍常需急诊住院。

(3) 有平滑肌受累的报道，表现极似肠梗阻，手术剖腹探查未找到病灶，新斯的明注射后可正常排出大便，患者还伴有味觉丧失、复视和呼吸困难。

(4) 有全身型 MG 合并帕金森病 (PD) 的报道，该例是在 MG 基础上并发原发性 PD，表现为当增加胆碱酯酶抑制剂剂量时，加重 PD；另一方面，加量左旋多巴致 MG 加重，使得治疗非常棘手。至今全世界共有 12 例 MG 与 PD 共病的报道，其中 PD 合并 MG10 例，MG 合并 PD2 例，并有 3 例使用溴吡斯的明加重 PD 病情及 1 例苯海索诱发 MG 的报道。

(5) 重症肌无力全身型伴有特发性甲状旁腺功能减退，有 2 例伴有非常相似手足搐搦症状的 MG 患者，最后均诊断为甲状旁腺功能减退 (IHP) 伴 MG，治疗效果良好。两个患者均有反复吞咽困难、言语费力或有呼吸困难、四肢乏力，新斯的明试验 (+)、单纤维肌电图 (+)、肌电图重复电刺激 (+)，均有突发四肢抽搐伴呼之不应，诊断为"癫痫"。在当地医院查血钙低，予补钙处理效果不佳。脑电图提示在过度换气后出现少量尖－慢复合波，予卡马西平、丙戊酸钠、溴吡斯的明等治疗后症状缓解。其中一例伴双手鸡爪样抽搐、智能下降、反应迟缓、理解力下降、双眼视力下降，在眼科中心诊断为"白内障"，行左眼晶体置换术。家族中其外祖母及舅公亦在年轻时就出现"白内障"。影像学检查双侧尾状核、豆状核、丘脑及小脑齿状核钙化。心电图提示 Q-T 间期延长，甲状旁腺素为 0pg/mL。予 α-D$_3$、钙尔奇 D 补钙后血钙回升，未再出现手足抽搐，肌酶逐渐下降至正常。均行胸腺切除术，术后病理为胸腺增生。术后追踪复诊 1 年，维持服用溴吡斯的明、钙尔奇、丙戊酸钠等药物，临床症状完全缓解，血钙维持在 1.9mmol/L 以上，一直无抽搐发作。

(6) 下列程序可测量肌力和耗竭能力：患者在休息状态下测定相应肌群肌力，可用手提测量计放置在固定位置测定，正常人中等强度劳力后通常不影响肌力。

中等强度劳力标准是：①上肢、手与手指水平前伸，保持 3min 无震颤；应给予患者一些鼓励；无力可引起抖动或上肢逐渐下移，如力弱轻微，3min 后应再次测定；该试验敏感性高，但特异性不高，其他神经肌肉疾病患者也不能维持上肢前伸 1min，但试验前后肌力无变化。②可用握力计测定反复收缩前后的握力。③下肢可测定反复下蹲站起，老年患者可从标准椅子上反复从坐位至站起 20 次，不能用手扶助。④用足尖和足跟走路至少 30 步。⑤卧位伸直抬腿 45° 至少 1min。⑥肺活量和气流峰值测定应给予正常量 5 次，如果有嘴唇和软腭力弱，则难以完成；大部分全身型重症肌无力患者虽无呼吸困难，但肺活量及其他呼吸参数降低，甚至约 40% 的眼肌型患者肺活量也降低。对大部分患者，肺活量和气流峰值测定是随访的有效工具，简便易行。

(7) 肌萎缩：极少数全身型重症肌无力患者可有轻度肌萎缩，腱反射多正常，平滑肌和心肌一般不受累。部分患者受累肌可有轻度疼痛，但疼痛并非本病的重要主诉，但是在疾病的过程中疼痛表现在无力的肌肉。然而，重症肌无力患者虽可有肌萎缩，但对重症肌无力的肌萎缩存有争论，有学者认为应将其归类为表现为肌病、神经病或眼肌麻痹的重症肌无力综合征，重症肌无力患者也可能伴肌病、神经病或神经肌病。Osserman 报道伴肌萎缩的重症肌无力患者占 5%，但伴肌萎缩的重症肌无力患者活检病例，病理组织学变化与多发性肌炎或肌营养不良无法区别。从临床角度看，局部肌萎缩患者可占 6% ～ 10%，如果将持久性眼肌麻痹也包括在内，其比例会更高。舌肌萎缩较常见，肢体萎缩主要为肩部肌、前臂肌（伸指肌）和足伸肌，球部肌萎缩也较常见，部分为 MuSK 抗体阳性的重症肌无力患者。

第六节　重症肌无力的诊断与鉴别诊断

重症肌无力的诊断既简单又困难，简单的是眼睑下垂显而易见，困难的是如果没有眼睑下垂，所有的肌无力表现都因为波动性而变得隐匿，容易被人忽视，尤其以眼部以外的肌肉无力为首发症状时，常因难以判断而导致误诊。同样眼睑下垂和肌无力也可以是其他疾病的表现。因此，诊断与鉴别诊断十分重要。

一、诊断

根据部分或全身骨骼肌易疲劳，波动性肌无力，活动后加重、休息后减轻和晨轻暮重等特点，体检无其他神经系统体征，低频重复电刺激波幅递减、微小终板电位降低及单纤维肌电图显示颤抖增宽或阻滞，胆碱酯酶抑制剂治疗有效和对箭毒类药物超敏感等药理学特点，或伴有和不伴有血清乙酰胆碱受体抗体 (AChR-Ab) 增高等可确诊。

疾病早期具有诊断意义的体征包括眼睑下垂、复视、说话费力、吞咽困难和轻度肢体肌无力等。骨骼肌持续活动后容易出现疲劳，如凝视天花板可加重眼睑下垂，凝视或阅读 2 ～ 3min 后出现复视，稍休息后可恢复。诊断困难病例可采用疲劳试验、依酚氯铵或新斯的明试验、血清 AChR-Ab 测定、单纤维肌电图和神经重复电刺激检查等来帮助确诊。在这些诊断标准中，新斯的明试验阳性是最重要的。

二、鉴别诊断

(一) 与眼肌型 MG 鉴别

1. 眼睑痉挛和 Meige 综合征

Meige 综合征是由法国神经病学家 HenryMeige 首先描述的一组锥体外系疾患。主要表现为双眼睑痉挛、口下颌肌张力障碍、面部肌肉不自主运动。此病中老年女性多见，多以双眼睑痉挛为首发症状，眼睑下垂和眼睑无力也很多见。部分由单眼起病，渐及双眼。其余首发症状有眨眼频率增加和其他部位的张力障碍 (主要在颅颈部)。眼睑痉挛在睡眠、讲话、唱歌、打呵欠、张口时改善，可在强光下、疲劳、精神紧张、行走、注视、阅读和看电视时诱发或加重。严重的患者主诉为双眼无法睁开，但没有眼球活动障碍，新斯的明试验可鉴别。

2. 动眼神经麻痹

动眼神经为第Ⅲ对脑神经，由运动核群和副交感核群组成运动核群支配眼外肌，副交感核群支配瞳孔括约肌和睫状肌。因此当动眼神经麻痹时其临床症状主要分为两组：眼外肌麻痹以及瞳孔的变化。临床上表现为上睑下垂、外斜视、复视、瞳孔散大、对光反射及调节反射消失。在诸多症状之中，以上睑下垂、复视为多见。眼肌型 MG 亦常常有该种表现，因此常需将两种疾病相鉴别。动眼神经从中脑中线两侧的神经核发出后，运动核群的纤维向腹侧放射，经过红核，由大脑间窝穿出，在大脑后动脉和小脑上动脉之间穿过后，与后交通动脉平行，向前经过蝶鞍两侧海绵窦的上部达眶上裂入眼眶，支配眼外肌。副交感核群发出的纤维伴随运动纤维走行，常走行在运动纤维的周围，在眶上裂处离开运动支进入睫状神经节，节后纤维支配瞳孔括约肌和睫状肌，因其走行较远，邻近结构较复杂，所以动眼神经本身及邻近结构病变均可导致动眼神经麻痹，出现上述症状。临床上较多见的几种病因包括：颅内动脉瘤、糖尿病性动眼神经麻痹、痛性眼肌麻痹以及脑干病变等，但是不同原因引起的动眼神经麻痹特点不一，如颅内动脉瘤多为单侧动眼神经麻痹起病，有发作突然、反复发作及头痛 (尤以内眦部疼痛多见)，且早期出现瞳孔散大等特点。虽眼肌型 MG 也可从单侧眼外肌受损先出现，但一般亚急性或慢性起病，无瞳孔受累表现，以上特点可资鉴别。糖尿病性动眼神经麻痹，多是由于长期的高血糖致微血管病变，神经缺血、缺氧、代谢紊乱，最终致包括动眼神经在内的较多周围神经损害。因此，糖尿病性动眼神经麻痹常伴有其他周围神经损害的表现，如肢端麻木、展神经同时受累等可能。但是由于糖尿病引起动眼神经麻痹常不受累眼内肌 (这是因为糖尿病性动眼神经麻痹主要受累神经的中央部分脱髓鞘，不受累动眼神经的外周纤维，而支配瞳孔的神经纤维走行于神经上方周边部，故不出现瞳孔改变)，故瞳孔大多相对保留而无受累，此点更增加了与眼肌型 MG 鉴别的难度，但前者可借助无晨轻暮重、病态性易疲劳的特点以及胆碱酯酶抑制剂治疗无效等予以鉴别。

3. 痛性眼肌麻痹

痛性眼肌麻痹又称 Tolosa-Hunt 综合征，是一种非特异性肉芽肿病变，可受累海绵窦、眶上裂或眶尖部。临床多表现为急性或亚急性起病，以单侧眼肌麻痹和三叉神经第一支分布区感觉减退为主要表现，伴一侧球后或眼眶剧烈疼痛，有时也可出现瞳孔和视神经受累，该病症状一般持续数天或数周，有自发缓解的倾向。但该病变面部感觉多同时受累，且病变可以以不同神经支配来解释，故可据之与眼肌型 MG 相鉴别。

4. 眼咽型肌营养不良 (OPMD)

OPMD 多以双上睑下垂为首发表现，主要表现为眼外肌瘫痪和吞咽困难，部分患者出现四肢近端无力。病情缓慢进展，数年后出现其他眼外肌麻痹。但复视并不多见，四肢近端肌肉无力，但一般发生在病程的晚期。其是一种成年发病的常染色体显性或隐性遗传性骨骼肌疾病，位于 14q11.2-q13 的多聚腺苷酸结合蛋白 (PABPN1) 基因第 1 外显子出现 GCG 异常扩增或 GCA 插入而发病。在实验室检查以及特殊检查方面，该病患者血清肌酸激酶测定可有轻度升高。病理改变特点是肌核内出现栅栏样细丝包涵体伴随肌纤维内镶边空泡形成，发现 PABPN1 基因异常和核内栅栏样包涵体是诊断 OPMD 的金标准。肌电图的特点是肌源性损害，神经源性骨骼肌损害也偶有报道。我国也有该病基因研究，是否也存在肌核内包涵体以及神经源性骨骼肌损害有待确定。肌电图出现短时限、低波幅电位，多相电位增加，大力收缩时呈干扰相，但也有部分患者肌电图正常。该疾病总体病程呈良性过程，进展缓慢，一般不影响寿命。眼肌型 MG 虽亦多以眼睑下垂为首发表现，但多伴有复视，易疲劳性，且一般血清肌酸激酶无变化，肌电图以及重频试验有特征性变化，新斯的明试验阳性可与之区别。

5. 脑干病变

脑干的范围比较广泛，包括中脑、脑桥和延髓。脑干是大多数脑神经的发源地，脑干体积不大，但聚集的神经核团以及脑神经较多，故脑干病变多有脑神经受累的表现，尤其是动眼神经核团聚集的中脑，任何原因引起的该处病变多少都会有一定的眼征表现。脑干病变以脑干肿瘤、出血和梗死为多见，亦可出现脑干脑炎、多发性硬化、脑囊虫等可能，脑干肿瘤如影响动眼神经即可以出现类似眼肌型 MG 的上睑下垂、复视等情况，但除此以外多有慢性进行性头痛等颅高压甚至意识水平的改变，而眼肌型 MG 一般无上述表现；至于脑干的血管性病变，除了受累的脑神经表现外，一般会伴有锥体束、共济运动、意识水平等方面的受累，临床查体时多有病理征，这些特点可与眼肌型 MG 相鉴别；脑干脑炎是指发生于脑干的炎症，目前病因和发病机制多不明确，可能为病毒感染或炎性脱髓鞘，临床上常有明确的前驱感染病史，急性或亚急性起病，主要表现为多脑神经损害、共济失调、锥体束征和意识障碍。该病多为良性单相病程，无波动性进展，一般无反复发作；在多发性硬化，有时影响脑干部的内侧纵束而表现出复视等症状，需与眼肌型 MG 相鉴别，但该疾病多伴有肢体麻木无力和视力下降等表现，且病情缓解 - 复发反复出现，影像学 (头颅 MRI) 有特征性表现，典型表现为头颅 MRI 上 T_1WI 为低或等信号，

T_2WI 为高信号的脑室周围白质内的与大脑长轴和侧脑室呈垂直排列的卵圆形或条状病灶，可伴有胼胝体和脑萎缩，而脑干内病灶则无特异性。可依据特征性的影像学表现及临床特点鉴别。

6.先天性眼睑下垂和老年性睑下垂

从病史和年龄就能很好鉴别。患者症状无晨轻暮重，新斯的明试验阴性。

7.霍纳综合征

霍纳综合征是颈交感干受损的表现。患者表现为病灶侧眼裂变小，而非眼睑下垂(霍纳综合征眼裂小，眼睑并没有覆盖角膜，而重症肌无力眼睑下垂有覆盖角膜)，瞳孔缩小，眼球凹陷，还伴有一侧面部无汗，面色红润而干燥，鼻黏膜充血及鼻道阻塞，眼内压降低等症状，患者中枢神经系统有病损(如脑干，$C_8 \sim T_2$ 脊髓等)，而症状并没有波动。

(二)与面肌无力鉴别

1.各种周围性面瘫

指各种原因，如感染、神经系统疾病、先天性疾病、肿瘤、外伤以及系统性疾病等引起的，表现为单侧或者双侧完全性或不完全性面部表情肌弛缓性瘫痪，静态时额纹、眼裂、鼻唇沟、口角不对称，动态时蹙额、皱眉、闭目、耸鼻、龇牙、噘嘴等面部表情表达障碍，有时会出现耳后和面部的麻木、疼痛，以及同侧泪液和唾液分泌减少、舌前2/3味觉减退、听觉过敏等，其中以贝尔面瘫为最多见，该种周围性面瘫多为单侧性，与面肌无力型MG的双侧性面瘫以及渐进性受累延髓肌无力，如吞咽困难、饮水呛咳及四肢近端肌肉无力尚可鉴别。

但是一些感染性、自身免疫性(如结节病)以及外伤性疾病也可引起双侧周围性面瘫，此时与单纯仅受累面肌的面肌型MG临床鉴别时会存在一定的难度，但前几种疾病临床相对少见，且亦有其特征性的其他临床表现，一般无波动性、病态性疲劳等特点，临床可借此帮助鉴别。

2.吉兰-巴雷综合征

吉兰-巴雷综合征(GBS)是一类免疫介导的急性炎性周围神经病，包括多种亚型，其中以急性炎症性脱髓鞘性多发性神经根神经病(AIDP)为最多见；据报道，约有27%～50%的吉兰-巴雷综合征患者伴有面神经麻痹，这其中约有50%的患者为双侧面神经麻痹，若此时以双侧面神经麻痹为首发表现，并且没有四肢肌力下降，其临床表现相对不典型，与面肌无力型MG的症状非常相似，容易误诊，但前者多急性、亚急性起病，一般有前驱感染病史，且病程相对呈自限性，多于2周左右达高峰，4周左右有自发缓解的趋势，最关键的是，患者多有特征性的脑脊液改变以及电生理变化，而面肌无力型MG一般无自发缓解现象，实验室检查及电生理学检查亦不支持。

(三)与延髓肌无力的鉴别

延髓麻痹是常见的咽喉肌及舌肌麻痹综合征，多见于由于舌咽、舌下和迷走神经以及核的下运动神经元病变，如进行性延髓麻痹、吉兰-巴雷综合征等所致的真性延髓麻痹，以及由于双侧皮质脑干束损害所致的假性延髓性麻痹，当然也可见于由延髓神经支配的肌肉病变所致的肌源性延髓麻痹，上述三种延髓麻痹有其共同的临床表现，如声音嘶哑、饮水呛咳、吞咽困难及构音障碍等，临床上延髓肌无力的 MG 按上述分类属于肌源性延髓麻痹，而以延髓肌无力为首发症状者占 MG 总数的 5% ～ 15%，其除了上述共有的延髓麻痹表现外，一般常伴有表情肌和咀嚼肌无力症状，表现为兔眼、表情淡漠、苦笑面容、鼓腮和吹气无力等，并且病情进行性加重，晚期可出现咽反射消失，但一般无感觉障碍、无肌肉萎缩及锥体束损害表现；而真性延髓麻痹除共有的表现外，可伴咽部感觉缺失，咽反射消失或减弱、舌肌萎缩及震颤等表现；相对应的假性延髓性麻痹，一般指双侧皮质脑干束受累所带来的支配球部肌的上运动神经元的受累，除共有表现外，一般常伴掌颏反射亢进，强哭、强笑等双侧上运动神经元受累表现，同时咽部感觉及咽反射一般无受累，亦无舌肌萎缩和震颤等表现，临床上可根据上述特征以资鉴别。

（四）与四肢无力和呼吸肌无力的鉴别

1. 多发性肌炎

多发性肌炎 (PM) 是指各种原因引起的骨骼肌群的间质性炎性改变和以肌纤维变性为特征的综合征，主要临床表现为受累骨骼肌无力，继之产生肌肉萎缩。如病变局限于肌肉，则称为多发性肌炎，病变同时受累皮肤称为皮肌炎 (DM)。PM 发病年龄多在 30 ～ 60 岁之间 (DM 在儿童和成人中均可发病)，以女性多见，病前多有感染或低热，主要表现为亚急性至慢性进展的对称性近端肌无力，在数周至数月内逐渐出现肩胛带和骨盆带及四肢近端无力，表现为蹲位站立和双臂上举困难，颈肌无力者表现为抬头困难，如呼吸肌受累，可有胸闷及呼吸困难；部分患者可因咽喉部肌无力而表现为吞咽困难和构音障碍；而皮炎可在肌炎前或与肌炎同时出现，肌无力表现与 PM 相似，但有其特征性的皮肤改变：面部呈蝶形分布于双侧颊部和鼻梁的紫色斑疹，在眶周、口角、颧部、颈部、前胸、肢体外侧、指节伸侧和指甲周围的红斑和水肿，尤以上睑部淡紫色红斑和水肿最为常见。DM 因有特征性皮肤改变，故与四肢无力和呼吸肌无力的 MG 可很好鉴别，但 PM 在症状以及起病方式上同 MG 均非常相似，并且一般感觉障碍不明显，腱反射通常不减低，上述诸多表现均容易与 MG 相混淆，临床上需多加注意，所幸的是 PM 一般在肌无力的同时伴有肌肉关节部疼痛、酸痛和压痛、肌肉萎缩等表现，并且实验室检查以及特殊检查方面也可提供鉴别点，如 PM 急性期可有血白细胞增多、血沉加快，肌酸肌酶、乳酸脱氢酶、谷草转氨酶、谷丙转氨酶等血清酶活性明显增高，24h 尿肌酸增加等，肌电图可见自发性纤颤电位和正相尖波，即以肌源性损害为主，当然对鉴别最直接的证据是 PM 的肌肉活检结果，有其特征性改变。

2. 脊髓病变

引起四肢肌无力以及呼吸肌无力的脊髓病变，临床上多同时伴有相应的感觉系统受累以及自主神经功能受累表现，如根痛、感觉异常、感觉缺失/减退、大小便障碍等，且多有双侧病理征阳性表现，根据情况不同，可有不同的起病方式，如急性脊髓炎急性或亚急性起病，有前驱感染病史，而脊髓压迫可慢性或亚急性起病，无明显波动性、病态疲劳性肌无力的特点，影像学上有相应改变，而四肢肌无力和呼吸肌无力的 MG 无上述表现。

3. 周期性瘫痪

周期性瘫痪为一组发作性肌肉力弱疾病，大部分与血钾水平的改变有关，临床比较常见，根据血钾水平，一般分为低钾型、高钾型以及正常血钾型 (目前对于是否存在正常钾型周期性瘫痪仍存在争论)，其中以低钾型周期性瘫痪为多见，任何年龄均可发病，但以 20 ～ 40 岁青壮年期发病居多，男性多于女性；诱发因素为过度劳累、剧烈运动、饱餐、寒冷、感染、创伤、情绪激动、焦虑、月经，一般易于在饱餐后或剧烈活动后的休息中发病，一般在夜间入睡后或清醒时发现麻痹，无力常始于下肢，双侧对称，逐渐波及上肢。瘫痪以肢体为主，近端重于远端，下肢重于上肢，患者常诉有患肢的疼痛和麻木等异常感觉，但客观感觉无障碍，深、浅感觉均正常。部分患者合并自主神经功能障碍，如气短、心悸等。严重病例可受累呼吸肌或因严重的心律失常而死亡；该病多急性突发起病，可反复发作，一般无呼吸肌受累表现，无症状的波动性可鉴别。

4. 进行性肌营养不良

进行性肌营养不良 X 连锁隐性遗传疾病，基因定位于 Xp21，病理改变有肌纤维坏死和再生肌膜核内移。50% 男性发病，女性为致病基因携带者。患者 3 ～ 5 岁起病，走路慢，易跌倒；12 岁左右不能走路；20 ～ 30 岁左右死亡。表现特有的体征：鸭步、Gower 征、翼状肩胛、腓肠肌假性肥大，伴有心脏、智能障碍，易于诊断。新斯的明试验可以排除。

(五) 相关疾病的鉴别

1. 肌无力综合征 (Lambert-Eaton 综合征)

50 岁以上男性患者居多，约 2/3 伴发癌肿，特别是小细胞肺癌。患者以四肢无力为主，下肢症状较重，脑神经支配的肌肉通常不受累，无明显的晨轻暮重，当患者做短暂的肌肉收缩时肌力可增强，持续收缩后又呈病态的疲劳是其特征性表现。在做重复神经电刺激时可见低频刺激时波幅降低，而高频刺激时波幅增高，血清 AChR-Ab 不高，胆碱酯酶抑制剂无效可与 MG 鉴别。

2. 先天性肌无力综合征 (CMS)

先天性肌无力综合征是由于神经肌肉接头处的突触前、突触和突触后缺陷，导致神经肌肉传递障碍，而产生的一组临床表现相似的肌无力疾病。常发生于新生儿或 2 岁以前的幼儿，可发生于成人。临床上极少见，发病率低于 1/50 万，且其临床表现与重症肌无力相似，易被误诊为重症肌无力。CMS 按其临床及遗传特征可分为三型：

(1) 家族性婴儿型重症肌无力 (FIMG)FIMG 患者在新生儿表现为一过性波动性上睑下垂、哭声低、吸吮无力、喂食困难及可能发生的呼吸窘迫。婴儿早期可有不同程度的眼肌麻痹和眼睑下垂，伴有轻至中度的肌无力，呈阵发性加重，导致呼吸窘迫和呼吸暂停。在生命后期，患儿表现为眼肌麻痹、波动性上睑下垂，轻至中度的延髓麻痹和肢体肌无力。

(2) 家族性肢带肌无力。

(3) 终板乙酰胆碱酯酶缺乏症 (EAD)。

CMS 可分为常染色体显性遗传 (AD) 和常染色体隐性遗传 (AR) 两种遗传方式。EAD 患者多数在新生儿或婴儿起病，发病年龄为 0 ～ 2 岁。表现为中度至重度的全身性肌无力，可逐渐加重，瞳孔对光反射迟钝，哭声低，吮吸无力并逐渐加重；可有新生儿呼吸窘迫、运动发育迟缓、面肌、颈肌、四肢和躯干肌无力，活动后加重，易疲劳，可有眼外肌麻痹；患儿短时间站立后多出现腰背弯曲，随着年龄的增长可出现脊柱侧凸。AChR 抗体阴性。AChR 缺乏则多在出生时或婴儿早期发病，表现为全身性肌无力。

婴儿期及幼儿期出现肌肉易疲乏无力的患者均应考虑先天性肌无力综合征存在的可能。正常肌电图通常能够发现神经肌肉接头传导受损，尤其是对于那些已经发生病变的肌肉。低频重复神经电刺激 (2 ～ 3Hz) 引起复合肌肉动作电位波幅递减，对诊断神经肌肉接头信号传递功能障碍有帮助，但该方法的敏感性比单纤维肌电图差，复合肌肉动作电位波幅递减也可以见于其他疾病，而单纤维肌电图呈异常纤颤和阻滞常表明神经肌肉接头信号传递有缺陷。特征性的肌电图是单次刺激后出现重复的复合肌肉动作电位，在慢通道型先天性肌无力综合征患者中常见；但在 AChR 缺乏综合征患者和先天性多重关节轻度挛缩患者比 AChR 缺乏综合征患者更典型，并可出现其他少数基因变异。根据临床特征的不同，可以精确地推断出与之相关的目的基因和它的发病分子机制。因此，通过肌电图检查、临床表型分析以及肌肉活检，电子显微镜可以清楚地显示出突触超微结构，为明确疾病是突触前膜型还是突触后膜型提供了证据。碘或荧光素标记的神经毒素，如银环蛇毒素与乙酰胆碱酯酶结合后就可以显示出其分布情况及数量。同样，免疫组织化学可以用来研究终板处的乙酰胆碱酯酶情况。对治疗的反应情况可作为疾病诊断的佐证，获得重要的诊断依据。尽管如此，患儿的肌电图检查、肌肉活检与电子显微镜检查由于其不能合作或病理诊断水平的制约，获得检查结果都是比较困难的。

对所有先天性肌无力综合征，注射依酚氯铵后患者可出现一个短暂的好转，也可能出现误诊，所以应该通过用检测 AChR 或 MuSK 抗体的方法来排除由自身免疫因素导致的重症肌无力。如果父母或家族中其他成员有发病情况，那么首先应该考虑是遗传因素造成，而不是免疫因素引起。重症肌无力在出生后 1 年以内发生是非常罕见的。尽管大多数先天性肌无力患者在婴儿期及幼儿期首次发病，并呈现出隐性遗传，其中一个显著的例外是慢通道肌无力综合征，可以分别在婴儿和成人发病，且通常是常染色体显性遗传。另外，先天性肌无力综合征中的晚发型与 RAPSN 或 DOK7 的变异有关。

第七节　重症肌无力的治疗

一、治疗原则

(1) 为患者设定目标治疗的方案，如眼肌型以药物治疗为主，药物疗效不佳时，选择胸腺手术治疗；全身型首选手术治疗；所有术后患者均要接受系统的治疗。

(2) 系统药物治疗首选胆碱酯酶抑制剂，以增加 NMJ 处 ACh 释放及肌肉反应性。

(3) 胆碱酯酶抑制剂治疗缓解不充分者需开展免疫治疗，调节免疫紊乱，降低血清 AChR-Ab 水平，包括免疫抑制剂，如糖皮质激素或细胞毒药物和抗胸腺淋巴细胞血清等，以及应用大剂量免疫球蛋白、血浆置换、胸导管淋巴引流、淋巴（细胞）置换、诱导抗个体基因型抗体等。

(4) 个体化治疗，如单纯眼肌型可用糖皮质激素门诊治疗，全身型首选住院治疗，密切观察预防窒息和呼吸困难的发生。

(6) 避免使用 ACh 释放抑制剂，如肌松剂；禁用神经肌肉接头传导阻滞剂，如吗啡等。

(7) 危象患者应根据患者的情况合理选择上述治疗，同时包括抗感染、营养治疗和伴发的各种内科问题的处理。

二、MG 的对症治疗

胆碱酯酶抑制剂抑制胆碱酯酶活性，增加 NMJ 突触间隙乙酰胆碱 (ACh) 含量而改善症状，但不能影响疾病进展。胆碱酯酶抑制剂是 MG 治疗的一线药物，用于除 MuSK 抗体阳性的 MG(MMG) 以外的所有患者。

临床应用最广的是溴吡斯的明，一般起始剂量为 30～60mg，每 3～6h 1 次，根据症状调整间隔时间。不良反应常有恶心、呕吐、腹泻、腹部绞痛、流涎、多汗、心动过缓、头痛、流泪、瞳孔缩小和肌肉痉挛等，胃肠不适是最常见的不良反应，均可用阿托品拮抗，还可影响凝血系统导致的出血倾向。药物过量可导致肌无力加重伴肌束震颤，甚至出现胆碱能危象。肌肉抽搐可使患者特别困扰，控制焦虑有助于减轻症状。溴吡斯的明常不能改善延髓支配肌，如吞咽功能或呼吸肌功能，可能主要由于过多的黏稠唾液或呼吸道分泌物使病情加剧，因此，对延髓肌或呼吸肌受累的 MG 患者应减量或间断使用溴吡斯的明，此时减量常可改善吞咽困难和呼吸肌麻痹症状。

目前胆碱酯酶抑制剂的研究热点是寻找作用时间更长、对乙酰胆碱酯酶作用更具特异性的新型制剂。

三、免疫治疗

（一）短期免疫治疗

对于急性进展的 MG、MG 危象或术前准备等情况，常用大剂量免疫球蛋白静脉滴注和血浆置换进行短期高效的免疫治疗，以尽快缓解症状，改善预后。

1. 大剂量免疫球蛋白静脉滴注 (IVIG)

IVIG) 可能通过竞争自身抗体，干扰 AChR-Ab 与 ACh 结合及干扰 T 细胞抗原识别等机制。通常在 5d 内起效，持续时间数周至 2 个月。IVIG 用于 MG 急性期或危象，作为减少长期口服免疫抑制剂用量的辅助治疗或尝试用于疗效不佳或不能耐受者，其作用已被普遍肯定。标准方案为 400mg/(kg·d)，连续 5d 为 1 个疗程。其反应常见但较轻微，严重不良反应少见。早期可出现寒战、肌痛与胸痛，也可发生头痛、无菌性脑膜炎、高凝状态、肾脏损害等，IgA 选择性缺乏者易出现过敏反应。使用前评估患者的状态，疗程中应密切监测肌酐及血尿素氮。

2. 血浆置换 (PE)

通过正常人血浆或血浆代用品置换患者血浆，降低外周循环中 AChR-Ab 水平，并促使与 NMJ 结合的抗体解离。通常 1 周起效，持续作用 1～3 个月。PE 用于急重症 MG 患者或为手术准备的短期治疗已得到普遍认可。PE 与 IVIG 的适用范围相似，大多数临床试验认为两者的疗效无显著差异，IVIG 可能副反应更少些，花费也少些 PE 对某些 IVIG 抵抗的 MG 患者可能有效，对 MMG 患者的疗效优于 IVIG，改善呼吸肌功能效果更好。通常用法为每次 50mL/kg 或 2L 置换液，每周 1～2 次，连用 3～8 次。不良反应包括低血压、柠檬酸盐所致低钙性感觉异常、静脉穿刺感染和血栓等并发症，反复行 PE 还可能导致出血倾向。

近来利用免疫吸附树脂的免疫吸附血浆置换 (IA)，用对 AChR-Ab 有特殊亲和力的配体制备的过滤柱，特异性地去除 MG 患者血浆中的 AChR-Ab。IA 与通常的 PE 法相比临床疗效无显著差别，但不良反应少且具有特异性清除抗体的优势，对 AChR-Ab 清除率高，对 IgA 和 IgM 清除率低，可使 MG 症状得到稳定改善。

（二）长期免疫治疗

长期免疫治疗主要包括糖皮质激素及非激素免疫抑制剂，通过长期抑制免疫反应治疗 MG，达到诱导和维持缓解的目的。尽管多为非特异性免疫治疗，但目前免疫抑制剂在大多数 MG 患者疗效较好。

1. 糖皮质激素（以下简称激素）

糖皮质激素可抑制 AChR-Ab 的合成，增加突触后膜 AChR 的数量，并对免疫系统有广泛的抑制作用。激素是目前最常用、起效最快的一线药物，用于胆碱酯酶抑制剂不能完全改善的或中重型 MG 患者，病情迅速进展者，或胸腺切除围术期的免疫抑制治疗，还可延迟或阻止眼肌型 MG 向全身型进展。患者合并呼吸肌无力或延髓症状时需要免疫抑制剂治疗，通常首选糖皮质激素。患者需被告知预期的并发症，知晓和签署知情同意书。有些患者不同意接受激素治疗，将会减慢治疗速度。

临床可根据患者的病情选用不同的治疗，主要是两类方案：

(1) 大剂量冲击疗法＋小剂量维持：适于住院治疗的重型病例，先给予甲泼尼龙 (MP)1000mg，静脉滴注，连用 3～5d；随后根据病情可改为甲泼尼龙 40～80mg，静脉滴注，连用 7～10d；病情稳定后给予泼尼松 60～80mg，每晨顿服，当症状基本消失后缓慢减量至隔日顿服泼尼松 40mg，维持 1 年以上。部分患者在使用激素早期可出现短暂的症状加重，病情恶化出现于治疗的第 1～14d 内，为此可辅以 PE 或 IVIG 等短期治疗方案，最简单的方法是暂停激素。

(2) 小剂量隔日递增疗法：泼尼松 5～10mg，隔日起始，以每周 5～10mg 缓慢递增至隔日 60～80mg 或获得满意疗效，数月后再逐渐减量至维持剂量。此法可避免应用过激的暂时性恶化，但推迟了起效时间，故对非急重症患者推荐此法，且适用于门诊治疗。

MG 患者的标准化激素治疗是长期维持用药，大剂量甲泼尼龙冲击疗法在没有感染的时候可以加速恢复，但有一过性加重的可能，尤其在全身型的患者使用冲击疗法获益尚无证据。大多数患者在 1 个月内开始出现症状持续改善，明显的改善通常发生在 6 个月内。然而，无论采用何种方法治疗，最终都要转换为隔日给药方式以尽量减少并发症。更有学者提倡开始即予 100mg 泼尼松隔日用药。或认为隔日治疗方案是糖皮质激素治疗首选的给药形式。但是隔日给药是将两天的药物总量一日服用，虽考虑到不良反应的问题，在疗效上反映出服药当日症状缓解，未服药日症状加重，患者缓解的速度比每日服药明显减慢，而药物的总量并没有减少，药物的不良反应也相应存在。所以，在治疗的早期不建议隔日疗法，症状完全缓解后药物逐渐减量的过程中应用隔日疗法更为合适。选择早上给药恰可符合清晨生理性皮质醇高峰。长期使用激素需警惕其不良反应，如常见的向心性肥胖和皮肤"妊娠纹"样改变、水钠潴留、钾丢失、高血压、糖耐量异常和骨质疏松等。用药过程中需监测血钾、血糖和血压等，可同时辅助用药降低不良反应发生率，有肝损害患者宜用泼尼松龙代替泼尼松。中山大学附属第一医院王海燕应用儿童生长发育研究的方法，对患儿的发病年龄、骨龄和激素用量以及是否进行过胸腺手术等进行横断面研究发现，儿童重症肌无力发病越早，对生长发育的影响越大，使用激素的累积量越大，对身高的影响越大，而手术本身对患儿的生长发育没有明显的影响。

2. 硫唑嘌呤 (AZA)

AZA 可抑制 $CD4^+T$ 细胞和白介素 -2(IL-2) 受体，从而抑制细胞和体液免疫，还抑制核酸合成以干扰淋巴细胞增殖来影响免疫系统，主要用于激素疗效不佳者，或与激素合用作为激素减量剂。国外报道，AZA 起效慢，4～12 个月后起效，最大疗效可能在 6～24 个月后取得，若与 PE 合用，AZA 对 AChR-Ab 阳性 MG 患者疗效尤佳。但在中国人 4 周内可见明显效果或无效，标准用量为 1～3mg/(kg·d)，分次使用。可先给予 1mg/(kg·d)，每隔 1 ～ 2 周逐渐增至有效剂量。AZA 通常耐受性好，不良反应有发热、流感样症状、轻度肝损害、骨髓抑制、增加肿瘤风险 (主要是淋巴瘤)，以及一定的致畸性，计划怀孕的妇女和男子应停止使用。用药过程中需监测肝功能与血常规，若 WBC ＜ 3.5×10⁹/L，需减量直至恢复，若＜ 1.0×10⁹/L 或转氨酶水平上升 1 倍则需暂停使用。若治疗前或治疗早期即出现明显的白细胞减少，应检验红细胞内硫代嘌呤甲基转移酶活性。

3. 吗替麦考酚酯 (MM)

MM 主要通过阻断嘌呤合成选择性抑制 T 细胞和 B 细胞增殖。目前推荐作为 MMG 的二线药物，用于硫唑嘌呤控制不佳或不良反应较大的 MG 患者。在美国 MM 已成为治疗 MG 的常用药物。研究表明，MM 可减少糖皮质激素的剂量，改善肌无力症状和降低 AChR-Ab 水平。单纯眼肌型 MG 患者的研究表明，MM 有效且可以耐受。由于起效时间通常在 6 个月之后，激素节省作用出现于 12 个月后，以及价格因素，国人较少选用。标准剂量为 750 ～ 1000mg，每日 2 次，常见不良反应仅为胃肠道不适与贫血，也可能有白细胞减少症及恶变风险增加等。

4. 环孢素

环孢素主要作用与硫唑嘌呤相似，阻断白介素 -2(IL-2) 与其受体结合，或干扰相关基因转录，抑制辅助 T 细胞功能。可作为二线药物用于硫唑嘌呤不耐受或无反应的 MG 患者，某些难治性病例亦可能有用。目前推荐起始剂量为 3 ～ 3.5mg/(kg·d)，分 2 次服用；如疗效不明显，2 周后可加量至 5mg/(kg·d)，分 2 次服用。维持剂量 1.5 ～ 2mg/(kg·d)。维持血清环孢素水平在 150 ～ 200ng/L。起效需 1 ～ 3 个月。主要副反应为肾损害与高血压，需长期监测肌酐。环孢素与很多药物之间有相互作用，所以使用时应查询药物的相关信息。

5. 他克莫司 (FK506)

他克莫司是治疗 MG 的有效药物，有较强的抑制活性 T 细胞增殖效应，可抑制骨骼肌细胞 Ryr 介导的钙离子释放，有潜在的促进骨骼肌收缩作用。多项研究发现 FK506 恢复肌力与节省激素的作用较好，且耐受性好，可用于肌无力症状控制不佳者，特别是抗 Ryr 抗体阳性 MG 患者，或作为环孢素的替代物减少其相关并发症。起始剂量为 0.1mg/(kg·d)，分 2 次口服，调整剂量使血浆浓度达到 7 ～ 8ng/mL。其不良反应较少，常见胃肠道不适与感觉异常，有一定的肾毒性和肝毒性，可诱发和加重高血压与糖尿病。

6. 其他

对于单独应用免疫抑制剂或与激素合用均不能控制或不能耐受的难治性 MG 患者，可考虑环磷酰胺与利妥昔单抗。

(1) 环磷酰胺 (CTX)：主要抑制体液免疫，对 B 细胞有很强的抑制作用。用于难治性 MG 或危象患者，推荐剂量为 100mg/d，连续口服，直至总量达 10g。常见不良反应包括脱发、胃肠道不适、骨髓抑制、出血性膀胱炎、感染、恶变风险增加与潜在的致畸性等。有报道称大剂量环磷酰胺单独使用只有免疫清除性，而没有骨髓清除性，如此可使患者骨髓中的干细胞重新注入免疫系统，达到免疫重建的作用，可尝试于对其他治疗都有抵抗的 MG 患者。中山大学附属第一医院报道，小剂量环磷酰胺联合糖皮质激素治疗激素不敏感型（Ⅰ型或Ⅱ型）重症肌无力是有效且安全的。不同临床类型对环磷酰胺的敏感性不一样：Ⅰ型患者较敏感，达到痊愈所需要的总剂量一般在 4～8g；而二型患者达到痊愈所需要的总剂量一般在 8～12g。

(2) 利妥昔单抗：是鼠源性抗 B 细胞 CD20 的单克隆抗体，可通过多种机制清除体内 B 细胞，被推荐试用于难治性 MG。许多回顾分析或病例报道证实利妥昔单抗能改善复杂的难治性 MG 患者的症状，对 MG 患者效果显著，能降低抗体及免疫细胞水平，减少其他免疫抑制剂用量，是一种很有希望的高效免疫抑制剂。但需要实验室监测 B 细胞，以及价格昂贵、治疗时间长而受到制约。使用剂量一般为 $375mg/m^2$，一周 4～6 次，通常在 2～4 个月内起效。初步研究显示其不良反应发生率很低，常见发热、寒战、恶心，以及心律失常、肾毒性和致瘤性等。

(3) 造血干细胞：干细胞移植治疗可能起到免疫摧毁和重建的作用，免疫重建过程中有可能排除自身反应性 T 细胞，或诱导产生对自身抗原如 AChR 等的免疫耐受。动物研究显示，间充质干细胞 (MSC) 可抑制 AChR 特异性淋巴细胞增殖，反复将 hMSC 静脉输入 EAMG 小鼠体内可特异地降低 AChR-Ab 水平，明显改善症状。干细胞治疗的研究目前仍处在实验室阶段，还有很多的问题没有解决，尚不能在临床使用。

四、胸腺切除术

胸腺切除术可终止持续的抗原刺激、去除分泌 AChR-Ab 的 B 细胞或终止自身反应性 T 细胞产生，可用于治疗几乎所有的从青春期到 55 岁左右的原发性重症肌无力患者。MG 患者伴发胸腺瘤是胸腺切除的绝对指征，对不伴胸腺病变的 MG 患者，目前多倾向发病年龄小于 50 岁且 AChR-Ab 阳性的全身型 MG 患者宜选择胸腺切除，早发的 MG 患者早期行胸腺切除术可加快其缓解机会。AChR-Ab 阴性的 MG 患者不适于胸腺切除，而 AChR-Ab 与 MuSK-Ab 均阴性的早发 MG 患者也适于手术治疗，目前中国人报道的 MuSK-Ab 阳性率很低，因此大多数属于可以手术之列。Olanow 等报道 12 例非胸腺瘤迟发型肌无力患者，经胸腺切除术后 9 例完全缓解，其余 3 例病情也有好转。老年患者胸腺切除术后病情好转程度通常不像青年患者那样明显。

对抗胆碱酯酶药疗效欠佳，且需要继续增加药量的患者，如在发病后 1～2 年内做胸腺切除术，非胸腺瘤患者的术后缓解率可达 35% 左右，另有 50% 的患者病情可不同程度好转。若患者在发病 1～2 年后做手术，病情缓解率将逐年下降。术后最初的几个月疗效常不明显，一般在术后第 3 年疗效达高峰。术后疗效好的患者，血清 AChR-Ab 减少甚至完全消失。幼年 MG 患者的手术疗效也很好，但考虑到胸腺在免疫系统发育中起重要作用，幼儿患者是否选择胸腺切除术还是推迟到青春期以后，要权衡利弊。比如，药物治疗效果不好的患儿，上眼睑下垂遮住瞳孔，光线不能进入眼底刺激视神经的发育，故此所导致的弱视称为"剥夺性弱视"，治疗的最佳年龄是 3～5 岁，错过这个年龄恢复的机会很少。从这个角度来说，符合适应证的儿童手术是非常有必要的。其二，眼睛外观的改变可导致患儿心理发育障碍，患儿的性格容易出现内向自卑，不合群、不自信等问题。第三，从幼儿到青春期近十年的时间，患儿由于病态性易疲劳，学习受影响，受教育程度降低，也会影响患儿的一生。此时应该选择手术。相反可以药物维持等待时间再手术。患儿手术最小年龄通常选择 3 岁以上，美国芝加哥大学医学院进行胸腺手术的年龄为 4 岁。胸腺手术对儿童可能影响生长发育，应谨慎进行。在手术的受益大于创伤时，手术应该成为首选。

胸腺切除有多种术式，不同的手术方法预后相似。胸腔镜下胸腺切除术有创伤小、术中出血少、术后疼痛轻等优点，也有切除不干净等缺点。切除胸腺瘤应扩大范围，尽可能去除颈部及纵隔内胸腺组织异位病灶，经胸骨手术入路更有利于完全摘除胸腺组织。MG 胸腺瘤有复发可能，跟踪监测胸腺十分重要。胸腺瘤很少转移，但可局部播散或淋巴结浸润，若肿瘤未被彻底摘除，剩余部分应行病灶放疗或化疗。值得注意的是，胸腺切除可能会影响免疫系统功能，有继发其他自身免疫性疾病或机会致病菌感染的可能，如果患者术前非常虚弱，应先 IVIG，然后再做手术，术前须准备呼吸机。

五、治疗方案的选择

（一）首选方案

胸腺切除术，若术后病情明显恶化，可辅以血浆置换、大剂量免疫球蛋白静脉滴注(IVIG)、糖皮质激素和胆碱酯酶抑制剂等治疗。

（二）次选方案

病情严重不能胸腺切除者可用血浆置换或 IVIG，配合糖皮质激素，逐渐过渡到单用激素，病情好转且稳定 2 个月后行胸腺切除术，术后维持原剂量 2 个月，再缓慢减量 2～4 年直至停用。

（三）三选方案

不能或拒绝胸腺切除的 MG 患者，危重者首选血浆置换或 IVIG，非危重者首选糖皮质激素治疗，在激素减量过程中可适量加用硫唑嘌呤等免疫抑制剂，以减轻反跳现象。

（四）四选方案

不能或拒绝胸腺切除，又拒绝或不能耐受糖皮质激素治疗的 MG 患者，可选用硫唑嘌呤、吗替麦考酚酯、环孢素、他克莫司、环磷酰胺或利妥昔单抗等免疫抑制剂治疗。

六、改变生活方式

应重视对 MG 患者的健康宣教及心理疏导，有部分 MG 患者出于对疾病和经济负担的担忧伴发焦虑，抑郁，应及时鼓励或心理干预，以增加患者治疗的依从性。训练呼吸肌功能，减轻体重，轻度的体格锻炼对病情不重的 MG 患者有必要。MG 患者使用其他药物时应相当注意，某些药物可能诱发病情加重或危象发生，需要根据病情的变化和药物的作用机制选择不用或慎用，如吗啡；氨基糖苷类、多黏菌素、土霉素等抗生素；青霉胺；γ-干扰素和奎宁、奎尼丁等，在绝大多数情况下禁用。肌松剂在备有呼吸机的气管插管时可以酌情使用。慎用某些β受体阻滞剂，如普萘洛尔和酒石酸美托洛尔；普鲁卡因、异丙嗪、钙拮抗剂、锂盐、含碘增强剂、他汀类和镇静抗焦虑抗抑郁药等，在一些情况下可以使用，但在用药初应仔细观察可能出现的不良反应，针对每个患者的不同反应需要及时调整治疗，有严重不良反应及时停用。

患者应该早睡并保证午休，眼肌型少用眼，多用耳，有助于眼肌的休息和减少疲劳，全身型患者禁止剧烈的体力劳动和体育运动。饮食宜吃温补的食物，不少患者容易出现胃痛或反酸等，忌生冷包括冰冻饮料、啤酒和各种凉茶，以及进食冬瓜、苦瓜、绿豆等性寒食物，可在早餐前先饮姜茶以利于改善体质。

第十章　颅内感染性疾病

颅内感染的发展过程主要决定于病原体的毒力和宿主免疫系统反应。其他影响中枢神经系统感染的因素包括入侵病原体的数量、患者是否有一些潜在的抑制免疫系统的疾病、是否使用免疫抑制药物等。目前中枢神经细菌感染导致患者致残和致死的主要原因是病原体对抗菌治疗的耐受性不断增强。

尽管治疗中枢神经系统感染的有效药物不断涌现，但脑膜炎、硬膜外脓肿、硬膜下积脓以及脑脓肿的治疗仍是神经外科的棘手问题。器官移植的发展、一些肿瘤患者生存时间的延长、艾滋病 (AIDS) 等疾病的蔓延等，使得中枢神经系统感染数量有逐年增加的趋势。可喜的是，CT 和 MRI 等影像技术的发展使得临床医生更容易发现中枢神经系统感染；立体定向技术可使神经外科医生从潜在感染的大脑深部组织获取标本，通过病原体分离培养及手术减压等迅速地内、外科干预措施，大部分患者可以获得满意的治疗效果。本章主要叙述中枢神经系统细菌感染性疾病，其中重点阐述内科及外科治疗。

第一节　机体对病原体侵入的免疫反应

完整的血－脑屏障是预防中枢神经系统感染的基础。目前尚不清楚病原体是如何穿过完整的血－脑屏障侵入中枢神经系统的，通常脉络丛组织是感染的第一站。在外伤中，如果病原体进入中枢神经系统，其必须能够克服免疫反应，方能发展为感染。对于免疫应答水平正常个体，术后发生伤口感染的前提条件是局部细菌微生物浓度必须达到 $1×10^5/g$。病原微生物进入中枢神经系统后，如果体内补体系统及免疫球蛋白水平低下，可以导致脑膜炎的形成。在感染的脑脊液中，补体水平低下，其原因包括补体生成率降低、不能透过血－脑屏障、清除率提高、炎症程度严重及降解作用等。细菌感染导致脑膜炎最重要的因素是细菌的荚膜作用，荚膜可以抑制细胞吞噬、抵抗补体系统的作用，从而允许病原微生物自身存活、繁殖。选择性补体旁路及终补体成分 C5 和 C9 代表了免疫应答对细菌荚膜的反应能力。

蛛网膜下隙炎症可以提高白细胞及抗生素的通过率。中性粒细胞从脉络丛上皮细胞和微血管内皮细胞水平穿透血－脑屏障。中性粒细胞通过结合内皮细胞的特殊受体或黏附分子迁徙出血管外间隙。

颅内感染的发生发展依赖于众多因素，例如：脑脓肿的形成依赖于病原微生物的毒性高低、细菌感染的程度及持续时间、是否已经形成脓栓等。如果患者免疫力低下，其自身的免疫缺陷有助于毒性微生物形成脑脓肿。当细胞介导的体液免疫系统不正常时，一些非常见感染菌属如鼠弓形虫、星形诺卡菌、新型隐球菌、单核细胞增生性李斯特菌、分枝杆菌属等也可导致脑脓肿。当中性粒细胞减少或存在缺陷时，一些需氧革兰阴性菌如曲霉菌、念珠菌及毛霉菌等可以导致脑脓肿的形成。

第二节　脑膜炎

一、病因

在美国，每年大约出现 25 000 例细菌性脑膜炎病例，其中 70% 的患者是不足 5 岁的儿童。在过去的 10 年里，随着嗜血杆菌 B 型多克隆结合疫苗的产生，儿童感染细菌性脑膜炎的发生率得到了有效控制。广泛的疫苗接种使美国每年感染嗜血杆菌 B 型的病例减少 55%，使感染嗜血杆菌 B 型脑膜炎的病例减少 94%。目前导致脑膜炎的病源菌主要有肺炎链球菌 (47%)、奈瑟脑膜炎球菌 (25%)，以及李斯特菌属 (8%)。在英国，细菌性脑膜炎感染的情况与此类似。在细菌性脑膜炎中，导致死亡率最高的是肺炎链球菌感染，死亡率可高达 26.3%。相关的预后危险因素包括年龄大于 60 岁、高血压、入院 24h 内出现惊厥、入院时意识不清等。由于术后广泛地预防性地使用抗生素，开颅术后出现脑膜炎的病例不多见，其发生率为 1%～6%。开放性、凹陷性颅骨骨折发生颅内感染的概率为 4%～10%，外科清创术可降低其发生率。

导致脑膜炎感染的原因在不同年龄组有明显差异。引起脑膜炎的革兰阳性菌有肺炎链球菌及李斯特杆菌。革兰阴性菌包括脑膜炎奈瑟双球菌及小细胞多形性嗜血杆菌。神经外科手术后颅内感染多由葡萄球菌引起，其他的致病菌包括大肠埃希菌、肺炎克雷伯菌属、气性假单孢菌等。脑室 - 腹腔分流的分流管表面炎症多由表皮葡萄球菌及短棒菌苗属引起。脑穿通伤时厌氧菌及革兰阴性菌可以进入颅内，颅底骨折脑脊液漏时鼻咽部的细菌可以进入颅内，引发感染。导致慢性脑膜炎的病原体有梅毒螺旋体、结核分枝杆菌、钩端螺旋体、真菌、荚膜组织胞质菌属、芽生菌属、球孢菌属以及绦虫类寄生虫。

细菌性脑膜炎是发生于蛛网膜下隙的化脓性炎症。在组织学上，中性粒细胞是中枢神经性系统感染后的炎症反应细胞，中性粒细胞进入蛛网膜下隙，形成一层覆盖在皮质表面的渗出物，不过中性粒细胞的运动方式尚不明确。炎性细胞向小血管内渗透聚集可造成血栓形成，进而导致脑梗死。临床上，大多数脑膜炎病例没有明显的感染源。相对常见的感染源包括：①鼻咽部及上呼吸道的细菌感染，细菌可以通过血源性途径进入中枢神经系统或者通过脉络丛组织进入脑脊液。新生儿因为免疫防御系统尚未发育完全，更容易发生细菌性脑膜炎。②乳突炎、中耳炎以及静脉窦炎，通过导血管内炎症栓子进入中枢神经系统。③其他如颅骨骨髓炎、皮肤窦道、开放的脊髓脊膜炎、眼眶蜂窝织炎、头部外伤、腰椎穿刺、脑室穿刺的植入物、脑脊液分流的植入物或软组织损伤均可导致细菌直接进入中枢神经系统。神经外科手术后 1 周内发生的颅内感染，很有可能是在手术中就有细菌植入；晚期发生的颅内感染多由血源性感染引起，或是从受损组织、体内植入物进入。脑室腹腔分流手术多在术后 2 个月内发生颅内感染。脑室外引流的患者，如果 5d 内更换导管，发生感染的概率约 6%，如果摆放的时间更长，发生感染的概率可高达 18%。

二、临床表现

临床上，脑膜炎一般在初始症状出现后 72h 到达高峰。典型的表现包括发热、头痛、呕吐、颈项强直、视物模糊、疲倦、精神性格变化、嗜睡及昏迷等。50% 的脑膜炎患者脑膜刺激征阳性，表现为颈部抵抗，克氏征、布氏征阳性。脑膜炎出现局灶性神经功能缺损表现并不常见，除非有血管闭塞或血栓性静脉炎导致血栓形成。约 10% 的脑膜炎患者可出现脑神经损害，包括动眼神经、滑车神经、外展神经、面神经及前庭蜗神经的损害。脑膜炎患者较少发生视盘水肿 (1%)，如出现，往往提示其他疾病。25%～30% 的脑膜炎患者可出现惊厥，多由肺炎链球菌引起。相比其他年龄段，新生儿更易发生脑膜炎，临床表现为精神萎靡、易激惹、糖耐量异常、呼吸困难、前囟膨出、体温不稳定及黄疸。

神经外科术后患者出现惊厥发作、发热、意识变化以及脑膜刺激征均提示脑膜炎的可能。高龄患者如果合并其他临床疾病，可以出现意识模糊，但通常没有高热。出现体温明显升高往往是细菌性脑膜炎逐渐发展的表现。头部外伤患者诊断脑膜炎比较困难，因为要与外伤后遗症相鉴别。所有患者一旦出现精神性格改变，首先需将脑膜炎作为一个潜在的原因加以排除。

三、辅助检查

细菌性脑膜炎感染后，外周血中的多形核白细胞计数及红细胞沉降率增高。据报道，常见的微生物感染所致的脑膜炎患者中，血培养阳性率为 50%～75%。对于出现神经系统损害或惊厥发作而疑诊脑膜炎的患者，CT 检查是一种重要的诊断手段。CT 检查应该在腰椎穿刺之前完成，其目的是排除颅内占位性病变，否则腰椎穿刺排放脑脊液后有诱发脑疝的危险。一些文献报道细菌性脑膜炎患者发生脑疝的概率大于 1%，在小儿及新生儿可高达 6%。脑膜炎患者的 CT 及 MRI 检查通常提示正常，有时在蛛网膜下隙或脑干周围可见强化。其他的一些颅内疾病如脑脓肿、硬膜下积脓、脑炎、静脉窦血栓等临床表现可以与细菌性脑膜炎很相似，CT 或 MRI 可资鉴别。对怀疑细菌性脑膜炎的患者，在抗生素使用之前应进行腰穿脑脊液取样，同时送检脑脊液培养、革兰染色、糖和蛋白定量以及细胞计数。一些脑膜周边病变例如脑脓肿、脑或脊髓硬膜外脓肿、硬膜下积脓、骨髓炎或皮窦炎的脑脊液分析结果可以与化脓性脑膜炎很相近。

脑脊液需要常规进行革兰细菌染色和培养。60%～90%的急性细菌性脑膜炎患者，可通过脑脊液革兰染色明确感染微生物。细菌性脑膜炎患者其脑脊液压力通常增高，波动在 200～500mmH$_2$O。在开始使用抗生素治疗之前，白细胞计数可增高至 (1000～5000)/mm^3。在细菌性脑膜炎患者中，50%～60%的患者脑脊液糖测定低于 40mg/dL，几乎所有患者的脑脊液蛋白测定都明显增高。如果此前没有接受抗生素治疗，细菌性脑膜炎患者的脑脊液培养阳性率为 70%～85%，不过培养结果通常需要等待 48h。

当脑脊液革兰细菌染色及培养结果阴性时，胶乳凝集试验具有一定的诊断意义。对于常见的脑膜炎病原体，聚合酶链反应 (PCR) 有 91% 的敏感度及特异度。如果试图区分病毒性脑膜炎或细菌性脑膜炎，可用脑脊液中乳酸盐浓度作为指标，大于 4.2mmol/L 为阳性，其灵敏度为 96%，特异度为 100%。神经外科手术术后患者疑诊脑膜炎时，如果脑脊液乳酸盐浓度大于 4.0mmol/L，应立刻实施经验性的抗生素治疗，随后根据其他的检查结果调整抗生素。

四、治疗

严重的细菌性脑膜炎患者，在抗生素治疗之前，其脑脊液样本中往往已含有大量抗原或细菌微生物。临床上如果使用抗生素后 72h 症状仍没有改善，应该再次行腰椎穿刺检查。抗菌治疗延迟 (24h 后) 是后续出现神经性并发症的危险因素。目前，针对细菌性脑膜炎患者，临床上仍没有足够的资料来指导首诊医师如何快速使用抗生素，然而，细菌性脑膜炎是神经系统急症，一旦临床考虑可能为细菌感染，应及时给予恰当的治疗。应测定脑脊液样本中的最小抑菌浓度 (MIC) 及最小杀菌浓度 (MBC)，确保脑脊液中抗生素浓度较 MBC 高 10～20 倍。影响脑脊液中药物浓度的因素包括分子大小、脑膜炎感染的严重程度及药物脂溶性。

治疗细菌性脑膜炎的同时，应注意以下并发症的防治，如菌血症、惊厥、休克、弥散性血管内凝血、颅内压增高引起的脑疝。惊厥发作时需要抗惊厥治疗；出现休克表现时要补充容量，同时深静脉置管，以此来指导抗休克治疗；低钠血症可增加颅内压，应该设法避免；颅内压增高可使用利尿剂、高渗剂、类固醇激素。类固醇激素被用来治疗细菌性脑膜炎仍存在争议。不过，基于现有的临床资料，对 B 型嗜血杆菌感染的新生儿或小儿脑膜炎患者，以及疑诊或确诊的肺炎球菌感染的成人脑膜炎，应该在抗生素治疗前 10～20min 应用地塞米松治疗 (0.15mg/kg，每 6h1 次，持续 2～4d)，或至少与抗菌药物同时应用。地塞米松可减轻脑水肿，减少神经性耳聋的发生率，降低细菌性脑膜炎的死亡率，降低肿瘤坏死因子及白介素 -1 的水平。

脑膜炎治疗中抗生素的选择要基于微生物对抗生素的敏感性。影响抗生素选择的因素包括患者的年龄、是否为院内感染。各种病原菌引起颅内感染的抗生素选择见表 10-1。

表 10-1　各种病原菌引起的颅内感染抗生素选择

病原体	首选抗生素	可选抗生素
细菌		
嗜血杆菌 B 型	第三代头孢菌素	头孢吡肟、喹诺酮类
奈瑟脑膜炎球菌	第三代头孢菌素	青霉素 G、氨苄西林、氯霉素、喹诺酮类 B、氨曲南
肺炎链球菌	万古霉素及第三代头孢菌素	喹诺酮类
S.agalactiae	氨苄西林或青霉素 G	第三代头孢菌素
S.milleri	青霉素 G	红霉素
金黄色葡萄球菌（甲氧西林敏感）	萘夫西林或苯吡西林	万古霉素
金黄色葡萄球菌（甲氧西林耐药）	万古霉素、利奈唑胺	甲氧苄啶 - 磺胺甲噁唑 (SMZ)
表皮葡萄球菌	万古霉素、利奈唑胺	利福平、甲氧苄啶 - 磺胺甲噁唑 (SMZ)
革兰阴性菌	第三代头孢菌素 A	氨曲南、喹诺酮类、甲氧苄啶 - 磺胺甲噁唑 (SMZ)
铜绿假单胞菌	头孢他啶	哌拉西林、替卡西林、妥布霉素
李斯特假单胞菌	氨苄西林或青霉素 G	甲氧苄啶 - 磺胺甲噁唑 (SMZ)
诺卡菌	甲氧苄啶 - 磺胺甲噁唑 (SMZ)	米诺环素
厌氧菌	青霉素 G	氯霉素
脆弱拟杆菌	甲硝唑	利福平
密螺旋体菌属	青霉素 G	甲氧苄啶 - 胺甲噁唑 (SMZ)
疏螺旋体菌属	第三代头孢菌素或多西环素	青霉素 G
真菌		
曲霉菌	两性霉素 B	伏立康唑
隐球菌	两性霉素 B 和氟康唑	氟康唑
念珠菌	两性霉素 B 或氟康唑或卡泊芬净	氟康唑

应用抗生素的持续时间取决于病原微生物，原则上，治疗嗜血杆菌需 7d，治疗奈瑟脑膜炎球菌需 7d，治疗肺炎球菌需 10 ～ 14d，治疗链球菌需 14 ～ 21d，治疗革兰阴性需氧菌需 21d，治疗李斯特菌属需不少于 21d。

脑外伤后最常见的中枢神经系统感染是细菌性脑膜炎，其发生率为 0 ～ 22%。颅底骨折出现脑脊液耳漏或鼻漏后，脑膜炎的发生率为 7% ～ 50%。出现脑脊液漏后 2 周是发生脑膜炎的高峰期。56%～80%的外伤后脑膜炎患者由肺炎链球菌引起，不过脑脊液培养的阳性率仅为30%。

85%的外伤后脑脊液漏在1周内可自行停止，其余大部分可在4～6周内停止。持续脑脊液漏患者可行持续腰大池置管引流5～7d。出现下列情况时：脑脊液漏2周后仍没有减少、持续6周以上、引起脑膜炎或一再复发的，可考虑外科手术。开放性颅脑外伤行急诊手术是必要的，因为术后颅内感染的概率可降至1%～10%。

对颅底骨折没有并发脑膜炎的患者，是否预防性使用抗生素仍有争议，因为预防性抗生素的使用并没有降低颅内感染的发生率。一旦脑膜炎出现，恰当的抗生素治疗应该直接针对感染的细菌，没有颅内感染时不建议使用抗生素，其主要原因是防止出现细菌耐药引起颅内感染升级。开放性脑脊膜膨出并且漏口尚未封闭时应使用抗生素。在隐性脊柱裂患者中，如果存在皮下窦道并伴有反复的脑膜炎，应接受恰当的抗生素治疗，并外科手术封闭漏口。

五、预后

尽管已经选择恰当的抗生素来治疗脑膜炎，但仍有10%～50%的患者会留下永久的神经系统后遗症。脑膜炎急性期并发症主要有脑水肿、抗利尿激素分泌不当综合征(30%为儿童)以及脑室炎(30%)。脑膜炎中期并发症主要为硬膜下积脓、脑脓肿、硬膜外脓肿以及脑积水。远期并发症为学习能力丧失(25%为儿童)、运动功能障碍以及失聪(5%～25%的新生儿感染肺炎脑膜炎链球菌)。如果抗生素治疗恰当，细菌性脑膜炎的致死率不足10%。外伤后脑膜炎的致死率为6%。

第三节　硬膜外脓肿

一、病因

硬膜外脓肿大约占局限性颅内感染的2%，常见于12～16岁的儿童。相较于硬膜下积脓和脑脓肿，硬膜外脓肿并不多见。硬膜外脓肿位于颅骨内板下与硬脑膜之间潜在的空间，是一种局限性的感染灶，可通过周围炎症蔓延或导静脉扩散而来，也可以为血源性感染。硬膜外脓肿最常见的部位是额窦附近，当脓肿合并颅骨骨髓炎时被称为波特头皮肿胀，在硬膜外脓肿大约占25%。如果感染受累硬脑膜并侵入硬膜下间隙，可导致硬膜下积脓，但是这种感染很少导致脑膜炎或脑脓肿。约16%的病例脓肿位于幕下。

导致硬膜外脓肿的潜在因素有额窦炎、鼻旁窦炎、眼眶蜂窝织炎、鼻脑毛真菌炎、外伤性颅骨骨折、乳突炎、慢性中耳炎、行颅钩牵引以及神经外科手术。引起硬膜外脓肿最常见病原微生物是微小需氧菌及溶血链球菌，有时可见厌氧菌。外伤或神经外科手术后，表皮葡萄球菌以及金黄色葡萄球菌可导致颅内硬膜外脓肿。

二、临床表现

硬膜外脓肿的临床症状表现为发热、颈抵抗、眶周肿胀、恶心、呕吐、头痛以及嗜睡，脑疝、昏迷也有报道，当脓肿扩散进入硬膜下间隙后病情会快速恶化。文献也曾报道颅内硬膜外脓肿形成后，可以表现有头皮及帽状腱膜组织水肿，张力增高。发生颅内硬膜外脓肿后，腰椎穿刺是禁忌的，即使行脑脊液取样检测，通常指导意义也不大，且培养结果多为无菌生长。

三、影像学检查

发生硬膜外脓肿时，X 线片有时可以发现骨髓炎的表现，但是硬膜外脓肿的影像学检查主要依靠 CT 及 MRI。在 CT 片中，脓肿中心为低密度并且环形强化。相比于 CT，MRI 的优点在于可通过三维扫描早期发现小的感染灶。脓肿在 MRI 通常表现为 T_1 低信号及 T_2 高信号。

四、治疗

硬膜外脓肿的治疗包括外科清除脓液及敏感性抗生素治疗，有些患者需同时处理鼻旁窦的炎症。在病原微生物被确认以前，应该选用第三代头孢菌素。如果存在颅骨缺损，应该加用抗链球菌药物。60%～90% 硬膜外脓肿患者由需氧链球菌、葡萄球菌及厌氧菌感染所致，抗生素治疗应该持续 6 周。个别病例，感染灶较小，可单独使用抗生素治愈。

钻孔清除脓液是不充分的。行开颅去骨瓣，同时清除病灶，抗生素灌注是根治感染的基础，通常不应行硬膜下探查或在硬膜外间隙临时置管引流。由神经外科手术引起的硬膜外脓肿可以通过应用负压引流的方法治疗，这种方法可以挽救约 50% 患者的颅骨骨瓣。如果需要行颅骨修补治疗，必须在感染治愈至少 3 个月后进行。硬膜外脓肿的致残率和致死率约为 1.2%。

第四节　硬膜下脓肿

一、病因

硬膜下脓肿与额窦的关系在 1940 年首先被提出来，颅内感染中有 12%～25% 为硬膜下脓肿，其中 3% 源于外伤后，而 4% 源于开颅术后。约 2/3 病例介于 10～40 岁，男性患病率为女性的 2～3 倍。年龄与性别方面差异被认为与青春期额窦发育有关。耳源性感染、鼻旁窦炎、分流术后、外伤及开颅术均为硬膜下脓肿的诱因。额窦内炎症可通过导血管向硬膜下扩散。2/3 的硬膜下脓肿来源于额窦或筛窦，另外 15%～20% 来源于内耳感染。在成人，脑膜炎是硬膜下脓肿的另一重要原因。

导致硬膜下脓肿的病原微生物与感染源密切相关。需氧性及厌氧性链球菌，尤其是S.milleri 菌是鼻旁窦及耳源性感染的共同致病菌。开颅手术后革兰阴性菌、葡萄球菌是硬膜下脓肿的常见致病菌。在新生儿中，2% 的硬膜下脓肿是由肺炎球菌、流感嗜血杆菌、大肠埃希菌感染引起。大约 1/3 的硬膜下脓肿脓液培养结果为阴性，提示潜在厌氧菌感染。

脓液通常覆盖在小脑幕凸面，或者因为重力作用而流到大脑半球的沟裂内，其中1%～10% 会停留在后颅窝。皮质静脉血栓导致颅内感染占致死性硬膜下脓肿的 90%。有 1/4 的硬膜下脓肿最终发展为脑组织坏死。

二、临床表现

在成人，临床表现为头痛、发热、精神异常、恶心、呕吐、痫样发作、局灶神经功能缺损，尤其是对侧肢体轻偏瘫提示硬膜下脓肿可能；在新生儿，易激惹、少食、呕吐、前囟门膨隆、嗜睡、昏迷、癫痫样发作是硬膜下脓肿的先兆及表现。临床表现与体征通常与血管闭塞所致皮层刺激相关。术后硬膜下脓肿多为延迟发生，不过一旦发生，神经功能缺损将很快恶化。通常硬膜下脓肿的症状持续时限为 1～8 周，平均 2 周。有报道称幕下脓肿可导致脑积水发生，故需要更积极的处理。幕下脓肿的死亡率较高 (大于 20%)，且所有死亡病例均为硬膜下脓肿。

三、辅助检查

如绝大多数颅内感染一样，硬膜下脓肿的患者末梢血白细胞计数会增高，血细菌培养结果可为阳性。为避免脑疝形成，腰椎穿刺应视为禁忌。当然，如果行腰椎穿刺检查，其压力通常较高，脑脊液蛋白水平亦偏高；如果脑膜炎形成，脑脊液细菌培养结果将为阳性。颅骨 X 线片检查现在很少用到，但却能显示鼻窦炎、乳突炎及骨髓炎。绝大多数硬膜下脓肿的发现需要靠增强 CT 或 MRI。硬膜下脓肿通常表现为大范围病灶，伴有周边明显强化，但如果病灶位于镰旁或炎症尚属早期，病灶将难以清晰显示。在 MRI 图像上，脓肿在 T_1 像通常表现低信号，而在 T_2 像显示为高信号。就硬膜下脓肿而言，MRI 相对于 CT 而言有以下 6 个方面的独特优势：①更精确的三维定位。②无颅骨伪影。③可区分硬膜下非感染性渗出物。④对早期病变有较高敏感性。⑤对区分硬膜下及硬膜外脓肿有较高特异性。⑥能够使用顺磁性对比剂。

四、治疗

针对硬膜下脓肿，较为有效的措施是外科引流联合抗生素使用。同时需根除感染源。绝大多数 (96%) 的患者接受了不同类型的外科手术。一组包含了 699 例患者的临床研究显示：与单纯钻孔脓肿引流术及颅骨切除术等相对保守的术式相比，开颅脓肿清除术降低了患者二次手术率及死亡率，提高了临床疗效，因而被认为是治疗硬膜下脓肿的首选手术方式。对那些病情危重的患者，如感染性休克或由脑膜炎引起硬膜下脓肿的儿童患者，宜选择相对保守的术式。钻孔引流术后可以局部静脉滴注抗菌药物，不过再次钻孔或开颅的概率高达 20%。在新生儿中，通过前囟穿刺引流镰旁脓肿被认为是有效的。一旦责任病灶被确认，需要至少 3 周的抗生素治疗，在一些文献中甚至主张将疗程延长至 4 ~ 6 周。单纯药物治疗在那些身体条件较稳定的患者效果较好，其他的药物治疗包括抗惊厥药物、激素及脱水剂。

五、预后

令人欣慰的结果是，82% 的 GCS 评分 4 ~ 5 分的患者经过手术联合药物治疗后获得满意的疗效。硬膜下脓肿的致残率为 26%，死亡率为 12%。硬膜下脓肿钻孔引流术的死亡率高于开颅术，这可能是因为这些患者健康状况更差，病情更危重，才选择了钻孔引流术。硬膜下脓肿患者的总体预后与感染的范围、患者意识水平及诊疗是否及时有关。

第五节　脑脓肿

一、病因

在美国，年年发生脑脓肿的约 2500 例，而这一数字随着艾滋病患病率的增高及器官移植的增多而不断提高。成年男性在他们一生的前 30 年里容易患脑脓肿，儿童的发病高峰年龄为 4 ~ 7 岁。儿童患者中，有 25% 患有先天性心脏病，先天性心脏病的儿童如果存在右向左的分流 (50% 为法洛四联征患儿)，其脑脓肿的发病率为普通儿童的 10 倍。

有 10% ~ 37% 脑脓肿患者病因始终无法明确。约 2/3 的患者是由于相邻部位感染扩散至颅内所致 (如鼻旁窦、中耳及乳突气房)。外伤后感染所致脑脓肿占 9%，另外 25% 为血液循环播散所致。脑脓肿感染源通常为骨髓炎、牙源性感染、肺部感染、急性憩室炎、亚急性细菌性心内膜炎。直接由感染灶蔓延形成的脓肿通常是单发的，而由血液循环播散的脓肿常多发。额叶脓肿经常与鼻旁窦炎有关，鼻窦感染通过板障静脉进入颅内。中耳及乳突炎症通过直接蔓延或颞叶导血管造成颞叶脓肿，小脑脓肿通常由乳突炎直接蔓延而来。

先天性心脏病患者由于慢性低氧血症，导致红细胞增多、血液黏滞度增高，易于发生血栓性脑梗死、脑组织坏死，引发脑脓肿。脓肿发生在与灰质相邻的白质缺血区域，由于增生血管促进胶原蛋白沉积，此处脓肿壁最厚。影响脓肿壁形成的因素还包括低氧，因为低氧限制了成纤维细胞在脑内移行，从而妨碍了新生血管及脓肿壁的形成。脓肿壁最薄弱处，多位于远离皮质处，这也是脓肿有时破入脑室的原因。外伤后早期形成脓肿的原因往往是由于泥土碎屑及残留的碎骨片污染所致。

牙源性或耳源性厌氧菌，如链球菌及拟杆菌，是形成脑脓肿的最常见致病菌。需氧球菌、革兰阴性杆菌、葡萄球菌通常为外伤后最常检出细菌。从鼻旁窦分离出的导致脑脓肿的微生物常见的有需氧葡萄球菌、厌氧菌及流行性感冒杆菌。真菌性脑脓肿通常源于那些免疫力低下的肺部曲霉菌感染患者。弓形虫感染所致脑脓肿通常会出现在艾滋病患者身上。新生儿或儿童脑膜炎后脑脓肿的致病菌通常为革兰阴性菌，如大肠埃希菌、变形杆菌属、柠檬酸菌属等，这与胎盘转运免疫球蛋白及补体缺乏有关。大多数脑脓肿与单一细菌感染有关，有 30% ～ 60% 患者与多种细菌感染有关。

二、临床表现

脑脓肿的临床症状与体征通常为占位效应所致，这种症状发展较颅内肿瘤要快得多。75% 的患者就诊时在 2 周之内出现头痛症状，50% 以上患者会出现低热、痫样发作；由于颅内压升高，大约 50% 患者会出现恶心及呕吐。至少 60% 的患者有局灶性神经功能缺损或意识状态改变，谵妄甚至昏迷。小脑脓肿的患者会出现眼球震颤及共济失调。在新生儿会出现易激惹，头围不断增大，癫痫样发作甚至生长发育停止。

三、辅助检查

常规实验室检查对脑脓肿诊断意义不大。腰椎穿刺是禁忌的，因为有诱发脑疝的危险 (15% ～ 20%)。CT 对脑脓肿精确定位诊断的敏感率为 95% ～ 99%，而且对脓肿的分期有确诊意义，同时可以评价治疗效果。脑炎时期在 CT 上会表现出边界不清的低密度区域，增强扫描后会强化。一旦脓肿形成，它会被一个高密度区域包围，在 CT 影像上形成环形强化。一个成熟的脑脓肿在 CT 影像上会与早期颅内肿瘤、颅内转移瘤、脑梗死、吸收期血肿及放射性坏死相似。

与 CT 相比，磁共振扫描在脑脓肿的诊断方面更有优势。因为它可以从三维角度观察病灶，而且从一些特殊扫描序列可以得到更多的病灶信号特征。在磁共振 T_2 像上，脓肿周边水肿与脑组织相比为低信号，脓肿中央为等信号或高信号，而脓肿壁为低信号。脓肿壁在 T_2 像上有多种表现，因为脓肿周边的巨噬细胞吞噬作用相当活跃；磁共振增强扫描较 CT 增强扫描更容易显示脓肿壁。放射性核素显像能够区分肿瘤与脓肿，其敏感性为100%，特异性为 94%。

四、脑电图分析

脑电图主要改变为：几乎与脑肿瘤的表现相似，因脓液对脑组织的破坏，使周围的组织水肿，EEG 呈现多形性慢波，可是局灶性的，波幅在 30 ～ 280Hz 之间，0.5 ～ 3Hz 多见，夹杂 5 ～ 7Hz 的 θ 波，两半球波率、波幅不对称，病灶侧为 δ 或 θ 活动，健侧则以 α 波或快波为主，但不同部位的脑脓肿的 EEG 表现不同，比如脓肿位于深部时，从头皮记录多无变化，幕上脓肿较易诊断，主要根据局限性 δ 波或 θ 波，后头部脓肿时可有 α 波数量减少及频率减慢。当出现严重的颅内压增高，脑组织严重受损时，EEG 呈现为广泛性异常。但也有部分病例 EEG 改变不明显，甚至是正常 EEG，但正常 EEG 时并不能排除有占位性病变的可能，要根据病史、体征做进一步的检查。

五、治疗

(一) 药物治疗

抗感染治疗是脑脓肿重要的治疗手段之一，不过，即使给予了足够的剂量，脓肿内的酸性环境也会降低一些抗生素的效果。能透过血-脑屏障的抗生素，包括氯霉素、复方新诺明、第三代头孢类抗生素、甲硝唑、青霉素、万古霉素和利奈唑胺。抗炎失败的原因包括药物选择不当、剂量不足、微环境及细菌产生的酶对致病微生物的保护。

随着有效抗生素的广泛使用，非手术治疗逐渐被提倡并在一些脑脓肿患者中获得满意的疗效。药物治疗脑脓肿主要针对：多发脑脓肿、脓肿位于脑深部或功能区、伴发脑炎或脑室炎、存在脑积水需要行脑室腹腔分流术，如行脓肿引流容易导致感染，手术风险过高。多发脓肿，并且这些脓肿直径小于2.5cm的患者首选单纯药物治疗。

在细菌培养及药敏试验结果出来前，经验性的抗生素选择包括青霉素、第三代头孢类抗生素、甲硝唑、克林霉素、万古霉素及利奈唑胺。抗癫痫治疗是必要的。对有明显占位效应并导致神经功能障碍的病例可以使用激素治疗，因为激素可以减少抗生素进入正常中枢神经系统，阻碍成纤维细胞形成胶原包裹脓肿，减少毛细血管对白细胞渗透而抑制炎性反应。单纯抗感染治疗也有其缺点，例如因为不能确定致病菌而需要联合使用多种抗生素，而且病变可能是梗死，肿瘤或溶解的血肿。一旦选择抗感染治疗，其疗程应该是6～8周，而且每周复查一次CT以明确治疗效果。抗感染治疗停止后应每月复查CT一次，直到脓肿彻底消失。脓肿彻底消失后3～4个月复查CT一次，最多9个月时安排增强CT扫描。治愈的患者应随访12个月，每隔2～4个月复查CT一次，以明确是否存在延迟复发的脓肿。5%～20%的脑脓肿患者在6周内停药后脓肿复发。

(二) 外科治疗

外科手术是脑脓肿诊断及治疗的手段之一，主要术式包括脓肿抽吸术、立体定向下脓肿抽吸术、开颅脓肿切除术和持续引流术。这里介绍临床常用的脑脓肿抽吸术和脑脓肿切除术。

1. 脑脓肿抽吸术

(1) 适应证：①临床已明确诊断，可先行穿刺术治疗。②脑脓肿位于深部或重要功能区。③危重患者或小儿脑脓肿，不能耐受较大手术者。④病程较短，影像学显示脓肿壁较薄者。

(2) 禁忌证：①多房性脑脓肿。②被膜厚，脑脓肿脓腔小者。③脑脓肿破入脑室者。

(3) 手术方法：①麻醉与体位。多用普鲁卡因局部浸润麻醉或全身麻醉。患者的体位大多数可选用仰卧位或侧卧位，按穿刺点在上方的原则进行。②切口。在定位明确后，选择距离脓肿最近和远离功能区的头皮上做3～4cm长的切口，止血，并以皮肤自动牵开器撑开切口。③颅骨钻孔。切开颅骨骨膜，用骨膜剥离器剥开，分别以尖钻头、圆钻头钻开颅骨，显露出硬脑膜。也可以颅锥行颅骨钻孔。④硬脑膜切开。电凝止血，以尖

刀片切开小口 (或以电凝止血硬脑膜后，将电凝镊子由浅入深地连同皮质血管一并电凝止血)，再行皮质血管止血，准备进行脓肿穿刺。⑤脑脓肿穿刺。在颅骨四周以脑棉进行保护，防止脓肿腔因压力过高而外溢污染，取脑针由浅入深进行脓肿穿刺。遇阻力稍加力便可刺入脑脓肿，见有脓液流出，妥善固定脑针，缓慢抽出脓液，留取标本进行细菌培养及药敏试验，然后注抗生素生理盐水于脓腔内，反复冲洗，切忌过快、重力冲洗。⑥缝合切口。

(4) 术后处理：术后即行 CT 扫描，进行术前、术后的对比，也作为下一次治疗的参考。

(5) 进行重复穿刺治疗时，采取的方法与第一次相似。无须拆开切口，只需以较粗的脑穿刺针经头皮和颅骨孔刺入脓腔，穿刺抽吸。

(6) 应用立体定向仪实施手术更有其优越性。

(7) 术中注意要点：①术中定位必须准确。②穿刺时勿穿破对侧脓肿壁或穿入脑室，防止感染扩散。③若穿刺小脓肿时，穿刺方向宜朝向前外侧，深度不可过深，亦不可向中线穿刺，以防损伤脑干。④抽吸、冲洗切忌过快，用力过猛，应以缓慢轻柔为宜。⑤应以脑棉妥善保护切口，防止脓液外溢发生污染。

(8) 脑脓肿抽吸术有以下优点：①局麻下即可完成手术。②操作相对简单。③能够较快缓解颅内压增高。④能够明确诊断及定位病灶。⑤能够明确致病菌；⑥能够确定脓肿壁的存在。在 CT 或 MRI 引导下，单发或多发脓肿、深部及功能区脓肿都能安全穿刺治疗。其缺点：①有 70% 患者需要反复穿刺。②存在脓肿破入脑室或漏入蛛网膜下隙，导致脑膜炎或脑室炎的风险。

2. 脑脓肿切除术

(1) 适应证：①脓肿不是位于重要功能区，包膜形成良好者。②小脑内脓肿。③多房脓肿或相邻多发脓肿。④外伤后脓肿有残留异物。⑤反复穿刺抽脓或引流术后未能根治者。⑥复发性脑脓肿或脓肿穿破脑室者。⑦真菌性脓肿，因抗真菌药物无法透过血－脑屏障者。

(2) 开颅脑脓肿切除术不适用于脑深部脓肿、感染处于脑炎期及多发脓肿。

(3) 手术方法：①颅骨骨瓣开颅。②脓肿定位。一般可见脑皮质肿胀，脑沟变浅，脑回变平，增宽，浅部脓肿局部可见黄色病变区，局部变软或有囊肿样感觉。选择哑区，电凝止血后，以脑针进行试探，一般不穿破脓肿壁，如脓肿张力高，壁薄，估计分离中易破溃可先抽出部分脓液，并留送细菌培养。③一般在距脓肿最浅处切开皮质，沿穿刺针道，用吸引器吸除脑组织直达脓肿壁，然后沿脓肿壁周边分离，逐步暴露和游离出脓肿。如遇到深部脓肿壁与重要结构粘连，可先抽出脓液减压后，再分离脓肿壁取出。如脓肿壁与重要结构如较大血管等粘连紧密，也可残留部分脓肿壁，电凝止血。④脓肿床用含庆大霉素盐水 (500mL 生理盐水加庆大霉素 16 万 U) 反复冲洗，并用 3% 过氧化氢棉片覆盖，每次冲净不少于 5min。⑤如脓肿清除后，脑压降低，术前患者意识清楚，则缝合硬膜，骨瓣复位。如脑肿胀明显，术前意识不清，则去除骨瓣，敞开硬膜。硬膜外留置硅胶管引流，严密缝合帽状腱膜，缝合头皮。

(4) 术中注意：①尽量避免分破脓肿壁，如分破则用吸引器吸住破口吸除脓液后，将破口暂时夹闭。②注意用棉片保护周边脑组织。③脓肿周边的软化和坏死脑组织应彻底切除。④脓肿破入脑室，洗净污染脑脊液，切除脓肿全部包膜，做脑室持续引流。每天或隔天做腰椎穿刺鞘内应用抗生素。

六、预后

脑脓肿患者致残率与外科手术无关。轻偏瘫的发生率在50%以上。认知功能障碍及学习能力下降通常发生在儿童患者。不足50%的患者会出现长期癫痫发作。尽管过去单发或多发脑脓肿的死亡率均较高，但是目前其总体死亡率小于13%。影响脑脓肿死亡率的最主要因素是患者确诊时的神经功能状态。

颅内感染性病变是真正需要及时诊断及治疗的急症，CT及MRI检查不但可以为早期诊断提供依据，而且是正确随访疗效的方法之一。第三代头孢类抗生素因能透过血-脑屏障，在颅内感染治疗中可发挥良好的效果。尽管影像技术不断更新以及抗生素抗菌疗效不断提高，但是外科手术仍然是颅内感染诊断及治疗的重要手段。颅内感染曾经一致被认为是致死性疾病，但是结合先进的影像技术、精湛的外科技巧及不断更新的抗生素可以降低颅内感染的致残率及死亡率。

第六节　单纯疱疹病毒性脑炎

一、概述

单纯疱疹病毒性脑炎(HSE)是由单纯疱疹病毒(HSV)引起的急性中枢神经系统感染。病变主要侵犯颞叶、额叶和边缘叶脑组织，引起脑组织出血性坏死病变，故HSE又称急性坏死性脑炎或出血性脑炎，也称急性包涵体脑炎。在病毒性脑炎中HSE是最常见的一种非流行性中枢神经系统感染性疾病。该病可见于任何年龄，且发病无季节性。

(一) 病因

单纯疱疹病毒性脑炎的病因是脑实质感染单纯疱疹病毒。HSV是DNA类病毒中疱疹病毒科病毒。根据其抗原性的不同，单纯疱疹病毒被分为两型：Ⅰ型单纯疱疹病毒(HSV-Ⅰ)和Ⅱ型单纯疱疹病毒(HSV-Ⅱ)。HSV-Ⅰ感染比HSV-Ⅱ感染常见，感染人群多为成人。HSV-Ⅱ感染人群多为新生儿和青少年。HSV-Ⅱ对宫内的胎儿和产道内的新生儿威胁最大，成年人通过性传播经血行播散进入脑内。新生儿的感染多为分娩时母亲生殖道分泌物中的病毒与胎儿接触。

（二）发病机制

HSV-Ⅰ感染后多潜伏在三叉神经半月节或脊神经节内，一旦机体免疫功能下降，病毒即沿神经轴突进入中枢神经系统。额叶底部和颞叶底部往往先被HSV-Ⅰ侵犯而发生病变。因此，HSE患者在发病早期容易以精神和智力障碍为首发症状，而影像学提示感染的主要部位为颞叶或额叶底眶面。HSV-Ⅱ的原发感染主要在生殖系统及会阴部皮肤黏膜，HSV-Ⅱ可通过骶神经潜伏在骶神经节内，后沿神经上行感染脑实质引起病变。新生儿于产道内受感染后，病毒经血行传入脑。

二、诊断步骤

（一）病史采集要点

1. 前驱期

感染HSV后先表现为非特异性症状，如发热、咽痛、全身不适、头痛、肌痛、疲乏、头晕或眩晕、食欲缺乏、恶心、呕吐、腹泻和上呼吸道感染的症状。此期持续时间长短不等，即1d至数天，一般不超过2周，25%患者有口唇疱疹病史。此期发热一般为39～40℃，也有高达41℃者，此时应用退热药无明显效果。

2. 中枢神经功能障碍期

①首发症状多表现为精神和行为异常，如人格改变、记忆力下降、定向力障碍、幻觉或妄想等，常被误诊为精神分裂症或癔症。②不同程度神经功能受损表现，如偏瘫、偏盲、眼肌麻痹等，局灶性症状两侧多不对称。也可有多种形式的锥体外系表现，如扭转、手足徐动或舞蹈样多动。③不同程度意识障碍，嗜睡、昏睡、昏迷等，且意识障碍多呈进行性加深。④常见不同形式的癫痫发作，严重者呈癫痫持续状态，全身强直-阵挛性发作。⑤肌张力增高、腱反射亢进，可有轻度脑膜刺激征，重症者还可表现为去脑强直发作或去皮层状态。⑥颅内压增高，甚至脑疝形成。

（二）体格检查要点

前驱期的患者多没有明显的体征，多是一些非特异性症状。入院时多已经有明显的精神或行为异常，或意识障碍。查体时可发现不同程度的意识障碍，如嗜睡、昏睡甚至昏迷，记忆力下降、定向力障碍；两侧不对称的神经功能受损表现，如偏瘫、偏盲、眼肌麻痹等；肌张力增高、腱反射亢进、病理征等锥体束征；轻度脑膜刺激征，重症者还可表现为去脑强直发作或去皮层状态；颅内压增高的征象如视盘水肿，新生儿可有前囟突出、颅缝增大等。

（三）门诊资料分析

1. 血常规

周围血象可提示白细胞和中性粒细胞增高，无特殊意义。

2. 影像学检查

CT扫描颞叶或以颞叶为中心波及额叶的低密度病灶是HSE的特征性改变；病灶边

界不清，有占位效应，其中可见不规则高密度点、片状出血；病灶可呈不规则线状增强。MRI 早期 T_2 加权像在颞叶和额叶底面可见边界清楚的高密度区。HSE 患者在发病 1 周后 90% 以上患者会出现上述改变，但在发病第 1 周 CT、MRI 常显示正常，故影像学检查不能作为早期 HSE 的诊断依据。

（四）脑电图分析

单纯疱疹性病毒性脑炎可见许多类型的异常，包括局灶性或弥漫性慢波、局灶性癫痫样放电、电发作图形、局灶性背景活动衰减和 PLED 等。病变早期可见背景活动解体，出现局灶性或一侧性多形性 δ 波，颞区或额 - 颞区更明显。以后间断出现局灶性或一侧性的复合性慢波和尖波，并很快演变为周期性复合波或 PLED。其他类型的病毒性脑炎虽然常引起局灶性慢波和棘波，但很少引起周期性复合波或 PLED。因此对急性发热伴快速进展的神经系统异常的患者，脑电图如出现一侧或双侧的周期性复合波，高度提示为 HSV 脑炎。

PLED 常出现在神经系统症状出现后的第 2 ～ 12d 之间，偶可延至 24 ～ 30d 出现。脑电图特征为 100 ～ 500μV 的尖形慢波或多形性棘波，间隔 1.5 ～ 3s 周期性出现，也可有更快或更慢的周期。PLED 可为一侧性、双侧性、左右半球相互独立或两侧的复合波有固定的时间关系。双侧 PLED 提示有双侧病变。存活病例随着病情恢复，周期性复合波逐渐消失，代之以局灶性或一侧性慢波，或局部坏死囊变区为低电压。病变区域常有持续慢波活动和局灶性或多灶性癫痫样电活动。脑电图的改善常落后于临床的恢复。致死性病例脑电图逐渐恶化，电压进行性降低，发展为在低电压背景上的低波幅周期性慢波，间隔时间逐渐延长和不规则，最终发展为电静息。

（五）进一步检查项目

1. 脑脊液检查

脑脊液压力增高，细胞数增多，达 $(10 ～ 500) \times 10^6/L$，通常 $< 200 \times 10^6/L$，呈淋巴细胞样改变，早期少数病例以中性粒细胞为主，常见少数红细胞，偶见数以千计红细胞或黄变症，提示出血性病变。蛋白轻、中度增高，通常 $< 1g/L$，糖和氯化物正常，个别病例晚期糖降低，需与结核性或真菌性脑膜炎鉴别。3% ～ 5% 的病例发病数日内脑脊液正常，再次复查发现异常。

2. HSV 抗体测定

ELISA 是现今国际上通用的 HSV 抗体检测方法。本法采用双份血清和双份脑脊液作 HSV-I 抗体的动态检测。诊断标准如下：双份脑脊液标本有增高趋势，滴度 1:80 以上；双份脑脊液抗体 4 倍以上升高；血与脑脊液的抗体比值 < 40。

3. HSV 抗原测定

ELISA 法检测 HSV 抗原，$P/N \geqslant 2:1$ 为阳性，早期检测脑脊液 HSV 抗原阴性可作为排除本病的依据。

4. 脑组织活检

镜下可见特征性出血性坏死病变，神经细胞核内 CowdryA 型包涵体，或电镜下发现 HSV 病毒颗粒，虽然其特异性高，但耗时长，对早期临床诊断意义不大。

三、诊断对策

（一）诊断要点

单纯疱疹病毒性脑炎的主要诊断标准为：①有口唇或生殖道疱疹史，或此次发病有皮肤、黏膜疱疹。②起病急，病情重；临床表现有上呼吸道感染前驱症状或发热、咳嗽等。③脑实质损害的表现，如意识障碍、精神症状、癫痫和肢体瘫痪等。④脑脊液常规检查符合病毒感染特点。⑤脑电图提示有局灶性慢波及癫痫样放电。⑥影像学（CT、MRI）显示额、颞叶软化病灶。⑦双份血清和脑脊液抗体检查有显著变化趋势。⑧病毒学检查阳性。通常有前 5 项改变即可诊断，后 3 项异常更支持诊断。

（二）鉴别诊断要点

HSE 需与其他病毒性脑炎、急性播散性脑脊髓炎、脑脓肿鉴别。

1. 带状疱疹病毒性脑炎

带状疱疹病毒性脑炎临床少见，患者多有胸腰部带状疱疹史，表现为意识障碍和局灶性脑损害症状、体征，预后较好。MRI 无脑部出血性坏死病灶，血清及脑脊液可检出带状疱疹病毒抗原、抗体或病毒核酸。

2. 肠道病毒性脑炎

肠道病毒主要引起病毒性脑膜炎，也可引起病毒性脑炎。夏秋季多见，病初有胃肠道症状，流行性或散发性，表现发热、意识障碍、癫痫发作、平衡失调及肢体瘫痪等。脑脊液 PCR 检查可确诊。

3. 急性播散性脑脊髓炎

急性播散性脑脊髓炎常见于麻疹、水痘、风疹、腮腺炎和流感病毒等感染或疫苗接种后，引起脑和脊髓急性脱髓鞘病变，临床症状复杂，可有意识障碍和精神症状，以及脑干、脑膜、小脑和脊髓等损伤体征。

4. 巨细胞病毒性脑炎

巨细胞病毒性脑炎临床少见，常见于免疫缺陷，如 AIDS 或长期使用免疫抑制剂患者。亚急性或慢性病程，表现为意识模糊、记忆力减退、情感障碍、头痛和局灶性脑损害体征。约 25% 患者 MRI 可见弥漫性或局灶性白质异常。脑脊液 PCR 可检出病毒。

5. 感染中毒性脑病

感染中毒性脑病常见于急性细菌感染早期或高峰期，又称细菌感染后脑炎，是机体对细菌毒素变态反应发生的脑水肿，多见于败血症、肺炎、菌痢、白喉、百日咳和伤寒等。2～10 岁儿童常见，原发病伴脑症状同时发生，出现高热、呕吐、头痛、烦躁、谵妄、惊厥、昏迷和脑膜刺激征等，偶见轻偏瘫或四肢瘫。CSF压力增高，细胞数不增多，蛋白轻度增高，糖和氯化物正常。1～2个月后脑症状消失，不遗留后遗症。

(三)临床类型

1. Ⅰ型疱疹病毒性脑炎

多见于成人，即上述的常见的单纯疱疹病毒性脑炎。

2. Ⅱ型疱疹病毒性脑炎

多见于新生儿和青少年。特点为：

(1) 急性暴发性起病。

(2) 主要表现为肝脏、肺脏等广泛的内脏坏死和弥漫性的脑损害；患儿出现难喂养、易激惹、嗜睡、局灶性或全身性抽搐等表现。

(3) 子宫内胎儿感染可造成胎儿先天性畸形，如精神迟滞、小头畸形、小眼球、视网膜发育不全等；新生儿发病后死亡率很高。

四、治疗对策

(一)治疗原则

本病的治疗原则是积极抗病毒，抑制炎症，降颅压，防止并发症。

(二)治疗计划

1. 抗病毒治疗

(1) 阿昔洛韦(ACV)：是治疗本病的首选药物，有抑制HSV-DNA聚合酶的作用，可透过血-脑屏障，毒性较低。用药方法为每次10～15mg/kg，每天2～3次静脉滴注，连用10～21d。该药经肝、肾排出，不良反应较少，可有谵妄、震颤、皮疹、血尿和血清转氨酶暂时升高，肾功能损害时应减量。当临床提示HSE或不能排除HSE时，即应给予阿昔洛韦治疗，而不应因等待病毒学结果而延误用药。

(2) 喷昔洛韦(PCV)：抗HSV疗效是阿昔洛韦的数倍，抗疱疹病毒谱广，对HSV疗效不超过阿昔洛韦，但对阿昔洛韦耐药HSV突变株敏感。用量为每天5～10mg/kg，或250mg，静脉滴注，12h1次，1h以上滴完，一个疗程14～21d。主要不良反应是肾功能损害和骨髓抑制，免疫抑制患者可出现中性粒细胞和血小板下降，与剂量相关，停药后恢复。

2. 肾上腺皮质类固醇

肾上腺皮质类固醇能控制HSE炎症反应和减轻水肿，多采用早期、大量和短程给药原则。

(1) 地塞米松：因不良反应较弱，为重症HSE治疗中常用药物。临床多用10～20mg/d，每日1次，静脉滴注，连用10～14d。而后改为口服泼尼松30～50mg，每日1次，以后每3～5d减5～10mg，直至停止。

(2) 甲泼尼龙：抗炎作用是所有激素中最强的，HSE严重时可采用冲击治疗，用量为

500～1000mg，静脉滴注，每天 1 次，连续 3d。而后改为口服泼尼松 30～50mg，每日 1 次，以后每 3～5d 减 5～10mg，直至停止。

3. 抗菌治疗

合并细菌感染时应根据药敏结果采用适当的抗生素，如果发生真菌感染还应该加用抗真菌药物。

4. 对症治疗

高热、抽搐、精神错乱及躁动不安等，可分别给予降温、控制痫性发作、镇静或安定剂等，颅内压增高可用脱水剂。

5. 全身支持治疗

对重症及昏迷患者非常重要，注意维持营养及水电解质平衡，保持呼吸道通畅，必要时少量输血或给予静脉高营养或复方氨基酸。重症病例应加强护理，注意口腔卫生，防止褥疮、肺炎及泌尿系感染等并发症，高热需物理降温。恢复期积极采取理疗和康复治疗，促进神经功能恢复。

五、病程观察及处理

（一）病情观察要点

(1) 治疗期间定期检查外周血象、肝功能及肾功能；注意药物的不良反应。

(2) 注意观察患者的意识及神经系统损害的体征变化。

(3) 必要时应复查腰穿、脑脊液。

（二）疗效判断与处理

(1) 患者的意识障碍加重和（或）神经系统损害的体征增多，提示病情恶化，需加强降颅压、激素及支持等治疗。

(2) 如上述症状有改善，则提示病情控制理想，可酌情逐步减少降颅压、激素及支持等治疗。

六、预后评估

预后取决于治疗是否及时和疾病的严重程度。本病未经抗病毒治疗、治疗不及时或治疗不充分，以及病情严重的患者预后不良，死亡率高达 60%～80%。发病数日内及时给予足量的抗病毒药物治疗，多数患者可治愈。但 10% 患者可能留有不同程度的精神智力障碍、癫痫、瘫痪等后遗症。因此，HSE 强调早期诊断和早期治疗。

七、出院随访

(1) 出院时带药。皮质类固醇需逐渐减量直至停用，故出院时需带药。同时可给予神经营养及改善脑部微循环之类的药物。

(2) 定期门诊检查与取药。

第七节　亚急性硬化性全脑炎

一、概述

亚急性硬化性全脑炎 (SSPE) 是由麻疹病毒感染造成的大脑灰质和白质损害的全脑炎，又称慢性麻疹脑炎、亚急性麻疹包涵体脑炎、迟发性进行性脑炎、免疫抑制性麻疹病毒脑炎。本病见于世界各地，农村多于城市，好发于儿童及青少年，8～10岁儿童发病率最高，男女患者比例为 (2.5～3.3):1。

二、诊断步骤

（一）病史采集要点

1. 起病情况

SSPE 主要发生于儿童和少年，5～15岁最多，农村男孩多见，18岁后发病者甚少。典型病例通常在2年前有过麻疹感染，或经6～8年无症状期隐袭起病，呈亚急性或慢性进展型发展，约10%病例为暴发性，病程持续数月至2～3年，以1年居多，通常1～3年死亡。少数病例可暂停发展或暂时缓解。

2. 首发症状

病程早期主要有认知障碍，行为和动作障碍两大类。认知障碍表现为学习能力和接受能力下降、计算力略减低、记忆力略差、注意力不集中、言语减少。行为和动作障碍表现为常感乏力、易跌倒、手部动作不灵活、动作缓慢、偶尔小便失禁等。这些早期一般性症状多较轻，不易引起家长和旁人的注意。

3. 病程演变

大体可分四个阶段。①行为精神障碍期：主要是智力下降和精神症状。常表现为记忆力减退，表情淡漠，易激惹，注意力不集中，学习成绩下降，嗜睡，幻觉和性格、行为异常等。经数月或数周进入第2期。②运动障碍期：肌阵挛性抽搐是本期最主要的临床表现，肌阵挛的特点包括弥漫性、重复性和频发性。具体表现为头、躯体及四肢突然屈曲性抽搐。另外还可发生舞蹈样动作、共济失调、癫痫等。本期可历时1～3个月，个别可达数年。③昏迷、角弓反张期：表现为昏迷、阵发性角弓反张，呼吸不规整，并伴有自主神经功能障碍，如高热、多汗等。历时1～3个月。④大脑皮质功能丧失期：患者呈植物状态，睁眼昏迷，四肢肌张力降低，无躯体动作，癫痫、肌阵挛消失。约80%患者于病后9个月死亡，10%死于病后3个月，不到10%存活4～10年。

4. 既往病史

多有麻疹病史或麻疹疫苗接种史。

（二）体格检查要点

不同的病程阶段体征各有不同。早期可无明显体征，多表现为高级神经活动受损的表现，如反应极迟钝，语言减少且极缓慢，思维迟钝。记忆力、理解力、计算力减退，定向力障碍。脑神经检查无异常；第 2 期可查及肌阵挛性屈曲性抽搐、共济失调、癫痫发作及其他锥体外系受损表现，如震颤、舞蹈样动作等不自主动作；第 3 期可查及昏迷、阵发性角弓反张，呼吸不规整及自主神经功能障碍表现，如高热、多汗等；第 4 期患者呈植物状态，睁眼昏迷，四肢肌张力降低。

（三）血常规

SSPE 患者白细胞数可轻度增高。

（四）脑电图诊断分析

脑电图表现：病程初期背景活动解体，弥漫性、局灶性或一侧性慢波活动增多，可有不对称。以后发展为多形性 δ 波，间断出现额区为主的单一节律慢波活动，可见各种波形的局灶性或广泛性癫痫样放电。随着病情进展，正常睡眠周期消失，表现为低波幅快波伴或不伴睡眠纺锤，与高波幅慢波交替出现。后期纺锤波、顶尖波、K- 综合波等睡眠波形均消失。

周期性复合波可出现在病程的任何阶段，多见于中期（Ⅱ～Ⅲ期），典型为 300～1500μV 的高波幅多形性慢波、尖 - 慢复合波持续 0.5～2s，间隔 4～15s 周期性发放，偶见间隔 1～5min 的长周期。最初周期性复合波的间隔不规律，以后逐渐变得规律。随着病情进展，间隔可有改变。周期性复合波之后偶有一过性电压下降。早期外界刺激偶可诱发复合波发放。一旦周期性建立，则不再受外界刺激的影响。药物对周期性复合波也没有明显影响。周期性复合波可伴有肌阵挛抽动，偶可伴瞬间运动抑制。睡眠中肌阵挛消失而周期性复合波依然持续。安定类药物可消除肌阵挛抽动，但不改变周期性波。晚期背景活动逐渐衰减，周期性放电消失。

（五）进一步检查项目

1. 脑脊液

细胞数正常或仅有轻微增高（淋巴细胞为主），蛋白增高，以免疫球蛋白 IgG、IgM 增高为主，并出现单克隆 IgG 带。胶金曲线为麻痹型。

2. 头颅 CT、MRI

早期正常，随病情进展，可出现皮质萎缩，脑室扩大和白质多灶性病变。

3. 脑活检

病理学显示多数神经元和神经胶质细胞中有包涵体，并伴有小胶质细胞的激活。

4. 免疫学检查

补体结合试验测定血清、脑脊液中麻疹抗体为阳性。荧光免疫检查，在脑活体组织或脑脊液中测出麻疹病毒。

三、诊断对策

（一）诊断要点

Jahbour 认为诊断本病必须有下列标准中的 4 条。①多有麻疹病史或麻疹疫苗接种史、典型的临床病程和相应的临床表现。②典型的脑电图表现。③脑脊液细胞学征象及免疫球蛋白增高，呈现寡克隆带，胶金曲线为麻痹型。④脑脊液及血清中有高密度的麻疹抗体。⑤脑组织活检显示多数神经元和神经胶质细胞中有包涵体，提示全脑炎。⑥脑组织培养分离出麻疹病毒。

（二）鉴别诊断要点

本病需与 Creutzfeldt-Jakob 病及其他慢性脑炎相鉴别。

1. Creutzfeldt-Jakob 病 (CJD)

CJD 又称皮质纹状体脊髓变性。多在中年以后发病，以精神障碍、进行性痴呆、肌阵挛、小脑性共济失调、锥体束或锥体外系损伤症状为主要临床表现，数月至 1 年死亡。血常规及脑脊液常规生化检查均正常。病程后期脑电图多表现为弥漫性慢波，伴有典型的周期性每秒 1～2 次的三相波。血液、脑脊液或脑组织免疫组织化学检测可检测出 PrP。病理上以大脑海绵状变性、神经细胞脱落、星形胶质细胞增生为主要改变。病原学检测为主要的鉴别要点。

2. Gerstmann-Straussler-Scheinker 病 (GSS)

GSS 是一种以慢性进行性小脑共济失调、构音障碍、痴呆、锥体束征和下肢肌肉萎缩为主要表现的常染色体显性遗传朊蛋白病。发病年龄为 15～66 岁，平均发病年龄为 45 岁。具有明显的家族史，疾病晚期出现与 CJD 相似的脑电图特征性改变，即在慢波背景上出现 1～2Hz 周期性棘波、尖波或三相波。肌电图可检查出腰骶肌群呈神经源性损害，而上肢正常。病理特点为大脑弥漫性的 PrP 淀粉样蛋白斑块，形态多种多样。

（三）临床类型

Brisma 在 SSPE 国际年会上提出用放射影像学 CT 和 MRI 的表现作为本病严重度的分期。0 期：脑白质无脱髓鞘病灶也无脑萎缩表现；1 期：脑白质脱髓鞘病灶 (+) 或脑萎缩 (+)；2 期：脑白质脱髓鞘病灶 (+) 和脑萎缩 (+)；3 期：脑白质脱髓鞘病灶 (++) 或脑萎缩 (++)；4 期：脑白质脱髓鞘病灶 (++) 和脑萎缩 (++)；5 期：脑白质脱髓鞘病灶 (+++) 或脑萎缩 (+++)；6 期：脑白质脱髓鞘病灶 (+++) 和脑萎缩 (+++)。

四、治疗对策

（一）治疗原则

迄今为止对 SSPE 尚无特效治疗，现有治疗的原则多为抗病毒、对症支持治疗及防止并发症，一些改善脑代谢药、免疫抑制剂和干扰素及转移因子等的疗效均不肯定。

（二）治疗计划

虽然 SSPE 病程发展中可有相对较长的一段缓解期，但最终仍是死亡。因此，主要的处理为对症治疗，目的是提高患者的生活质量和延长存活期。

1. 抗病毒治疗

(1) 阿昔洛韦：为本病首选抗病毒药物，可通过血-脑屏障，毒性较低。用药方法：每次 10～15mg/kg，每天 2～3 次静脉滴注，连用 10～21d。

(2) 喷昔洛韦 (PCV) 和泛昔洛韦 (FCV)：PCV 口服吸收较差，改良为 FCV 后生物利用度提高，效果改善。FCV 为口服片剂或胶囊，250～500mg，每日 3 次口服，7d 为 1 个疗程。

2. 对症支持治疗

对高热、抽搐、精神症状或颅内高压者，可分别给予降温、抗癫痫、镇静和脱水降颅压治疗。可配合神经细胞营养剂，如胞磷胆碱等。对昏迷患者应保持呼吸道通畅，并维持水电解质平衡，予营养代谢支持治疗，加强口腔和皮肤护理，防止褥疮、下呼吸道感染和泌尿道感染等。可适当予理疗、按摩、针灸等帮助肢体功能恢复。

3. 其他治疗

Dyken 等报道用异丙肌苷治疗数例患者可延长生命，改善部分症状。异丙肌苷每日用 100mg/kg，分数次给予。在上述治疗无明显效果时，可考虑尝试此治疗。

五、病程观察及处理

(1) 治疗期间应注意病情的进展，对可能发生的症状有一定的预知。

(2) SSPE 最后的死亡原因多为继发感染、循环衰竭或营养不良性恶病质，因此在治疗中应注意观察，预防并发症的出现及早期处理。

六、预后评估

SSPE 预后差，患儿常于起病后 3～4 年死亡，但也有个别患儿长期存活甚至自行缓解。

七、出院随访

(1) 出院时带药。出院带药与住院期间用药大致相同。

(2) 检查项目与周期。

(3) 定期门诊检查与取药。

第八节　化脓性脑膜炎

一、概述

化脓性脑膜炎是由脑膜炎双球菌、肺炎双球菌、流行性感冒嗜血杆菌 B 型、金黄色葡萄球菌、链球菌、大肠杆菌等引起的较严重的颅内感染。脑膜炎双球菌最常侵犯儿童，又称为流行性脑脊髓膜炎，简称流脑。肺炎球菌脑膜炎呈散发，多见于冬春季，以2岁以下婴儿及老年患者为多，但成人亦不少见，本病常继发于肺炎、中耳炎、乳突炎等疾病，少数患者继发于颅脑外伤或脑外科手术后，约20%的病例无原发病灶可寻。由金黄色葡萄球菌引起的化脓性脑膜炎，发病率低于脑膜炎球菌、肺炎球菌和流感杆菌所致的脑膜炎，其在各种化脓性脑膜炎中仅占1%～2%，较多见于新生儿，常于产后2周发病。糖尿病等患者当免疫力低下时亦易发生。主要由金黄色葡萄球菌引起，偶见为表皮葡萄球菌。脑脓肿穿破引起者，除葡萄球菌外，常有厌氧菌混合感染。各季节均有发病，但以7、8、9月比较多见。大肠杆菌是新生儿脑膜炎最常见的致病菌。

二、诊断步骤

（一）病史采集要点

1. 肺炎球菌脑膜炎

(1) 流行病学特点：散发性，多见于冬春季，以2岁以下婴儿及老年患者为多。

(2) 临床表现：本病起病急，有高热、头痛、呕吐。约85%发生意识障碍，表现为谵妄、昏睡、昏迷等。脑神经损害约占50%，主要受累动眼神经和面神经，滑车及展神经亦可受累。皮肤瘀点极少见。颅内高压症及脑膜刺激征与其他化脓性脑膜炎相似。多次发作（数次至数十次）的复发性脑膜炎是本病特征之一，绝大多数由肺炎球菌引起，发作间期为数月或数年。

2. 金黄色葡萄球菌脑膜炎

(1) 流行病学特点：较多见于新生儿，常于产后2周发病。糖尿病等患者当免疫力低下时亦易发生。各季节均有发病，但以7、8、9月比较多见。

(2) 临床表现：一般呈急性起病，除由邻近病灶侵犯者表现局部症状外，多有明显全身感染中毒症状，高热，一般体温在39℃以上，呈弛张热，可伴畏寒、寒战、关节痛、肝脾肿大，甚至出现感染性休克。神经系统症状以头痛最为突出，常伴呕吐、颈背痛、畏光、眩晕，也可出现意识障碍及精神异常。早期患者激动不安、谵妄，以后发展为表情淡漠、意识模糊，昏睡，以致昏迷，也可出现局灶或全身抽搐；可出现偏瘫、单瘫、失语、一侧或双侧病理征；也可出现复视、眼睑下垂，面肌瘫痪等脑神经受损症状。严重者脑疝形成，常可见皮疹如荨麻疹和瘀点，偶可见猩红热样皮疹和全身性小脓疱疹。

（二）体格检查要点

(1) 脑膜刺激征往往是患者的突出体征。患者常表现为颈抵抗、凯尔尼格征及布鲁津斯基征阳性。

(2) 患者可有脑实质受损的表现。患者定向力、记忆力等下降，严重者意识模糊、昏睡以至昏迷。精神异常的现象也较常见，可出现精神错乱、谵妄。患者也可表现为失语、偏瘫、腱反射亢进及病理征阳性。另外可有脑神经损害的表现，以眼球运动障碍多见，如眼睑下垂、眼外肌麻痹、斜视、复视，另可有面神经瘫痪、听力下降等。颅内压明显增高者可导致脑疝。

（三）门诊资料分析

(1) 血常规：急性期血液中白细胞数增高，中性粒细胞占 95% 以上。

(2) 头颅 CT、MRI 检查：在疾病早期大多正常，有神经系统并发症时可见脑室扩大、脑沟增宽、脑肿胀、脑室移位等异常表现。

（四）进一步检查项目

1. 脑脊液检查

压力增高，外观自微混、毛玻璃样发展至凝成奶糕样浑浊，细胞数增多，以中性粒细胞为主。蛋白含量一般较高，糖和氯化物含量均降低，晚期病例有蛋白－细胞分离现象，乃椎管阻塞所致，此时宜做小脑延髓池穿刺，引流的脑脊液中可见大量脓细胞。

2. 细菌学检查

皮肤瘀点和脑脊液沉淀涂片检查有革兰阳性球菌发现；血及脑脊液细菌培养加药敏试验可发现病原及指导治疗。

三、诊断

（一）诊断要点

凡继肺炎、中耳炎、鼻窦炎及颅脑外伤后，出现高热不退、神志改变、颅内高压及脑膜刺激征者，应考虑肺炎球菌脑膜炎的可能，及早检查脑脊液以明确诊断。在冬春季节发生的脑膜炎，无以上诱因而皮肤没有瘀点者，也应考虑本病的可能。化脓性脑膜炎患者，如发现身体其他部位有局限性化脓灶，脑脊液沉淀涂片检查可找到多量簇状排列的革兰阳性球菌，则葡萄球菌脑膜炎的诊断可基本成立，脑脊液培养得到葡萄球菌可进一步与其他化脓性脑膜炎鉴别。

（二）鉴别诊断要点

1. 其他化脓性脑膜炎

脑膜炎球菌脑膜炎多有特征性的皮疹；葡萄球菌性脑膜炎大多发现在葡萄球菌败血症病程中；革兰阴性杆菌脑膜炎易发生于颅脑手术后；流感杆菌脑膜炎多发生于婴幼儿；绿脓杆菌脑膜炎常继发于腰穿、麻醉、造影或手术后。

2. 流行性乙型脑炎

患者以儿童为主，流行季节为 7～8 月份。表现为突起高热、惊厥、昏迷，但无皮肤瘀点、瘀斑。脑脊液清亮，细胞数不超过 100×10^6/L，以淋巴细胞为主。但早期中性粒细胞稍多于淋巴细胞，脑脊液糖量正常或偏高。血液补体结合试验有诊断价值；血液中特异性 IgG 抗体阳性亦可确诊。

3.病毒性脑膜炎

临床表现相似，但病情较轻。脑脊液压力正常或略高，外观澄清或微浑，细胞数大多为 $(5 \sim 30) \times 10^6/L$，分类淋巴细胞占优势 (早期可有中性粒细胞增多)，蛋白量正常或略高，糖和氯化物含量正常。细菌及真菌涂片检查阴性。脑脊液乳酸脱氢酶活性、溶菌酶活性在细菌性脑膜炎时增高，且不受抗菌药物治疗的影响，而在病毒性脑膜炎时则为正常，故有助于二者的鉴别。

4.结核性脑膜炎

此病也有发热、头痛、恶心、呕吐，检查有脑膜刺激征，在临床上易与化脓性脑膜炎相混淆，需注意鉴别。但患者还有结核杆菌感染的一般指标，如血沉加快、PPD 试验阳性等。脑脊液压力高，细胞数轻至中度增加 $[(5 \sim 50) \times 10^6/L]$，蛋白轻至中度增加，糖和氯化物降低。发现结核菌有确诊价值。

四、脑电图分析

脑电图的主要表现为：在急性期呈现广泛性慢波，以 $2 \sim 3Hz$ 为主，可见 θ 活动，部分出现癫痫放电波形。当病人合并有脑脓肿或颅内压增高时，EEG 出现局灶性改变，两半球波率、波幅明显不对称，睁闭眼试验及闪光刺激，病灶侧慢波不抑制或不同步。

经治疗病情逐渐好转者，δ 波随之消失，脑电图恢复正常节律。

五、治疗

(一) 治疗原则

化脓性脑膜炎的治疗原则为抗菌治疗、抗脑水肿、降低颅内压以及一般对症和支持治疗。金黄色葡萄球菌脑膜炎的病死率甚高，可达 50% 以上，应立即采用积极的抗菌治疗。应用原则为早期、足量、长疗程，且选用对金葡菌敏感，易透过血 - 脑屏障的杀菌药。葡萄球菌脑膜炎容易复发，故疗程宜较长，体温正常后继续用药 2 周，或脑脊液正常后继续用药 1 周，疗程常在 3 周以上。

(二) 治疗计划

1.抗生素应用

早期治疗可减轻病情，减少并发症和降低病死率。

(1) 肺炎球菌脑膜炎：

青霉素 G：为首选药物，剂量宜大，成人每天 2000 万 U，小儿为 20 万～ 40 万 U/kg，分次静脉滴注。待症状好转、脑脊液接近正常后，成人量可改为 800 万 U/d，持续用药至体温和脑脊液正常为止。疗程不应少于 2 周。青霉素 G 鞘内给药，可能导致惊厥、发热、蛛网膜下隙粘连、脊髓炎及神经根炎等不良反应，故不宜采用。

其他抗生素：若对青霉素过敏，可选用头孢菌素，常选用头孢噻肟或头孢曲松。前者 6 ～ 10g/d，后者 2 ～ 4g/d。这两种药脑脊液浓度高，抗菌活力强。也可选用头孢唑肟，

6～10g/d。对青霉素过敏者，有10%～20%可对头孢菌素发生交叉过敏，用药中应注意观察。其他可供选择的药物有红霉素1.6～2.0g/d，静脉滴注；氯霉素1.5～2.0g/d，静脉滴注。

(2) 金黄色葡萄球菌脑膜炎：

苯唑西林：成人每日6～12g，儿童每日150～200mg/kg，静脉滴注，同时口服丙磺舒。若对青霉素过敏或治疗效果不好，可改用万古霉素，头孢他啶或头孢曲松等，亦可选用磷霉素或利福平。

其他抗生素：万古霉素每日2g，儿童每日50mg/kg，分次静脉滴注。利福平的成人剂量为600mg/d，儿童为15mg/(kg·d)，分2次口服，用药期间定期监测肝肾功能。万古霉素与利福平联合应用可提高疗效。磷霉素的毒性小，成人剂量为16g/d，分2次静脉滴注。治疗期间最好配合庆大霉素鞘内注射，庆大霉素鞘内注射成人每次5000～10000U(5～10mg)，儿童每次1000～2000U(1～2mg)。

2. 一般治疗

颅高压者应卧床休息。可给予高营养、易消化的流质或半流质饮食。若不能进食则需鼻饲，注意供给足够能量。适当吸氧，保持呼吸道通畅，防止褥疮、肺部和泌尿道感染等并发症。

3. 对症治疗

(1) 发热：发热时用冰敷、冰毯、酒精擦浴等物理降温，必要时用药物乙酰水杨酸(阿司匹林)或亚冬眠疗法降温。

(2) 惊厥、精神异常：如有惊厥或精神异常应首选地西泮，10～20mg肌内注射或缓慢静脉推注；也可应用氯硝西泮、硝基西泮。

(3) 脑水肿：颅内压增高者，须脱水治疗，除严格控制液体入量外，主要应用20%甘露醇125～250mL，q8～12h，静脉滴注；呋塞米20～40mg，q8～12h，静脉推注。细菌被抗菌药物杀死及溶解后，常引起脑膜炎症状暂时加重，可用地塞米松10～15mg/d，一般2～3d可抑制炎症反应，减轻脑水肿，降低颅内压。有条件者可适量应用20%白蛋白50mL，静脉滴注。若有肾功能减退者，可选用甘油果糖注射液以减轻肾功能损害。

(4) 呼吸衰竭：主要用呼吸兴奋剂如洛贝林、尼可刹米、哌甲酯等，也可用东莨菪碱、山莨菪碱等，必要时气管插管、气管切开接呼吸机辅助呼吸。

六、病程观察及处理

(一) 病情观察要点

注意观察重症患者生命体征，神经系统症状的变化。控制出入液量的平衡，防止电解质紊乱。定期复查，了解肝肾功能情况。定期复查腰椎穿刺、检查脑脊液，评估疗效。

(二) 疗效判断与处理

患者的意识障碍加重和(或)神经系统损害的体征增多，提示病情恶化，需加强降颅压、抗生素及支持等治疗。相反，如上述症状有改善，则提示病情控制理想，可酌情逐步减少降颅压等治疗。

七、预后评估

本病虽病情较重，但接受及时、合理治疗后，大多数病例经数周或数月后可恢复健康。少数病例遗有偏瘫、精神异常、智能低下、癫痫等。有意识障碍表现为昏迷的患者可导致死亡。

八、出院随访

（一）出院时带药

当患者生命体征正常，脑脊液检查也正常的情况下，可考虑出院。带药主要针对有助于神经系统损害康复的药物，如吡拉西坦、B族维生素、脑活素等。

（二）检查项目与周期

根据病情严重程度每1～3个月复查血常规、肝功能、脑电图等。

第九节 结核性脑膜炎

一、概述

结核性脑膜炎（TBM）是由结核杆菌引起的脑膜非化脓性炎症，常继发于粟粒结核或其他脏器结核病变。除肺结核外，骨骼关节结核和泌尿生殖系统结核常是血源播散的根源。部分病例也可由于脑实质内或脑膜内的结核病灶液化溃破，使大量结核杆菌进入蛛网膜下隙所致。此外，脑附近组织如中耳、乳突、颈椎、颅骨等结核病灶，亦可直接蔓延，侵犯脑膜，但较为少见。

既往以小儿多见，常为肺原发复合征血源播散的结果，或全身性结核的一部分。成年发病率占半数以上，以青年发病率较高，但也可见于老年。有结核病史者在儿童中约为55%，在成人中仅为8%～12%。在发展中国家，由于人口流通和居住、营养条件等问题，结核病仍然多见。而且由于耐药性的发生及AIDS引起的结核性脑膜炎，中枢神经系统的结核仍然应该引起重视。结核性脑膜炎的主要病理变化如下所述。

（一）脑膜

脑膜弥漫性充血，脑回普遍变平，尤以脑底部病变最为明显，故又有脑底脑膜炎之称。延髓、脑桥、脚间池、视神经交叉及大脑外侧裂等处的蛛网膜下隙内，积有大量灰白色或灰绿色的浓稠、胶性渗出物。浓稠的渗出物及脑水肿可包围挤压脑神经，引起脑神经损害。有时炎症可蔓延到脊髓及神经根。

（二）脑血管

早期主要表现为急性动脉内膜炎。病程越长则脑血管增生性病变越明显，可见闭塞性动脉内膜炎，有炎性渗出、内皮细胞增生，使管腔狭窄，终致脑实质软化或出血。北京儿童医院关于 152 例结核性脑膜炎病理检查发现，脑血管病变者占 61.2%。

（三）脑实质

炎性病变从脑膜蔓延到脑实质，或脑实质原来就有结核病变，可致结核性脑膜脑炎，少数病例在脑实质内有结核瘤。152 例结核性脑膜炎病理检查显示，有结核性脑膜脑炎者占 75%，有单发或多发结核瘤者占 16.4%。

（四）脑积水

结核性脑膜炎常常发生急性脑积水。初期由于脉络膜充血及室管膜炎而致脑脊液生成增加；后期由于脑膜炎症粘连，使脑蛛网膜粒及其他表浅部的血管间隙、神经根周围间隙脑脊液回吸收功能障碍，这两种情况均可致交通性脑积水。浓稠炎性渗出物积聚于小脑延髓池或堵塞大脑导水管或第四脑室诸孔可致阻塞性脑积水。脑室内积液过多可使脑室扩大，脑实质受挤压而萎缩变薄。上述病理资料证实：有脑室扩张者占 64.4%，且脑积水发生甚早，有 4 例在病程 1 周即已发生明显脑积水。

二、诊断步骤

（一）病史采集要点

多数患者有肺、骨、胸膜或淋巴结结核病史，或有结核病的密切接触史。发病多徐缓，也可相当急骤。妊娠、分娩是女性患者发病的主要诱因。

（二）体格检查要点

1.典型结核性脑膜炎

临床表现可分为三期。

(1) 前驱期（早期）：1～2 周。一般起病缓慢，在原有结核病基础上，出现性情改变，如烦躁、易怒、好哭，或精神倦怠、呆滞、嗜睡或睡眠不宁，两眼凝视，食欲缺乏、消瘦，并有低热、便秘或不明原因的反复呕吐。年长儿可自诉头痛，初可为间歇性，后持续性头痛。婴幼儿表现为皱眉、以手击头、啼哭等。

(2) 脑膜刺激期（中期）：1～2 周。主要为脑膜炎及颅内压增高表现。低热，头痛加剧可呈持续性。呕吐频繁，常呈喷射状，可有感觉过敏，逐渐出现嗜睡、意识障碍。典型脑膜刺激征多见于年长儿，婴儿主要表现为前囟饱满或膨隆、腹壁反射消失、腱反射亢进。若病情继续发展，则进入昏迷状态，可有惊厥发作。此期常出现脑神经受累症状，最常见为面神经、动眼神经及外展神经的瘫痪，多为单侧受累，表现为鼻唇沟消失、眼睑下垂、眼外斜、复视及瞳孔散大。眼底检查可见视神经炎、视乳突水肿，脉络膜可偶见结核结节。

(3) 晚期 (昏迷期)：1 ～ 2 周。意识障碍加重，反复惊厥，神志进入昏睡甚至昏迷状态，瞳孔散大，对光反射消失、呼吸节律不整，甚至出现潮式呼吸或呼吸暂停。常有代谢性酸中毒、脑性失铁钠综合征、低钾积压症等，水、电解质代谢紊乱。最后体温可升至 40℃ 以上，终因呼吸循环衰竭而死亡。

2. 非典型结核性脑膜炎

(1) 较大儿结脑多因脑实质隐匿病灶突然破溃，大量结核杆菌侵入脑脊液引起脑膜的急骤反应。起病急，可突然发热、抽搐，脑膜刺激征明显，肺及其他部位无明显的结核病灶，易误诊为化脓性脑膜炎。

(2) 有时表现为颅内压持续增高征象，低热、进行性头痛，逐渐加剧的喷射呕吐。可见视神经盘水肿及动眼、外展、面神经受累症状，易被误诊为脑脓肿或脑肿瘤。

(3) 因中耳、乳突结核扩散所致者，往往以发热、耳痛、呕吐起病，易误诊为急性中耳炎，出现脑膜刺激征时易误诊为中耳炎合并化脑，如出现局限性神经系统定位体征时，则易误诊为脑脓肿。

(4) 6 个月以下的小婴儿，全身血行播散性结核时，可继发结脑，或同时发生结脑，发热、肝脾淋巴结肿大，可伴有皮疹。

(三) 门诊资料分析

1. 外周血象

可见白细胞总数及中性粒细胞比例升高、轻度贫血。血沉增快，但也有正常者。

2. 结核菌素试验阳性

对诊断有帮助，但阴性结果亦不能排除本病。

3. 眼底检查

12.7% ～ 80% 病例可发现视网膜结节，于视盘附近单个或成组出现，初始为黄色，边界不清，随病程的进展周边可出现色素沉着。此种结节的出现对结核性脑膜炎的诊断有重要意义。

(四) 进一步检查项目

(1) 脑脊液检查：脑脊液压力大多升高，澄清、无色或微混呈毛玻璃样，静置后往往有薄膜形成，细胞增多一般为 (50 ～ 500)×10⁶/L，分类以淋巴细胞占优势 (早期可能以分叶核中性粒细胞稍占优势)，糖与氯化物减少。透明澄清的脑脊液，而糖量 (低于 35mg/dL) 与氯化物 (低于 700mg/dL) 一致下降，对结核性脑膜炎的诊断有重要意义 (需除外真菌性脑膜炎)，并可据此与病毒性脑膜 (脑) 炎相鉴别。脑脊液色氨酸与利文生试验阳性率颇高，对诊断有一定帮助。脑脊液涂片染色检查可发现结核杆菌，从薄膜中较易检出，阳性率为 37.9% ～ 64.4% 不等，有确诊价值。如脑脊液中结核杆菌虽为阴性，但始终未发现其他细菌或真菌，而抗结核治疗效果明显者，也大致可确定此病的临床诊断。

(2) 影像学检查：肺部 X 线检查如发现原发复合征，活动性结核、特别是粟粒性结核，有助于结核性脑膜炎的诊断。头颅 CT、MR 等影像学检查可显示脑膜、脑实质中的粟粒病灶、结核瘤及干酪性病变，还可显示脑底部的渗出物，脑组织水肿、脑室扩张等。对结核性脑膜炎分型、判断预后和指导治疗有重要意义。

(3) TBM 的诊断：除临床症状、体征外，脑脊液 (CSF) 的实验室检测极其重要。近年来有关 CSF 检测项目在 TBM 诊断中的研究已取得了长足的发展，其中 CSF 常规结合 PCR、抗原抗体检测，对 TBM 的诊断、病情评估具有一定的价值。但一些检查指标的特异性、灵敏度尚不令人满意。主要包括下列几个方面。

1) 细胞学检查：TBM 的 CSF 细胞学改变具有一定的规律性，其特点是以嗜中性粒细胞为主伴一定数量的免疫活性细胞 (小淋巴细胞、淋巴样细胞和浆细胞) 和单核吞噬细胞的混合细胞反应，亦可见到嗜酸性粒细胞。尽管持续抗结核治疗，但 CSF 细胞学的混合细胞反应可持续 4 周，预后较好者嗜中性粒细胞减少，免疫活性细胞相对增高。CSF 中淋巴样细胞和浆细胞阳性率明显增高，是 TBM 早期的一个重要特征，若能结合生化检查和临床表现，可作为早期诊断的有力依据。

2) 病原学检测：CSF 分离抗酸杆菌仍然是确诊 TBM 最直接可靠的方法。反复送检可提高阳性率。

直接涂片法：涂片抗酸染色一直是检查结核杆菌的重要方法。该方法最为简单经济，但敏感性、特异性较差，在一般离心沉渣中难以收集到结核杆菌，国内外学者报告涂片阳性率约为 10%。为提高涂片的阳性率，一些学者提出加大离心转速、延长离心时间，用静止 CSF 标本析出的纤维蛋白膜染色镜检等方法。采用漂浮浓集法和离心浓集法，可使涂片阳性率分别达到 92.19% 和 62.15%，取 CSF 静置 24h 后形成的薄膜涂片，抗酸染色阳性率可达到 91.0%。

结核杆菌培养：培养法的优点是直观，可做进一步鉴别、药敏和毒力检测。但结核杆菌生长缓慢，培养需 4 ～ 8 周，且阳性率为 20% ～ 30%。有研究者用改良 Levinson 析出法对 64 例 TBM 和 54 例可疑诊断 TBM 标本进行检测，阳性率分别为 93.7% 和 85.5%，而采用 Levinson 法阳性率分别为 79.7% 和 72.2%，结合 CSF 分析可确诊 89% 的 TBM，显示了一定的优越性。

聚合酶链反应 (PCR) 检测：结核分枝杆菌 DNA PCR 技术自 1985 年 Saiki 建立以来，发展很快。1990 年以来，国内各大医院已将其用于临床。其在 TBM 的早期诊断和鉴别诊断中具有参考价值，其敏感性及特异性优于以往病原学检查常用的抗酸染色及结核菌培养。本方法目前存在的最大问题是易出现假阳性结果。

3) 生化分析

乳酸：许多学者对 CSF 乳酸 (CSF-LA) 测定评价较高，认为其是鉴别细菌性和病毒性脑膜炎的重要方法。CSF-LA 含量测定有气液色谱法和酶法两种，以 3.125mmol/L 为正常值界限，研究证实 TBM 的 CSF-LA 含量显著增高。

氨基酸：QureShi 等的研究发现，亚硝酸盐和它的前体精氨酸、高半胱氨酸在 TBM 显著增高，苯丙氨酸增加和氨基乙磺酸及维生素 B_{12} 降低也仅在 TBM 发现。在临床工作中可根据这些重要生化指标的变化设计治疗方案。

酶活性测定：①腺苷脱氨酶 (ADA)，ADA 是与机体细胞免疫有密切关系的核酸代谢酶，与 T 淋巴细胞增殖、分化密切相关。CSF-ADA 活性在 TBM 患者明显升高，阳性率可达 80% ～ 90%，可作为 TBM 早期诊断指标之一。②乳酸脱氢酶 (LDH)，LDH 在体内分布广泛，脑组织中含量较高，多种疾病均可以引起升高，是反映疾病的敏感指标，相应的其特异性很低。然而 LDH 同工酶测定可显著改善其特异性，在 TBM 的诊断中非常有用。Kamat 等发现 LDH 及其同工酶可作为各型脑 (膜) 炎鉴别诊断的工具：TBM 患者 LDH3 活性增高，而化脓性脑膜炎是 LDH4 和 LDH5 活性增高，病毒性脑炎则是 LDH1 和 LDH2 活性增高。③其他 CSF，腺苷酸激酶、谷氨酸脱羟酶 (GAD)、谷氨酸脱氢酶 (GLDH) 的活性水平在 TBM 时显著升高。

4) 免疫学检测

细胞免疫检测：研究发现，CSF 中活性 B 细胞 (ABL) 在发病早期出现率较高，阳性率为 65.5%，特异抗体稍后出现，CSF 细胞数与淋巴细胞中 ABL 百分率在病程中存在正相关关系。用霉斑免疫结合技术，从体外检测 CSF 中 BCG 特异性 IgG 抗体分泌细胞，总阳性率为 91.7%，对照组 (其他颅内炎症) 检测无 1 例阳性，提示采用本法对结核性脑膜炎进行诊断具有特异性。

体液免疫检测：在 TBM，CSF-Ig 系列指标明显升高。中枢神经系统 24h 鞘内 IgG 合成率明显增高，且与病情严重程度有关。此可以作为 TBM 患者病情严重程度、疗效及预后判断的重要指标。

结核分枝杆菌硬脂酸检测：结核杆菌硬脂酸 (10- 甲基硬脂酸)(TSA) 是结核杆菌菌体中特有成分，用气相色谱法检测有很高的敏感性和特异性。

5) 结核抗原检测 + 抗结核抗体检测：ELISA、RIA 或 LPA 法检测 CSF 中的结核抗原，已可成功用于 TBM 的早期诊断，而用阿拉伯糖甘露糖脂 (LAM，分枝杆菌细胞壁外表面特有的一种成分) 抗原检测特异性 IgG 抗体对快速诊断 TBM 也有较高的应用价值。由于 ELISA 法检测结核抗原和抗结核抗体本身就存在 5% 左右的假阳性或假阴性的可能，因此尽可能同时进行抗原抗体检测。

6) 细胞因子检测：肿瘤坏死因子 (TNF-α)、可溶性白介素 2 受体 (SIL-2R)、基质金属蛋白酶谱 (MMPs) 及粒细胞集落刺激因子 (G-CSF)，均可作为 TBM 的辅助诊断。

三、诊断对策

(一) 诊断要点

结核性脑膜炎的早期诊断是早期合理治疗的前提，据国内最近报道，本病早期诊治者无 1 例死亡，中期治疗者 4.8% ～ 24% 死亡，晚期诊治者则有 40.6% ～ 72.4% 死亡。

因此，诊断、治疗的及时和合理与否，是影响本病预后的关键。

(1) 隐袭性起病，病初可有低热、盗汗、精神不振，儿童常表现为激动不安、食欲差、体重下降等。

(2) 常可查出患者身体其他脏器有结核病源或有密切的结核病接触史。

(3) 常有头痛、呕吐及视盘水肿等颅高压表现，多数患者脑膜刺激征阳性。

(4) 脑脊液外观透明或呈毛玻璃状，静置 24h 常有白色纤维薄膜形成；脑脊液压力多增高，蛋白量升高，白细胞数增高，多不超过 $500×10^6/L$，分类以淋巴细胞为主；糖、氯化物一般均降低，部分患者脑脊液沉渣或薄膜涂片可找到结核杆菌，早期脑脊液荧光素试验即可呈阳性。

(5) 头颅 CT 检查早期多正常，有神经系统并发症时可见脑积水或脑梗死，少数患者 (10%) 可见脑结核瘤。

(二) 鉴别诊断要点

结核性脑膜炎需与下列疾病鉴别。

1. 化脓性脑膜炎

年龄较大儿可因脑实质下结核病灶破溃，大量结核杆菌突然进入蛛网膜下隙而急性起病，或婴幼儿急性血行播散继发结脑，均可出现脑脊液细胞明显增高、中性粒细胞百分比增高，易误诊为化脓性脑膜炎。但化脓性脑膜炎起病更急，病变主要在颅顶部，故少见脑神经损害，治疗后脑脊液乳酸含量很快恢复正常等可资鉴别。但未经彻底治疗的化脓性脑膜炎，其脑脊液改变与结脑不易鉴别，应结合病史综合分析。

2. 病毒性脑膜脑炎

病毒性脑膜脑炎脑脊液细胞轻至中度升高，以单核细胞为主，蛋白升高等，需与结脑相鉴别。但病毒性脑膜脑炎急性起病、脑膜刺激征出现早，可合并有呼吸道及消化道症状。脑脊液糖与氯化物多为正常，乳酸含量均低于 300mg/L。

3. 新型隐球菌脑膜炎

二者临床表现及脑脊液常规生化改变极为相似，但新型隐球菌脑膜炎起病更为缓慢，脑压增高显著、头痛剧烈，可有视力障碍，而脑神经一般不受侵害，症状可暂行缓解。脑脊液涂片墨汁染色找到隐球菌孢子，或沙氏培养生长新型隐球菌即可确诊。

(三) 病理分型

根据病理改变，结核性脑膜炎可以分为四型。

1. 浆液型

其特点是浆液渗出物只限于颅底，脑膜刺激征及脑神经障碍不明显，脑脊液改变轻微。此型属早期病例。

2. 脑底脑膜炎型

炎性病变主要位于脑底。但浆液纤维蛋白性渗出物可较弥漫。其临床特点是明显的脑膜刺激征及脑神经障碍，有不同程度的脑压增高及脑积水症状。但无脑实质局灶性症状，脑脊液呈典型的结核性脑膜炎改变。此型临床上最为常见。

3. 脑膜脑炎型

炎症病变从脑膜蔓延到脑实质。可见脑实质炎性充血，多数可见点状出血，少数呈弥漫性或大片状出血；有闭塞性脉管炎时，可见脑软化及坏死。部分病例可见单发或多发结核瘤，可引起局灶性症状。除脑膜刺激征外，脑神经受损及脑实质损害与症状不相平行。本型以3岁以下小儿多见，远较前两型严重，病程长、迁延反复，预后恶劣，常留有严重后遗症。

4. 结核性脊髓软硬脑膜炎型 (脊髓型)

炎性病变蔓延到脊髓膜及脊髓，除脑和脑膜症状外，有脊髓及其神经根的损害症状。此型多见于年长儿，病程长、恢复慢，如未合并脑积水，死亡率不高。但常遗留截瘫等后遗症。

四、脑电图分析

在急性期病情较重的患者出现广泛的 δ 及 θ 活动，部分见癫痫放电波形，临床上常伴有痉挛发作尤其儿童明显，EEG 可见高幅的 0.5 ～ 2Hz θ 活动，棘波、尖波、棘 - 慢、尖 - 慢综合波，甚至可以爆发性出现。

五、治疗

(一) 治疗原则

早期、足量、全程联合应用抗结核药是治疗成功的关键，在症状体征消失后仍应维持用药1年半至2年。

(二) 治疗计划

1. 一般治疗

早期病例即应住院治疗，卧床休息，供应营养丰富的含高维生素 (A、D、C) 和高蛋白食物，昏迷者鼻饲，如能吞咽，可试着喂食。病室要定时通风和消毒，保持室内空气新鲜，采光良好。要注意眼、鼻、口腔护理，定时翻身，防止褥疮和肺部坠积瘀血的发生。

2. 抗结核治疗

抗结核药物宜选择渗透力强、脑脊液浓度高的杀菌剂，治疗过程中要观察毒副反应，尽可能避免和不良反应相同的药物联用。

3. 肾上腺皮质激素的应用

肾上腺皮质激素能抑制炎性反应，有抗纤维组织形成的作用；能减轻动脉内膜炎，从而迅速减轻中毒症状及脑膜刺激征；能降低脑压，减轻脑水肿，防止椎管的阻塞，为抗结核药物的有效辅助治疗。一般早期应用效果较好。可选用泼尼松每日 1 ～ 2mg/kg 口服，疗程 6 ～ 12 周，病情好转后 4 ～ 6 周开始逐渐减量停药。或用地塞米松每日 0.25 ～ 1mg/kg

分次静注。急性期可用氢化可的松每日 5 ～ 10mg/kg 静点，3 ～ 5d 后改为泼尼松口服。

4. 对症治疗

(1) 脑压增高：

20% 甘露醇：5 ～ 10mL/kg 快速静脉注射，必要时 4 ～ 6h1 次，50% 葡萄糖 2 ～ 4mL/kg 静注，与甘露醇交替使用。

乙酰唑胺：每日 20 ～ 40mg/kg，分 2 ～ 3 次服用 3d、停 4d。

必要时 (有严重脑积水颅内压增高者) 做脑室 - 腹腔分流术引流，每日不超过 200mL，持续 2 ～ 3 周。

(2) 高热、惊厥：会消耗大量的氧，使脑组织缺氧更加严重而加剧脑水肿，增加颅内压。因此，有效地降温和止痉 (如人工冬眠)，对降颅内压也很重要。硫酸镁能镇静和降压，用 10% 硫酸镁 10mL 静脉缓注或 25% 硫酸镁 10mL 肌内注射，或 30% 硫酸镁 100mL 灌肠均可。

(3) 呕吐、入量不足、脑性低钠血症时，应补足所需的水分和钠盐。

5. 鞘内用药

对晚期严重病例，脑压高、脑积水严重、椎管有阻塞，以及脑脊液糖持续降低或蛋白持续增高者，可考虑应用鞘内注射，注药前，宜放出与药等量的脑脊液。常用药物为地塞米松，2 岁以下 0.25 ～ 0.5mg/ 次，2 岁以上 0.5 ～ 5mg/ 次，用盐水稀释成 5mL。缓慢鞘内注射，隔日 1 次，病情好转后每周 1 次，7 ～ 14 次为 1 疗程。不宜久用。异烟肼能较好地渗透到脑脊液中达到有效浓度，一般不必用作鞘内注射，对严重的晚期病例仍可采用，每次 25 ～ 50mg，隔日 1 次，疗程 7 ～ 14 次，好转后停用。

(三) 治疗方案的选择

1. 异烟肼 (INH)

INH 分子量小，渗透力强，能通过各种生物膜，能自由通过正常和炎性的血 - 脑屏障，为全杀菌药。INH 的杀菌作用和防止耐药性的作用最强，且是治疗结核性脑膜炎的首选药和必选药。经研究证明，结核性脑膜炎时 INH 的最佳剂量为 15mg/(kg·d)。INH 口服吸收良好，呕吐或昏迷患者可静脉应用。剂量超过 300mg/d 时应合用维生素 B_{12} 预防末梢神经炎的发生。

2. 链霉素 (SM)

SM 链霉素只能部分通过炎性的血 - 脑屏障，结核性脑膜炎时 CSF 中的 SM 浓度仅为血浓度的 20%，为半杀菌药，作用快，对急性结核性脑膜炎效果较好。用量 0.75 ～ 1.0g，总量 120 ～ 150g。

3. 利福平 (RFP)

RFP 为全杀菌药，杀菌力仅次于 INH，不易通过正常的血 - 脑屏障，只能部分通过炎性的血 - 脑屏障。CSF 中的 RFP 浓度为血浓度的 10% ～ 20%。当脑膜炎好转或消失时，通过血 - 脑屏障的比例可能缩小，但对于一定耐药程度，倾向于使用 RFP。

4. 吡嗪酰胺 (PZA)

PZA 为半杀菌药，能自由通过正常和炎性的血 – 脑屏障，结核脑膜炎性 CSF 中 PZA 的浓度与血中浓度相似。一般主张结核性脑膜炎早期同时使用 SM 与 PZA，这样等于一个全杀菌药，能提高杀菌作用，疗效更佳。

5. 乙胺丁醇 (EMB)

EMB 为抑菌药，15mg/kg 有抑菌作用，25mg/kg 有杀菌作用，能部分通过炎性血 – 脑屏障。结核性脑膜炎时 CSF 中 EMB 的浓度为血浓度的 10% ～ 50%。在结核性脑膜炎化疗方案中，四联以上的方案采用 EMB，若 SM 有毒副反应或耐药时，可用 EMB 替代 SM，在巩固期方案中也可使用 EMB。

6. 对氨水杨酸 (PAS)

PAS 不易通过血 – 脑屏障，也为抑菌药，抑菌作用相当于 EMB，能延缓其他抗结核药物的耐受，可减少 INH 的乙酰化，提高 INH 的有效浓度，对治疗结核只起配合作用，往往由 EMB 取代。

结核性脑膜炎化疗方案的组成，应以 HRSZ 为基础药物。根据病情，一般结核性脑膜炎可用 4HRSZ/14HRZ 方案；重症结核性脑膜炎、结核性脑膜炎合并脑外结核，尤其是全身血行结核者可用 6HRSZE/18HRZ 方案。强化期可延长为 4 ～ 6 个月。

六、病程观察及处理

(一) 病情观察要点

注意观察重症患者生命体征，神经系统症状的变化。控制出入液量的平衡，防止电解质紊乱。定期复查，了解肝肾功能情况。

(二) 疗效判断与处理

1. 治愈

症状体征消失、连续 3 次脑脊液生化常规检查正常后维持用药 1 年半到 2 年，其中多次脑脊液生化常规检查均正常，无任何后遗症，停药后无复发。

2. 好转

症状体征明显好转或消失，但脑脊液生化常规检查仍不正常，出现不同程度的并发症，仍需进行抗结核治疗。

3. 未愈

症状体征及脑脊液检查与治疗前比较无明显改善。

七、预后评估

本病预后好坏主要决定于治疗的早晚及其神志状态，有神志障碍者，死亡率明显升高。另外，幼儿死亡率亦较高。我国自普遍推广接种卡介苗和大力开展结核病防治以来，本病的发病率较过去明显下降。并且由于诊断方法的改进、化疗方案的发展和不断完善，结核性脑膜炎的预后大为改观。早期合理治疗,可以完全治愈。如诊断不及时,治疗不合理,或患儿年龄太小、病变太严重等,仍有较高(15%～36%)的病死率。在治疗随访过程中,发现复发病例,再行合理治疗,仍可改善预后。

八、出院随访

(1) 出院时带药基本同住院用药。

(2) 检查项目与周期:每月 1 次血象检查,半年左右复查头颅 CT 或 MR。

(3) 定期门诊检查与取药,每月门诊复查 1 次。

(4) 应当注意的问题是,加强锻炼,增强体质,保持乐观,劳逸适度,使正气旺盛,减少发病。积极治疗原发结核,彻底清除结核病灶,防止继发感染。预防接种卡介苗,不但能预防肺结核等的发生,而且在新生儿时期接种卡介苗,可使结核性脑膜炎的发病率明显降低。

对于已患结核性脑膜炎的患者,应住院治疗,住院时间不少于 3～6 个月。本病是消耗性疾病,在治疗期间应注意休息,增加营养,多进食高蛋白、高维生素、易消化的食物。当然,应该提醒的是:对本病的治疗切不可半途而废,不能以症状和体征的改善甚至消失作为终止治疗的依据。

第十节 脑寄生虫病

一、脑囊虫病

脑囊虫病是猪绦虫幼虫 (囊尾蚴) 寄生脑部所致。脑囊虫病的发病率颇高,占人囊虫病的 60%～92%,在我国主要流行于东北、华北、西北、山东一带,而河南、西藏、青海、四川、云南、福建等地亦有散发。患者以青壮年为多见。

(一) 病因

人因食入被猪绦虫卵污染的食物或是已患肠绦虫病的患者呕吐时虫卵逆流入胃,在十二指肠内孵化,六钩蚴逸出,穿入肠壁,随血循环而至身体各处,发育成为囊尾蚴,寄生于皮下组织、肌肉、脑、眼、肝等处。其在脑部寄生者即为脑囊虫病。

(二) 病理

脑部病变以大脑皮质为最多见,软脑膜、脑池、脑室及椎管内亦可受累。大体上可表现为三种形式:①广泛型,在脑实质内有甚多散在的、大小不等的囊虫结节广泛分布。②孤立型,在脑室内 (以第四脑室为最常见) 有孤立性囊虫囊肿,常导致脑脊液通路的阻塞。③葡萄串状囊肿,有较多囊虫囊肿成团成簇地位于脑基底部、脑池处。急性期可见脑局部炎症、水肿、坏死,慢性期可见胶质增生、萎缩、机化、脑膜粘连,可形成纤维结节性包囊，最后囊虫结节钙化。位于脑池或脑室内者常因脑脊液通路受阻而产生脑积水及颅内压增高。囊虫在脑内的存活时间不等，一般为3～10年，个别可达数十年。

（三）诊断要点

1. 临床表现

因颅内囊虫的数目多少、受累的部位及范围的不同，以及囊虫的发育、死亡过程不一，而表现复杂多样、变化多端。起病多数缓慢，自食入虫卵至包囊形成需3个月左右；个别因一次大量虫卵入颅，亦可急骤起病。不少学者根据其主要表现或寄生部位而人为地分为各种不同类型，但意见不一，各型之间可以并存或互相转化。

(1) 癫痫型：以各种类型癫痫发作为特点，其中以强直-阵挛性发作、部分性运动发作或 Jackson 发作为多。

(2) 脑膜炎型：以急性或亚急性起病，头痛、呕吐、脑膜刺激征阳性，脑脊液淋巴细胞可增多而糖和氯化物正常。如合并有脑实质弥漫损害症状则又有人称为脑膜脑炎型。

(3) 颅内压增高型或脑室型：以颅内压增高为突出表现，囊虫常位于脑室内，使脑脊液循环受阻而引起脑室内积水。如第四脑室内有孤立性囊肿漂浮于脑脊液中，头位改变时可突然阻塞第四脑室的正中孔和（或）侧孔，导致颅内压骤升，患者突发眩晕、呕吐、意识障碍，称为 Brim 综合征；有时甚至可呼吸骤停而猝死。如同时伴有明显的神经局灶性体征时，则又有人称为脑瘤型。

(4) 精神型或痴呆型：早期以精神障碍或痴呆为主要表现，多由于大脑半球内散在多个病灶所致。

2. 辅助检查

生活于流行地区而有以上临床表现者，如有皮下结节，经活检证实为囊虫，则诊断可成立。如未发现皮下结节但有猪绦虫感染史，亦应考虑本病而需做进一步检查以资鉴别。本病患者可有血及脑脊液嗜伊红细胞增高，脑脊液常有压力升高，蛋白质及淋巴细胞亦可增多，少数糖降低。头颅 X 线平片可发现囊虫结节钙化斑。CT 可发现并存的脑积水，脑实质内可见低密度囊泡，有时可发现囊内尾蚴头影，囊虫钙化后则呈高密度灶，强化后可见囊壁周围环形增强。MRI 在 T_1 加权像为边界清楚的低信号灶，T_2 加权像则为高信号灶。免疫学检查可以囊虫抗原做血及脑脊液的补体结合试验、间接血凝试验或酶联免疫吸附试验测抗体等，均有助于诊断。

（四）鉴别诊断

本病须与其他原因所致癫痫、脑肿瘤、结核性或隐球菌性脑膜炎、脑脓肿等鉴别。一般根据病史，CT 或 MRI 特征、免疫学检查等不难鉴别。

（五）治疗

1. 病因治疗

治疗猪绦虫及其寄生于颅内的囊尾蚴，常用的药物有以下几种。

(1) 吡喹酮有两种给药方法。①大剂量法：总剂量 300 ～ 600mg/kg，日剂量 50 ～ 60mg/kg，分 3 ～ 4 次服。用于囊虫数量少、病情轻者。②小剂量法：总剂量 120 ～ 200mg/kg，日剂量 30mg/kg，分 3 次服。用于囊虫数量较多，病情较重者。疗程完毕 2 ～ 4 个月后再重复第 2 疗程，共用 3 ～ 4 疗程。吡喹酮治疗过程中，可导致颅内压进一步增高，有产生脑疝的危险。因此，凡已有颅内压增高者，在治疗前 5 ～ 7d 应先用 20% 甘露醇 125 ～ 250mL 或地塞米松 10 ～ 20mg 静脉滴注，每日 1 ～ 2 次；或先行脑室穿刺持续引流，待颅内压下降后再用吡喹酮。对伴有癫痫发作者应同时加强抗癫痫治疗。

(2) 阿苯哒唑：日剂量为 20mg/kg，分 2 次服，7 ～ 10d 为 1 疗程，3 个月后复查，一般可重复 3 个疗程。必要时可与吡喹酮合并治疗。对单个病灶 (尤其是脑室内者) 可考虑手术摘除。对广泛蛛网膜粘连者，单用药物难以根治，需与手术联合治疗，应行脑脊液分流术后再用药物治疗。

2. 对症治疗

对颅内压增高者可用降颅压药物；对伴有癫痫发作者可用抗癫痫药物；对有精神症状者可用强安定剂等，以控制症状。

（六）预防

严格猪肉检疫，彻底治疗肠绦虫病患者并加强粪便管理，消灭传染源。加强卫生宣教，提倡勿吃未煮熟的肉食，并避免误食被粪便污染而未经消毒的瓜果、蔬菜等。

二、脑包虫病

包虫病是人类感染棘球绦虫的幼虫而引起的疾病。当人吞食了细粒棘球绦虫的虫卵后，虫卵内的六钩蚴在胃肠道脱壳而出，穿过肠壁随血流至肝、心、肺以及全身的组织和器官，发育成棘球蚴 (又称包虫) 而致病。以肝包虫病多见。

脑包虫病又称脑棘球蚴病，是犬绦虫 (细粒棘球绦虫) 的蚴虫侵入颅内，形成包虫囊肿所致。本病主要见于畜牧区，在我国西北、西藏、四川西部、陕西、河北等地均有散发。占包虫病的 1% ～ 3%。

（一）病因

犬绦虫寄生于犬的小肠内，虫卵随粪便排出，污染饮水和蔬菜。人及羊、牛、马、猪等为中间宿主。虫卵在人的十二指肠孵化成六钩蚴虫后，穿入门静脉，随血至肝、肺、脑等处，数月后发育成包虫囊肿。脑包虫病常为单发，多位于大脑中动脉供血区、额顶叶，但亦可见于小脑、脑室和颅底等处。多数包虫于数年后死亡，囊壁钙化，少数可继续生长，形成巨大囊肿。

（二）诊断要点

1. 临床表现

主要表现为颅内压增高；癫痫发作及局限性神经系体征。病程呈缓慢发展。颅内压增高后出现头痛、呕吐、视盘水肿。局灶性体征取决于囊肿所在部位，常见的有单瘫、偏瘫、偏身感觉障碍、失语等，癫痫亦常为部分性发作。幼儿额顶区包虫病尚可出现对侧、偏侧发育障碍，患侧颅骨隆凸或局部颅骨变薄、变软。

2. 辅助检查

颅骨平片可见一周边卷涡压迹，甚至出现颅骨缺损、弧形钙化囊壁或钙化斑。CT扫描可见低密度区的巨大球形囊肿。MRI的表现与CT相似，其内容物的信号改变和脑脊液相似，还可显示于囊和头节，在 T_1 加权像时表现为高信号影，钙化则不易显示。

（三）鉴别诊断

根据生活于牧区，有与犬、羊接触史，肝或肺部有包虫病，再出现脑局灶症状和（或）颅内压增高，即应考虑本病。包囊液皮内试验，血、脑脊液包囊虫补体结合试验阳性有助于确诊；CT与MRI对定位有价值。本病特别应与表现极相类似的脑肿瘤等鉴别。

（四）治疗

对包虫巨大囊肿，手术为根治的唯一方法。可在两层囊壁之间注入盐水漂浮法小心地完整摘除内囊。如不慎囊液外溢，则可引起过敏性休克及头节移植复发。此外，尚有建议可用以下药物：①硫苯咪唑，每次750mg，每日2次，连用42d。②甲苯达唑，每次400～600mg，每日3次，连用21～30d。③阿苯哒唑，每次400mg，每日2次，连用30d。④吡喹酮，亦可用于不能手术或术后复发者。

对症治疗：对癫痫发作及颅内压增高者亦应分别给予抗癫痫药物及脱水剂。

（五）预防

在流行区应避免与犬密切接触，对感染的犬给予治疗或捕杀，以减少传染源；对病畜尸体应予深埋或焚毁，切勿随意弃置；注意饮食卫生，饭前洗手，防止犬粪污染食物。

三、弓形虫病

弓形虫病是由刚地弓形虫引起的人畜共患的传染病，多为隐性感染。显性感染者可有发热、皮疹、肌肉和关节疼痛、淋巴结肿大、脑膜脑炎、眼损害、肺炎、肝炎等。先天性感染者可发生死胎、流产及先天性畸形。

（一）病因

病原为刚地弓形虫。猫在食入弓形虫卵囊或包囊后，可释出滋养体侵入小肠上皮细胞，发育成裂殖体（裂殖子），随后发育为大、小配子体，结合为合子，发育为卵囊随猫粪排出，可传染给猫及中间宿主（人和其他动物）。因此，家中养猫和与猫有密切接触可受染本病。

当猫或中间宿主在食入卵囊或包囊后，在小肠内释出滋养体，经淋巴和血液传播至全身各组织器官，侵犯细胞引起各种急性感染症状，并可经胎盘传染给胎儿，引起先天性弓形虫病。当人体产生特异性免疫后，组织内滋养体受抑制而形成包囊，产生慢性感染而不出现症状。在免疫功能低下时，包囊又可发育为滋养体，引起病状复发。动物受染后，亦可发生包囊，人生食含有包囊的动物肉可引起感染。

（二）诊断要点

1. 流行病学史

家中养猫和与猫有密切接触史、曾食未煮熟的动物肉及饮用不洁的生水史。妊娠期感染弓形虫的母亲所生的婴儿。

2. 临床表现

(1) 先天性弓形虫病：弓形虫可经胎盘感染胎儿，引起流产及死胎。亦可在出生后表现为隐性感染，或在出生时及出生后数周表现先天性弓形虫病，引起脑损害，即小头畸形、脑积水、无脑畸形、脑钙化、脑膜脑炎、精神障碍、惊厥、肢体强直、脑神经麻痹等。还可引起眼损害，最常见为脉络膜视网膜炎，其次为眼肌麻痹、虹膜睫状体炎、白内障、视神经炎等。如不积极治疗可使新生儿死亡，存活者可留有智力低下、惊厥、斜视、失明等后遗症。此外，尚有发热、消化道症状、皮疹、黄疸、肝脾肿大、淋巴结肿大、肺炎等。

(2) 后天性弓形虫病：全身症状有发热、头痛、肌痛、关节痛、皮疹及肝脾肿大等。局部症状多见为淋巴结肿大，以颈部、枕骨下、锁骨上、腋窝及鼠蹊部多见，可局部或普遍肿大，有压痛，不化脓。脑症状可表现为脑炎、脑膜脑炎、癫痫和精神病等。眼症状亦明显，可表现为脉络膜炎、脉络膜视网膜炎、虹膜睫状体炎、视神经萎缩等。此外尚有心包炎、心肌炎、肺炎、肝炎等。

3. 实验室检查

(1) 病原学检查：①直接涂片检查，取患者血、骨髓、脑脊液及其他体液等沉淀涂片，或淋巴结活检印片，用瑞氏或姬姆萨染色，镜检可见滋养体及包囊，一般阳性率不高。用直接免疫荧光法检查，阳性率较高。②弓形虫分离，取患者体液、活检或尸检组织，接种小白鼠、鸡胚卵黄囊或猴肾细胞组织培养，可以分离弓形虫。③ DNA 杂交法，用^{32}P 标记的弓形虫 DNA 探针，进行斑点杂交和 Southern 吸印法检测弓形虫患者和实验感染弓形虫动物的标本，初步研究证明，此项检测方法具有很高的特异性和敏感性，标本中有 500pgDNA 或 100 个虫体量，就能出现阳性反应。

(2) 免疫学检查：

①血清抗体检查：有多种血清抗体检测方法，常用的有：a. 染色试验 (Dq)，检测血清中弓形虫 IgG 抗体，出现早，在病期第 1 周末即可出现，3～4 周时可达高峰，可持续数年。血清抗体滴度＞1:8 为阳性。＞1:256 为活动性感染。急性感染时常＞1:1024。b. 酶联免疫吸附试验 (ELISA)，是目前常用的检测方法。可检测 IgM 和 IgG 抗体。敏感性和特异性很高，操作方法较简便。c. 间接免疫荧光法 (IFA)，具有较高的敏感性和特异性。亦可检测 IgM 和 IgG 抗体。抗体滴度＞1:64 为阳性。d. 补体结合试验，检测血清中 IgG 抗体。其出现较晚，一般在病后 3 周至 1 个月出现，持续时间较短。敏感性不如染色试验。抗体滴度＞1:4 为阳性。e. 间接血凝试验 (IHA)，检测方法简便，但阳性反应出现

较晚，一般在病后1个月左右。敏感性不如ELISA，并可出现假阳性。抗体滴度＞1:64为阳性。f.乳胶凝集试验，和IHA相似，操作方法简便，但特异性和敏感性均较差。以上检测血清IgG抗体，应取双份血清检测，如病程中抗体滴度有4倍或4倍以上升高者，较单次检测阳性的诊断意义更大。由于IgM抗体出现早，消失快，故检测IgM抗体阳性，可作为早期及现症患者的诊断根据。新生儿血清中IgM抗体阳性，提示为先天性感染。

②循环抗原检测：用ELISA法检测弓形虫循环抗原，可以作为弓形虫病早期特异性的诊断方法。可从患者血清、脑脊液及其他液中检出，敏感性及特异性均较高。

③皮内试验：用感染弓形虫的小白鼠腹腔液或鸡胚绒毛或尿囊膜作抗原。阳性反应出现较晚，持续时间很长，常用作流行病学调查。

（三）鉴别诊断

弓形虫病可表现全身症状和多个组织器官损害，症状复杂，需和多种疾病鉴别。先天性弓形虫病需和先天性风疹、巨细胞病毒、梅毒等引起的先天性畸形、脑炎、眼部损害等鉴别。后天性弓形虫病表现全身性症状者须和传染性单核细胞增多症鉴别。表现发热和淋巴结肿大者，需和淋巴结结核、淋巴结肿瘤、霍奇金病等鉴别。表现脑膜脑炎及肺炎、肝炎者需和各种病原引起的脑炎、脑膜炎、肺炎和肝炎等鉴别。主要依靠病原学及血清学检查。

弓形虫病常发生于免疫功能缺陷者如艾滋病等。如免疫功能缺陷者有上述弓形虫病表现时，需考虑本病，可进一步作弓形虫的病原学及血清学检查，以确定诊断。

（四）治疗

本病的治疗除一般支持疗法和对症治疗外，主要是病原治疗，有以下几种：

1. 乙胺嘧啶和磺胺药联合治疗

两药合用治疗弓形虫病有协同作用。乙胺嘧啶剂量：第1d成人50mg，儿童1mg/h，分2次口服，第2d起剂量减半。同时合用磺胺嘧啶，儿童每日50～100mg/kg，分4次口服，并加服等量碳酸氢钠。治疗期间应注意检查血象及尿，注意骨髓抑制及肾毒性。应同时加服叶酸。孕妇慎用以防发生畸胎。

2. 复方新诺明[磺胺甲基异噁唑(SMZ)和甲氧苄啶(TMP)]治疗

有人认为复方新诺明疗效优于乙胺嘧啶并用磺胺嘧啶，且毒性较低。剂量为成人1g，每日2次，儿童酌减。

3. 螺旋霉素治疗

此药在脏器和胎盘组织中浓度较高，毒性低，无致畸作用。适用于孕妇、脏器弓形虫病和先天性感染。剂量为成人每日2～4g，儿童每日50～100mg/kg，分4次口服，亦可与乙胺嘧啶或磺胺药联合或交替使用。

4. 克林霉素治疗

此药可渗入眼组织中，浓度较高，因此治疗眼弓形虫病疗效较好。剂量为成人每日

0.6～1.2g，儿童每日 10～25mg/kg，分 3～4 次口服。

上述药物的疗程一般为 4～6 周。可间隔 2 周后再治疗 1 个疗程。对脉络膜视网膜炎的治疗，除用上述病原治疗外，应加用泼尼松每日 1mg/kg，至炎症消退后，逐渐减量而停用。妊娠早期感染弓形虫病，因易致胎儿畸形，可做人工流产。

（五）预防

做好卫生宣教工作，提高对弓形虫病防治的认识。加强对家畜、家禽的管理。感染弓形虫的猫应杀灭或治疗。对孕妇尤其是早期妊娠，应常规做弓形虫血清学检查，对有高满度弓形虫 IgG 和（或）IgM 抗体的早期孕妇，应终止妊娠。而有上述弓形虫抗体的晚期孕妇可用螺旋霉素治疗。患者或患病动物的胎盘或死胎应消毒深埋。防止猫粪污染水源、食物和饲料。做好环境卫生及饮食卫生，不吃生肉、生蛋和生奶。对易感人群如饲养员、屠宰场工人、医务人员、兽医和弓形虫实验室人员等，应定期体检并做好个人防护。

四、脑型肺吸虫病

脑型肺吸虫病是寄生于肺部的肺吸虫移行入脑所引起，占肺吸虫病的 20%～26%。在我国华东、东北、西南、华南的 22 个省、区均有发病。

（一）病因

肺吸虫的第二中间宿主为淡水蟹（溪蟹、石蟹）或蝲蛄（螯虾），人食入未熟的、带有囊蚴的蟹或蝲蛄后，经消化液的作用，幼虫在小肠脱囊而出，穿透肠壁进入腹腔中移行，然后穿过膈达肺内发育成成虫。成虫可从纵隔沿颈内动脉周围软组织上行入颅，侵犯脑部，即为脑型肺吸虫病。在移行过程中有些幼虫亦可侵入脑、脊髓或其他部位。成虫在人体内可存活 5～6 年，长者可达 20 年。

（二）病理

肺吸虫常好侵犯大脑颞叶，其次是枕、顶、额叶，有时还侵入小脑。在移行时可直接引起脑组织破坏、出血，病变可呈隧道状或穴状；虫体的代谢产物及排出的虫卵可引起过敏性、中毒性以及明显的炎性反应，有中性及嗜伊红细胞浸润，可形成含赤褐黏稠脓液的脓肿。其后可形成含夏科 - 雷登结晶、虫体或虫卵的囊肿、肉芽肿。最后，局部可形成纤维性瘢痕、钙化，脑组织呈萎缩性改变，脑沟增宽，脑室扩大。

（三）诊断要点

1. 临床表现

脑型肺吸虫病大多伴有先期的肺部病变及其相应症状。脑部症状常在感染后 3～36 个月（平均约 10 个月）出现，可表现为头痛、呕吐、视觉障碍、癫痫发作、失语、偏瘫、共济失调、精神症状、视盘水肿等。根据其突出的症状，可分为急性脑膜脑炎型、癫痫型、脑瘤型、高颅压型、蛛网膜下腔出血型、脑神经型、脑萎缩型、脊髓型等。各型之间有时难以截然划分，可呈混合型，或由一型后演变为另一型。

2. 辅助检查

约 50% 病例颅骨平片可见钙化囊壁或高颅压迹象。脑 CT 可见低密度、等密度或混合密度的肿块，有占位效应，强化后可发现环状或结节状增强，后期可见斑点状或多发蛋壳状钙化影及脑萎缩改变等。

凡来自流行区，有食未熟的淡水蟹史，有前述的神经系统表现，有的发病前尚有肺部症状、皮下移行结节，或血及脑脊液嗜酸性细胞增多等，均应考虑本病。但应与脑脓肿、脑瘤，其他原因所致之癫痫、脑膜脑炎、蛛网膜下隙出血等鉴别。痰或脑脊液找到肺吸虫卵、肺吸虫抗原皮内试验阳性、血及脑脊液肺吸虫补体结合试验阳性，皮下结节活检发现虫体、虫卵等，均有助于确诊。

（四）治疗

吡喹酮：每次 10mg/kg，每日 3 次，口服，总剂量为 120～150mg/kg。硫氯酚：成人 3g/d，儿童 50mg/(kg·d)，分 3 次服。共 10～15d，或隔日服，20～30d 为 1 疗程，通常需重复 2～3 个疗程，疗程之间间隔 1 个月。

本病为全身肺吸虫病的一部分，故尚应注意全身治疗及对症治疗，有癫痫者服抗癫痫药物，高颅压者用脱水剂降压等。

脑瘤型者，如颅内压增高明显，或难与脑瘤、脑脓肿鉴别者，或药物治疗效果不佳病情进行性恶化者，均可手术治疗，术后仍应抗肺吸虫药物治疗。

（五）预防

加强卫生宣传教育，避免进食生或未熟的淡水蟹等。

参考文献

[1] 于总明 . 新编临床神经内科疾病诊疗精要 [M]. 西安：西安交通大学出版社，2014.

[2] 杨涛 . 实用临床神经内科疾病诊断学 [M]. 西安：西安交通大学出版社，2014.

[3] 郑麒，潘书宏，龚保柱，伊帅 . 神经内科疾病治疗与康复 [M]. 上海：上海交通大学出版社， 2018.

[4] 北京协和医院 . 神经内科医疗诊疗常规 [M]. 北京：人民卫生出版社，2004.

[5] 王维治 . 神经系统脱髓鞘疾病 [M]. 北京：人民卫生出版社，2011.

[6] 刘卫彬 . 重症肌无力 [M]. 北京：人民卫生出版社，2014.

[7] 赵斌，蔡志友 . 阿尔茨海默病 [M]. 北京：科学出版社，2015.

[8] 丁新生 . 神经系统疾病诊断与治疗 [M]. 北京：人民卫生出版社， 2018.

[9] 崔建奇 . 阿尔茨海默病 [M]. 西安：陕西科学技术出版社， 2018.

[10] 夏健 . 神经内科疾病全病程管理 [M]. 北京：化学工业出版社，2022.